Kurzleitfaden für den niedergelassenen Arzt

Die für den Umgang mit dem Insomniepatienten wesentlichen Fragen werden auf den angegebenen Seiten beantwortet:

G. Hajak   E. Rüther

Insomnie
– Schlaflosigkeit –

Ursachen, Symptomatik und Therapie

Mit 33 Abbildungen

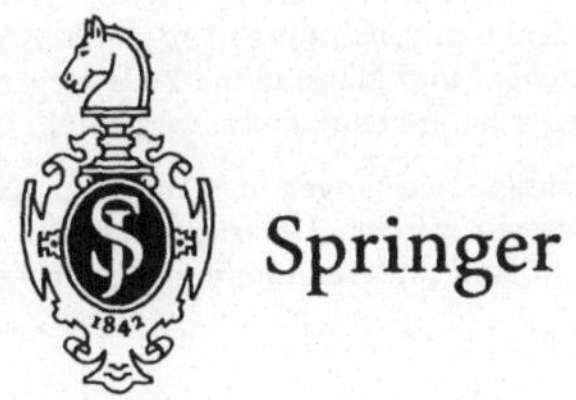

Springer

Dr. Göran Hajak
Prof. Dr. Eckart Rüther

Psychiatrische Klinik
Labor für Schlafmedizin
von-Sieboldt-Straße 5
37075 Göttingen

ISBN 978-3-662-12086-6   ISBN 978-3-662-12085-9 (eBook)
DOI 10.1007/978-3-662-12085-9

Satz: Storch GmbH, Wiesentheid
25/3134 SPIN 10479609 – Gedruckt auf säurefreiem Papier

*Herrn Professor Dr. Hanns Hippius
in Verehrung und Dankbarkeit gewidmet.*

Geleitwort

Die hier vorliegende Monographie beschäftigt sich mit einer in der Medizin lange vernachlässigten Gesundheitsstörung: Der Schlaflosigkeit. In der Bevölkerung wird häufig über mangelnden Schlaf in der Nacht und über zu große Müdigkeit am Tage geklagt. Der nach Linderung der Beschwerden befragte Arzt steht hier vor einer schwierigen Aufgabe, abzuwägen, ob eine Behandlung durch Arzneimittel oder durch eine nichtmedikamentöse Therapieform angezeigt ist.

Praktisch ausgerichtete, klare und wissenschaftlich begründete Therapiekonzepte sind ein wesentlicher Bestandteil der Medizin, da sowohl gesundheits- als auch wirtschaftspolitische Sachzwänge bestehen. Hier hat die Schlafmedizin einen Nachholbedarf. Seit den achtziger Jahren verfolge ich nicht nur als Gesundheitsministerin mit Interesse die wachsende Bedeutung der Schlafmedizin für die ärztliche Versorgung. Dabei wird zunehmend klar, daß die Schlafmedizin eine Disziplin mit gleichermaßen kurativen und präventiven Implikationen ist.

Die vorliegende Monographie über die Insomnie richtet sich an den praktisch tätigen Arzt, kann allerdings auch eine Informationsquelle für den Laien sein. Die Konsequenz dieses Buches ist ein wissenschaftlich begründeter Therapieplan als Voraussetzung für eine effiziente Verbesserung von Schlafstörungen der Bevölkerung. Gerade dieser Gesamtbehandlungsplan ist auch die Vorbedingung für einen ökonomisch sinnvollen Einsatz der für die Erhaltung der Gesundheit zur Verfügung stehenden limitierten finanziellen Mittel.

Professor Dr. R. Süssmuth
Bundestagspräsidentin

Vorwort

Die Schlafmedizin hat in den letzten Jahren eine rasante Entwicklung erlebt. Noch vor 10 Jahren spielte das Thema Schlaf allenfalls eine Nebenrolle im Bewußtsein von Arzt und Öffentlichkeit. Heute existieren in Deutschland mehr als 100 Zentren, die sich der Diagnostik und Behandlung von Schlafstörungen widmen. Auch sind praktizierende Ärzte sich darüber im klaren, daß Ein- und Durchschlafstörungen zu den 10 am häufigsten beklagten Beschwerden in einer ärztlichen Praxis gehören. Zunehmend machen auch die Medien den an Schlafstörungen Leidenden bewußt, daß sie mit ihrem Problem nicht allein sind und fachliche Hilfe erwarten können.

Es sind die am schwersten Betroffenen von mindestens 10 Mio. Deutschen, für die der Schlaf mehr Qual als Genuß bedeutet und für die unsere Medizin heute professionelle Hilfe anbieten kann. Patienten mit einer chronischen Insomnie sind wegen ihrer Ein- oder Durchschlafstörungen erheblich beeinträchtigt, vermindert leistungsfähig und in ihrer sozialen Kompetenz eingeschränkt. Sie machen allerdings nicht selten die Erfahrung, daß sie mit ihrer Leidensgeschichte weniger ernstgenommen werden als „organisch" erkrankte Mitmenschen. Schließlich führt ihnen die Therapie die Hilflosigkeit mancher Behandelnden vor Augen: Die Maßnahmen reichen von der Langzeitverschreibung hochpotenter Schlafmittel bis hin zu deren absoluter Ablehnung oder dem Ratschlag, unverzüglich einen Psychotherapeuten aufzusuchen bis zu der Empfehlung, das „Bagatellproblem Schlaflosigkeit nicht grundlos überzubewerten". Hier trifft sich der Hilferuf der Patienten mit dem häufig geäußerten Wunsch zahlreicher ärztlicher und psychologischer Kollegen nach sachlicher Information über die Diagnostik und Therapie von Insomnien auf der Grundlage aktueller wissenschaftlicher Daten.

Aus diesem Sachverhalt erwuchsen die Struktur und der Inhalt des vorliegenden Buches: es soll umfassend über Ursachen und Therapiemöglichkeiten der Insomnie informieren. Die Empfehlungen basieren auf aktuellen wissenschaftlichen Erkenntissen; nicht bewiesene Erfahrungsberichte haben einen untergeordneten Stellenwert. Jedes Kapitel enthält umfangreiche Literaturangaben, die dem interessierten Fachpublikum einen tiefergehenden Zugang ermöglichen. Zahlreiche Listen, Tabellen und Zusammenfassungen sollen das rasche „Querlesen" und vor allem praktischen Ärzten das gezielte Nachschlagen erleichtern. Hierzu dient auch ein auf die Bedürfnisse des praktischen Arztes zugeschnittenes Inhaltsverzeichnis vor jedem Kapitel. Mit Flußschemata und „pragmatischen Empfehlungen" wird versucht, vorbei an komplexen „Wenns und Abers" einer jeden Therapie ad hoc umsetzbare Diagnostik- und Therapieschritte zu verdeutlichen.

Wenn dies alles dazu beiträgt, das Leid zumindest einiger unserer Patienten zu lindern, so hat das Buch erreicht, was wir Autoren uns wünschen.

Göttingen, Frühjahr 1995

G. Hajak,
E. Rüther

Inhaltsverzeichnis

Einleitung

Schlaflosigkeit ist ein in der Bevölkerung gebräuchlicher Begriff für eines der am weitesten verbreiteten medizinischen Probleme unserer Zeit. Mehr als *ein Viertel der Bevölkerung* kennt die Situation, abends nicht einschlafen zu können, nachts häufiger als gewünscht aufzuwachen oder durch den Schlaf keine Erholung zu finden. Diese Beschwerden werden in der medizinischen Fachsprache unter dem Begriff *Insomnie* zusammengefaßt.

Die Konsequenzen, die aus chronischen Insomnien für das Individuum und die Gesellschaft entstehen, sind vielfältig. Die von einer Insomnie Betroffenen sind sozial isoliert, im Berufsleben wenig produktiv, häufig krank und einem erhöhten Risiko für Berufs- und Autounfälle ausgesetzt. Die Therapie von Patienten mit Insomnien stellt daher eine wesentliche ärztliche Aufgabe dar, die freilich schwerer zu lösen ist, als es auf den ersten Blick möglich erscheint. Insomnien haben primär Symptomcharakter. Sie treten *bei den unterschiedlichsten körperlichen und seelischen Störungen auf.* Auch ist die Ätiologie und Pathophysiologie vieler Insomnien nicht genau bekannt. Selbst wenn die den Schlafbeschwerden ehemals zugrundeliegende Ursache identifiziert werden konnte, hat sich eine Insomnie nicht selten verselbständigt und unterliegt besonderen Beurteilungskriterien: zahlreiche Insomnien entwickeln sich vom Symptom zur eigenständigen, *häufig chronifizierten Krankheit* (Abb. 1.1).

Lange Zeit wurden die Symptome einer Insomnie von Ärzten wenig beachtet. Ausführliche Anamnesen erfolgten nur in Ausnahmefällen, und selten wurden differentialdiagnostische Anstrengungen unternommen, die eine kausal orientierte Therapie ermöglicht hätten (Everett et al. 1990). Schlafgestörte waren Außenseiter, die Akzeptanz ihrer Beschwerden unterschied sich erheblich von der organischer Erkrankungen, deren Krankheitswert auch Laien offensichtlich war. Das *mangelnde Verständnis für das Leiden Schlafgestörter* mag daraus erwachsen sein, daß psychische Krankheitskomponenten die Thematik tabuisieren und die Beschwerden infolge eines gestörten Schlafs für Gesunde schwer nachzuvollziehen sind. Zudem kann der behandelnde Arzt Schlafstörungen, ebenso wie viele andere funktionelle oder psychosomatische Beschwerden, nur schwer objektivieren. Letztendlich bleibt in manchen Fällen die Ätiologie auch nach ausführlicher Diagnostik unklar. Diese Sachverhalte setzten den Arzt der Gefahr aus, die Problematik des schlafgestörten Patienten zu bagatellisieren (Hajak u. Rüther 1992). *Zielsetzung dieses Buches* ist es daher, dem Arzt die Ursachen, Hintergründe und Therapiemöglichkeiten der Insomnie auf der Grundlage des aktuellen Standes der Wissenschaft darzustellen.

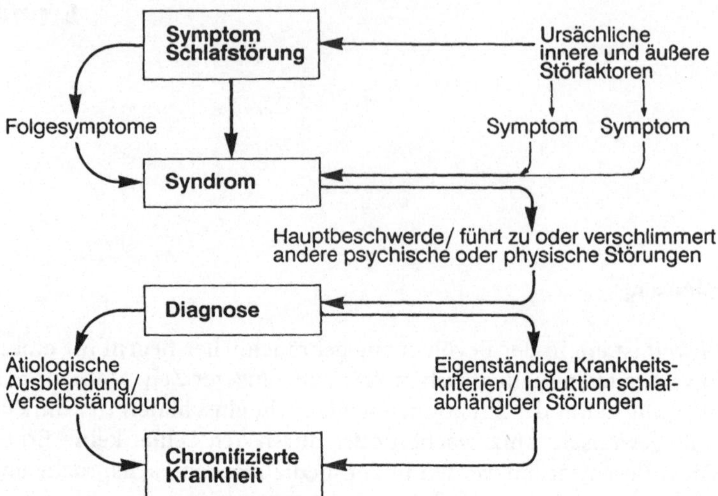

Abb. 1.1. Insomnie – vom Symptom zur Krankheit

Definition

Insomnie ist ein *Mangel an Schlafqualität und/oder Schlafquantität*. Der Begriff Insomnie suggeriert zwar komplette Schlaflosigkeit, beschreibt jedoch zumeist eine graduelle Störung und damit eine Hyposomnie. Eine Insomnie entsteht aus einem Mißverhältnis zwischen Schlafbedürfnis und Schlafvermögen. Sie ist auch ein subjektives Phänomen: die individuelle Wahrnehmung eines möglicherweise gestörten Schlafes (APA 1987; ASDA 1990; ASDC 1979; Buysse u. Reynolds 1990; Kales u. Kales 1984; Parkes 1985; Soldatos et al. 1979). Eine Insomnie bekommt die *Wertigkeit einer Diagnose,* wenn die Beeinträchtigung des Schlafes die Hauptbeschwerde darstellt und/oder wenn die Insomnie andere physische oder psychische Störungen auslöst bzw. diese verschlimmert. Sie wird als *manifeste Erkrankung* angesehen, wenn sich die Beschwerden innerhalb eines Monats mindestens 3mal pro Woche wiederholen und beim Patienten Einbußen des Wohlbefindens und der Leistungsfähigkeit am Tage auftreten (APA 1987; WHO 1991).

Die WHO-Richtlinien der *Internationalen Klassifikation psychischer Störungen ICD-10* (WHO 1991) und des von der Amerikanischen Psychiatrischen Gesellschaft APA herausgegebenen *Diagnostischen und statistischen Manuals psychischer Störungen DSM-III-R* (APA 1987) und DSM-IV (APA 1994) spezifizieren die für eine Diagnosestellung einer Insomnie erforderlichen Kriterien. Diese Kriterien gelten streng genommen nur für Insomnien, die nicht organischen Ursprungs sind (APA 1987), nicht im Rahmen anderer Schlafstörungen (z. B. Schlaf-Wach-Rhythmusstörung, Hypersomnie) auftreten (APA 1987; WHO 1991) oder nur vorübergehender Natur sind (APA 1987; WHO 1991). In der Praxis sind die Diagnosekriterien allerdings hilfreich, jede Form von leichten oder nur kurzzeitigen Insomniebeschwerden von Störungen mit Krankheitswert abzugrenzen (Tabelle 1.1).

Tabelle 1.1. Kriterien zur Diagnosestellung einer Insomnie

WHO: ICD-10	*APA: DSM-III-R*
1. Klagen über Einschlafstörungen, Durchschlafstörungen oder eine schlechte Schlafqualität.	1. Die vorherrschenden Beschwerden bestehen in Einschlaf- und Durchschlafschwierigkeiten oder nicht erholsamen Schlaf, d.h. der Patient fühlt sich trotz adäquater Schlafdauer nicht erholt.
2. Die Schlafstörungen treten wenigstens 3 mal pro Woche, mindestens einen Monat lang auf.	
3. Es besteht ein überwiegendes Beschäftigtsein mit der Schlafstörung nachts, während des Tages eine übertriebene Sorge über deren negative Konsequenzen.	2. Die Auffälligkeit gemäß 1. tritt über die Dauer von mindestens 1 Monat wöchentlich mindestens 3 mal auf; sie ist so überwiegend, daß entweder deutliche Erschöpfung während des Tages beklagt wird oder andere Symptome beobachtet werden, die auf Schlafstörungen zurückzuführen sind; z.B. Irritabilität oder eingeschränkte Leistungsfähigkeit.
4. Die unbefriedigende Schlafdauer und (oder -qualität) verursacht entweder deutlichen Leidensdruck oder wirkt sich störend auf die soziale und berufliche Leistungsfähigkeit aus.	
	3. Die Störung tritt nicht ausschließlich im Verlauf einer Störung des Schlaf-Wach-Rhythmus oder einer Parasomnie auf.

Häufigkeit

Epidemiologische Untersuchungen zur Prävalenz von Insomnien setzen den Begriff der Insomnie überwiegend als ein Synonym für den der Schlafstörung ein. Unter diesen Kriterien zeigt sich in den westlichen Industrieländern eine weitgehend *übereinstimmende Häufigkeit von Schlafstörungen von etwa 20–30%.* Bei etwa der Hälfte der Betroffenen und damit etwa *10–15% der Bevölkerung* liegt eine schwere und damit vermutlich *behandlungsbedürftige Schlafstörung* vor (Angst et al. 1989; Berman et al. 1990; Cirignotta et al. 1985; Ford u. Kamerow 1989; Holzrichter et al. 1994, 1995; Lack et al. 1988; Lugaresi et al. 1987; Mellinger et al. 1985; Partinen et al. 1984; Piel 1985; Weyerer u. Dilling 1991).

Jeder 4. Westdeutsche leidet an Ein- bzw. Durchschlafschwierigkeiten, die nicht durch äußere Einflüsse bedingt sind. 15% der Bevölkerung fühlen sich häufig oder ständig tagsüber müde und sind damit in ihrer Leistungsfähigkeit eingeschränkt (Abb. 1.2).

Trotz hoher Prävalenzraten werden Insomnien von vielen Betroffenen und Ärzten nicht als ernstzunehmende Erkrankung angesehen. Hierin liegt möglicherweise die Ursache, daß in Westdeutschland nur 49% der länger als 2 Jahre Schlafgestörten wegen ihrer Schlafbeschwerden einen Arzt konsultieren (Holzrichter et al. 1994, 1995). So ist auch dem betreuenden Arzt die Problematik häufig *nicht bekannt;* nur 15–20% *aller Betroffenen* bitten gezielt um ärztliche Hilfe (Fletcher 1986), obwohl etwa ein Fünftel der Patienten einer Allgemeinarztpraxis an Schlafstörungen leidet (Hohagen et al. 1991, 1993 a, b). In der nervenärztlichen Praxis sollen immerhin ein Drittel und in der psychiatrischen Klinik etwa drei Viertel der Patienten schlafgestört sein (Leutner 1990). Es findet sich in verschiedenen Studien weitgehend übereinstimmend, daß die *Häufigkeit von Schlafbe-*

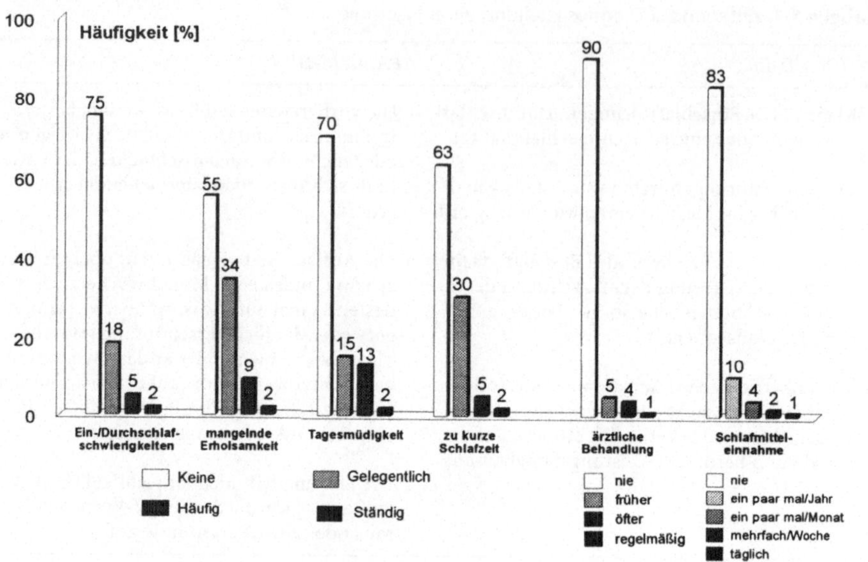

Abb. 1.2. Repräsentativumfrage Westdeutschland, Psychiatrische Klinik der Universität Göttingen: Angaben zum Schlafverhalten, Gesamtprävalenzen, n = 1997. Mehr als 25% der Westdeutschen haben Schlafbeschwerden, nur die Hälfte der Betroffenen nimmt deshalb ärztliche Hilfe in Anspruch

schwerden mit zunehmendem Alter ansteigt (Hajak u. Rüther 1991 a, 1992; Abb. 1.3), Frauen häufiger über Schlaflosigkeit klagen als Männer und sich Schlafstörungen häufiger bei Personen mit niedrigem Sozialstatus und Bildungsniveau finden (Holzrichter et al. 1994).

In der Praxis zeigt sich ein *weit verbreiteter Umgang mit Schlafmitteln;* 5% der westdeutschen Männer und 12% der westdeutschen Frauen nehmen rezeptpflichtige Beruhigungs- oder Schlafmittel zu sich, wenn sie nicht schlafen können (Piel 1985). Diese Zahl steigt auf 30% bei Personen, die prinzipiell schwer einschlafen können (Piel 1985). In der Schweiz nehmen immerhin 1,4% der Männer und 3,9% der Frauen regelmäßig Hypnotika ein. In der Untergruppe der 60- bis 74jährigen liegen die Zahlen mit 7,1% und 15,6% deutlich höher (Borbély 1984 a). Etwa 1,5%–3,5% der Bevölkerung von San Marino oder der USA nehmen regelmäßig Schlafmittel zu sich. Unter den Schlafgestörten dieser Bevölkerungsgruppen benutzen etwa 30% Hypnotika, mehr als 10% von ihnen ständig (Cirignotta et al. 1985; Karacan et al. 1976; Lugaresi et al. 1987; Mellinger et al. 1985). In Westdeutschland nehmen von den Personen, die mindestens gelegentlich an Ein- bzw. Durchschlafstörungen leiden, 44% Schlafmittel ein, 14% tun dies monatlich ein paarmal, 6% mehrfach wöchentlich und 4% täglich. Immerhin leiden trotz täglicher Schlafmitteleinnahme noch 45% der Patienten an häufigen oder ständigen Ein- oder Durchschlafschwierigkeiten (Holzrichter et al. 1994; Abb. 1.4). In den USA benutzen über 50% aller Personen mindestens einmal im Jahr rezeptpflichtige Hypnotika (Mellinger et al. 1985). Bei etwa 5% der Patienten mit Schlafstörungen soll bereits ein Medikamentenabusus vorliegen (Ford u. Kamerow 1989).

Ein-/Durchschlafschwierigkeiten

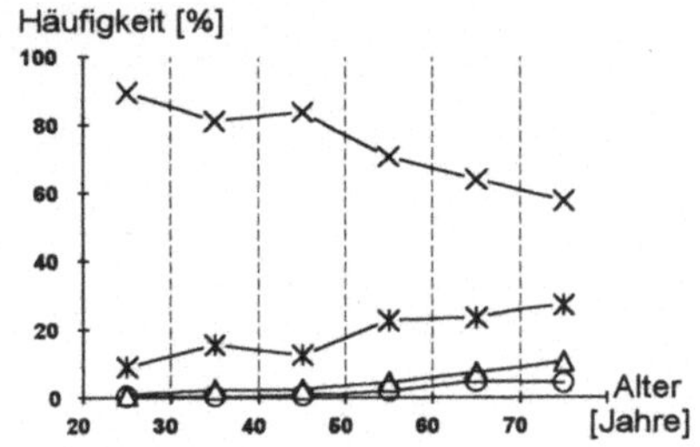

unerholsamer Schlaf

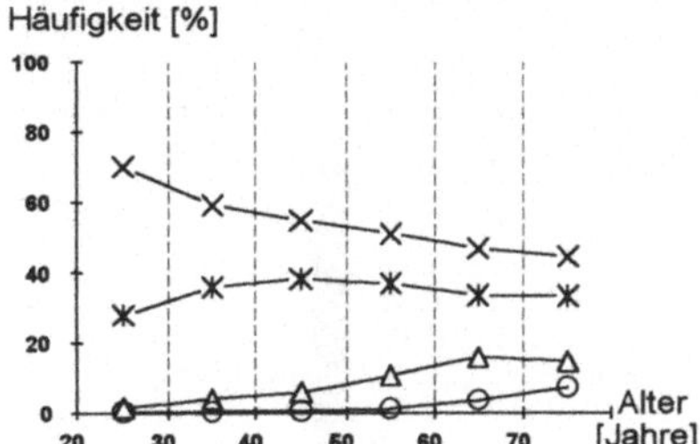

Tagesmüdigkeit

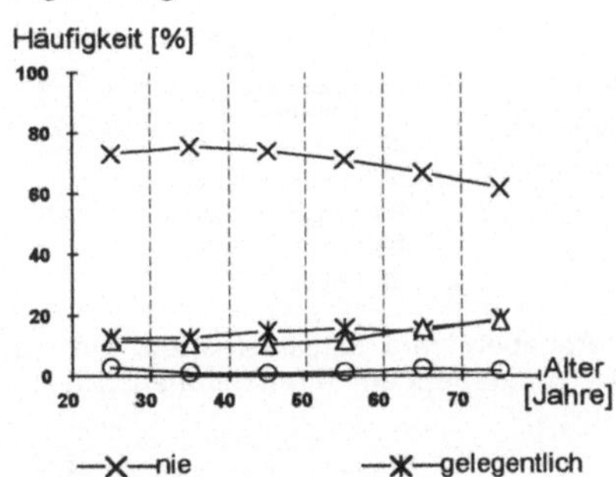

ungenügende Schlafzeit

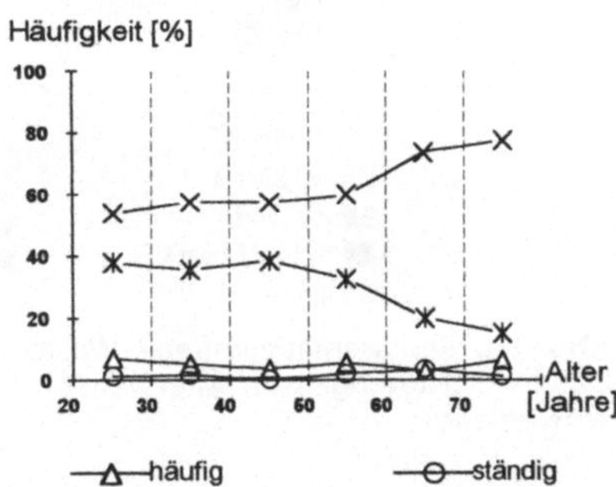

—X—nie   —✱—gelegentlich   —△—häufig   —⊖—ständig

Abb. 1.3. Repräsentativumfrage Westdeutschland, Psychiatrische Klinik der Universität Göttingen, Angaben zum Schlafverhalten. Ein- und Durchschlafstörungen im Altersverlauf, n = 499. Mit zunehmendem Alter nehmen Schlafbeschwerden zu

Symptomatik

Patienten mit Insomnien kommen überwiegend wegen Nichteinschlafenkönnen, unangenehm empfundenen Unterbrechungen des Schlafablaufs, Müdigkeit, Unwohlsein und Leistungschwäche am Tage zum Arzt (vgl. Tabelle 1.2).

Schlafbeschwerden

Der *Patient charakterisiert den Nachtschlaf* als zu kurz, unruhig, oberflächlich, leicht oder ohne Erholungswert. Insomniepatienten berichten über quälend lange Wachzeiten vor dem Einschlafen oder nach einem Erwachen während der Nachtruhe, über ein zu frühes Erwachen am Morgen oder über zahlreiche kurze Aufwachvorgänge. Nächtliches Wachliegen kann bei einigen Insomnieformen (s. S. 87) begleitet sein von *kognitiver Überaktivität* mit Problemgrübeln, Gedankenkreisen, pausenlos einschießenden und dabei thematisch wechselnden Gedankenbildern und Verarbeitungs- und Planungsgedanken, die Inhalte der vergangenen und kommenden Tage betreffen. Eine *emotionale Beteiligung* zeigt sich überwiegend in Ärger und Verzweiflung über den gestörten Schlaf, Angst oder Niedergeschlagenheit und spiegelt, wie manche kognitiven Inhalte (z. B. Zu-

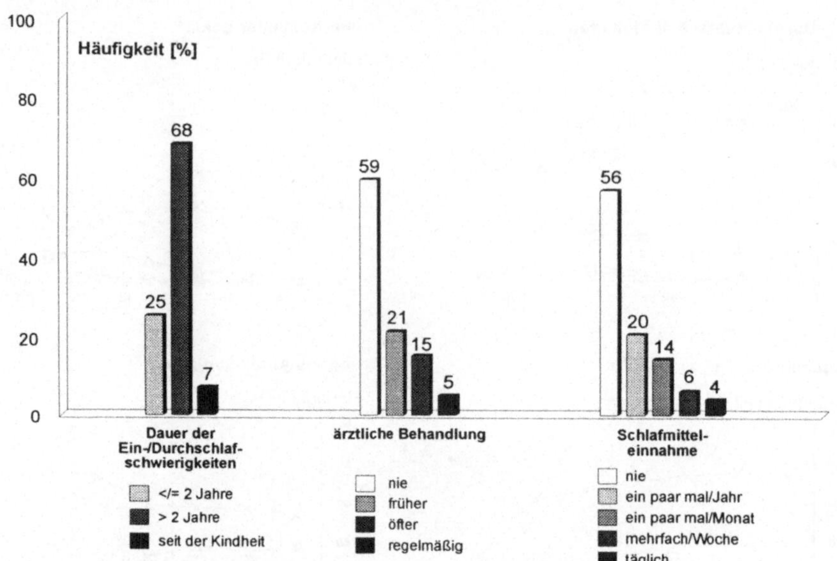

Abb. 1.4. Repräsentativumfrage Westdeutschland, Angaben zum Schlafverhalten, Ein- und Durchschlafstörungen im Altersverlauf, n = 499. Mit zunehmendem Alter nehmen Schlafbeschwerden zu

kunftssorgen, Perspektivelosigkeit, Wahnvorstellungen) den psychopathologischen Befund einer zugrundeliegendenden psychiatrischen Erkrankung wider (s. S. 74). Körperliche Beschwerden können im Rahmen einer vegetativen Überaktivierung (z. B. Anspannung, Unruhe, Herzklopfen, Tachykardien oder Schwitzen) oder als Symptome einer körperlichen Erkrankung auftreten (z. B. Schmerzen, Atemnot, unruhige Beine).

Die subjektive Beeinträchtigung des Schlafes ist zumeist mit klinisch oder im *Schlaflabor meßtechnisch faßbaren Störungen* des Schlafablaufs verbunden. Gelegentlich ist der Ablauf des Schlafes subjektiv ungestört, obwohl der Schlaf am folgenden Morgen als nicht erholsam beurteilt wird (s. S. 91). Dabei können ausschließlich polygraphisch nachweisbare Veränderungen in der Feinstruktur des Schlafes vorliegen (s. S. 35); u. U. fehlen technisch objektivierbare Störungen der Schlafstruktur auch vollständig (APA 1987; ASDA 1990; ASDC 1979; Kales u. Kales 1984; Parkes 1985; Schneider-Helmert 1985). Es liegen zahlreiche Untersuchungen zur Schlafstruktur bei Insomniepatienten vor. Einige typische polysomnographisch im Schlaflabor aufgezeichneten Schlafmuster können bei der Differenzierung der Insomnieformen helfen (s. S. 38).

Tagesbefindlichkeit

Die Tagesbefindlichkeit von Patienten mit Ein- oder Durchschlafstörungen kann *unbeeinträchtigt* sein. Zumeist verschlechtern allerdings chronische Störungen des Schlafablaufs, vermutlich v. a. eine Schlaffragmentierung (Carskadon et al. 1982), das Befinden in den Tagesstunden. Die Patienten-

Klinische Leitsymptome der Insomnie im Vergleich zur Hypersomnie

Insomnie:
Schlaflosigkeit mit pathologischer Müdigkeit d.h. dem Wunsch zu schlafen bei gleichzeitiger Unfähigkeit dazu.

Hypersomnie:
Schläfrigkeit, d.h. ein unwillkürlicher Drang zu schlafen, ohne es zu wollen.

Schlafbeschwerden

- Nicht-einschlafen-können
- Häufiges Kurzerwachen
- Langes nächtliches Wachliegen
- Unruhiger, flacher Schlaf
- Nichterholsamer Schlaf
- Gesteigerte kognitive Aktivität
- Vegetative Überaktivität (Herzklopfen, Schwitzen)

Schlafbeschwerden

- Verlängerter Schlaf
- Nichterholsamer Schlaf
- Häufiges sehr kurzes Erwachen
- Häufige Nykturie
- Luftnot, Herzrasen
- ggf. Schnarchen und nächtliche Atemstillstände

Gestörte Tagesbefindlichkeit

- Müdigkeit
- Unwohlsein
- Konzentrations- und Leistungsschwäche
- Irritabilität
- Depressive Verstimmung
- Muskelschmerzen
- Überwiegendes Beschäftigtsein mit der Schlafschwierigkeit
- Ängstliche Einstellung gegenüber Schlaf
- Psychophysiologische Erregung
- Gefühl der verminderten Kraftreserve

Gestörte Tagesbefindlichkeit

- Schläfrigkeit
- Unwillkürliches Einnicken
- Konzentrations- und Leistungsschwäche
- Verlängerter Nachtschlaf
- Ausgedehnter Mittagsschlaf
- Morgenkopfschmerz
- Kardiovaskuläre Symptome (z.B. Hypertonie, Herzrhythmusstörungen)
- Persönlichkeitsveränderung
- Libidoverlust

leiden unter *Vigilanzeinbußen und Leistungsschwäche* mit Tagesmüdigkeit, Erschöpfungsgefühlen, Minderung der Konzentrations- und Leistungsfähigkeit, allgemeinem Unwohlsein und Antriebsschwäche. Daneben können sie über *körperliche und psychische Symptome* wie Muskelschmerzen, Irritabilität, depressive Verstimmungen oder Angstsymptomatik klagen (APA 1987; ASDC 1979; ASDA 1990; Beutler et al. 1974; Mendelson 1987 a; Parkes 1985). Die Patienten erscheinen weniger lebenslustig als Gesunde, und immer wieder wird betont, daß die Tagesbefindlichkeit von Schlafgestörten psychisch mehr von Streß gekennzeichnet ist als die von Schlafgesunden (Thoresen et al. 1981 a).

Ähnlich den Persönlickeitseigenschaften von Insomniepatienten (s. S. 9) ist die Richtung des Bedingungsgefüges zwischen Schlafstörung und beeinträchtigter Tagesbefindlichkeit nicht sicher zu bestimmen. Im Erleben des Patienten wird zumeist der gestörte Schlaf für die Unzulänglichkeiten am Tage verantwortlich gemacht. Eine umgekehrte Kausalkette ist allerdings ebenso wahrscheinlich, v. a. wenn man die häufig auftretenden Insomnieformen mit psychogen-psychoreaktiver (s. S. 84) oder primär-psychophysiologischer (s. S. 87) Genese betrachtet. Charakteristika des Schlafens und der Tagesbewältigung eines Insomniepatienten beeinflussen sich vollends wechselseitig, wenn die Schlafstörung chronifiziert ist. Es entwickelt sich ein Teufelskreis, indem der gestörte Schlaf die Tagesbewältigung des Patienten so vermindert, daß dessen Ärger über und Kampf gegen diesen Zustand das abendliche Einschlafen verhindert (s. S. 89).

Objektivierbare Daten der Tagesvigilanz zeigen häufig Diskrepanzen zu den Empfindungen der Betroffenen. In Müdigkeitstest mittels standardisierter Einschlafversuche wurde trotz subjektiver Müdigkeit eine schlechte Schlafbereitschaft bei Insomniepatienten gefunden (Dement et al. 1982, 1984; Mendelson et al. 1984 a, b, 1986). Zum Teil übertrifft die Wachheit der Insomniepatienten die von Gesunden (Stepanski et al. 1988). Diesem Befund entspricht ein erhöhter Anteil schneller Frequenzen im Alphaband des Elektroenzephalogramms während des Wachseins (Regestein et al. 1993). Die Unfähigkeit zu schlafen beruht bei zahlreichen Patienten auf einem *erhöhten physiologischen Erregungszustand* („Arousal") v. a. vor und zu Beginn der Schlafperiode (s. auch S. 87). Die Patienten sind angespannt und werden voll beharrlicher Nachdenklichkeit und anhaltender Aufmerksamkeit bei gleichzeitig verstärkter gefühlsmäßiger Beteiligung beschrieben (Regestein et al. 1993). Diese Charakteristika finden sich in zahlreichen Parametern der Persönlichkeit (s. S. 9) und in physiologischen Messungen wieder. Vor allem Patienten mit chronischer Insomnie haben erhöhte Herz- und Atemfrequenzen, höhere Amplituden im Elektromyogramm, erhöhte Amplituden und eine dauerhafte, intrinsische, späte (kortikale) Komponente in den akustisch evozierten Potentialen, eine höhere Körpertemperatur, eine verstärkte periphere Vasokonstriktion mit einem erhöhten Hautwiderstand und eine niedrigere Hauttemperatur als Schlafgesunde (Monroe 1967; Freedman u. Sattler 1982; Haynes et al. 1985; Regestein et al. 1993). Die Unfähigkeit zum Tagesschlaf kann sogar als zusätzliches charakteristisches Kennzeichen vieler Insomniepatienten gewertet werden. Dies schließt nicht aus, daß die Patienten in den Abendstunden z. B. vor dem Fernseher einnicken, obwohl ihnen dies kurze Zeit später im Bett nicht gelingt. Dennoch beschreibt die pathologische Müdigkeit der Insomniepatienten den Wunsch zu schlafen bei gleichzeitiger Unfähigkeit dazu. Die Schläfrigkeit eines Hypersomniepatienten ist demgegenüber der unwillkürliche Drang zu schlafen ohne, daß der Betroffene dies will. Es ist klinisch bedeutsam, Symptome einer Hypersomnie, d. h. einer Schlafstörung mit Tagesschläfrigkeit, von denen einer Insomnie zu unterscheiden (vgl. vorangehende Liste der klinischen Leitsymptome). Hypersomnien sind ungleich häufiger als Insomnien organischen Ursprungs und sollten vordringlich bei einem Fachmann der Schlafmedizin vorgestellt werden.

Die Selbstbeurteilung der Tagesbefindlichkeit zu einem bestimmten Tageszeitpunkt zeigt im Gegensatz zur generellen Einschätzung dieses Parameters durch den Patienten kaum Unterschiede zu Schlafgesunden (Mendelson et al. 1984 a, 1986). Die *testpsychologisch und testphysiologisch* erfaßbare motorische Aktivität, das Leistungsvermögen, die Konzentrationsfähigkeit und die Reaktionsgeschwindigkeit entsprechen häufig Normalwerten (Bonnet 1984; Church u. Johnson 1979; Mendelson et al. 1984 a, b; Thoresen et al. 1981 b). Die Diskrepanzen zwischen den objektiven Daten sowie dem Beschwerdebild und der Selbsteinschätzung der Betroffenen sind bemerkenswert. Es wurde daraus geschlossen, daß Insomniepatienten Schwierigkeiten haben, ihre Befindlichkeit und den Zustand des Wachens und Schlafens bewußt zu erfassen, sich an frühere psychische und physische Zustände korrekt zu erinnern oder gegenwärtige Empfindungen als reales Maß für ihr Gesamtbefinden zu generalisieren (Mendelson 1987 a). Allerdings sinkt der Wachheitsgrad und die damit zum Teil verbundene Leistungsfähigkeit („performance capacity") von Schlafgestörten v. a. bei Aufgaben, die kontinuierliche Aufmerksamkeit verlangen, und das linear zu der verminderten Schlafmenge (Rosenthal et al. 1991 a). Bereits experimenteller Schlafentzug von 3 h pro Nacht führt zu Einschränkungen der Leistungsfähigkeit (Rosenthal et al. 1991 b). Aufgrund einer kumulativen Schlafdeprivation chronisch Schlafgestörter ist davon auszugehen, daß sich bereits um 1 h verkürzter Schlaf negativ auf die Tagesvigilanz auswirkt, wenn dies wiederholt auftritt. Die subjektiv empfundenen Leistungseinbußen des Insomniepatienten lassen sich daher als ein Ausdruck mangelnder physischer und psychischer Energie auffassen, auch wenn dieser Zustand in kurzdauernden Testsituationen durch eine Mobilisierung von Kraftreserven durchbrochen werden kann. Das klinische Gesamtbild des schwer erkrankten Insomniepatienten ist von einem Wechselspiel zwischen einer „überengagierten Aktivität" und einem „sich schonenden Rückzug" gekennzeichnet. Dies spiegelt zum einen die Persönlichkeitseigenschaften des Insomniepatienten, zum anderen auch den Kampf gegen sein *Syndrom einer verminderten Kraftreserve"* wieder. Die Konsequenzen einer länger anhaltenden Situation dieser Art sind Störungen der Gesundheit, der Leistung und der sozialen Kompetenz (s. S. 10).

Persönlichkeitseigenschaften

Testpsychologische Untersuchungen mit dem Minnesota Multiphasic Personality Inventory (MMPI) ergaben für Insomniepatienten im Vergleich zu Normalpersonen erhöhte Werte der Skalen 1, 2, 3 und 7, auch zusammengefaßt als „neurotische Tetrade" (Coursey et al. 1975; Engel u. Engel-Sittenfeld 1980; Levin et al. 1984). Die den Skalen zugeordneten Begriffe Depression, Hysterie und Hypochondrie sowie Psychasthenie sind allerdings umstritten und sollten nur mit Vorsicht angewendet werden. Eine Reihe anderer psychologischer Tests beschreibt die Patienten als angespannt, ängstlich, besorgt, hypochondrisch und leicht depressiv (Beutler et al. 1978; Coursey et al. 1975; Kales et al. 1984; Hauri u. Fisher 1986; Mendelson et al. 1986). Dies betrifft v. a. globale Beurteilungen über längere Zeiträume. In der Beurteilung der Stimmung zum Zeitpunkt der Befragung zeigen Insomniepatienten häufig normale Werte (Mendelson et al. 1986; Sugerman et al. 1985).

Insomniepatienten sollen persönliche Probleme vermehrt verinnerlichen (Vitiello et al. 1983), weniger aktiv, weniger optimistisch und selbstsicher sein und sich im kommunikativen Bereich abwehrend und passiv zeigen (Marchini et al. 1983; Mendelson et al. 1984 a, b; Piel 1985). Auch wurden die chronischen Insomniepatienten als angespannte, dabei introvertierte, tendenziell depressive und ängstliche Pessimisten charakterisiert (Coursey et al. 1975). Als weitere Auffälligkeiten wurden beschrieben: soziale Introversion, betonte Aufmerksamkeit für das eigene Befinden, Hypersensibilität gegenüber Außenreizen sowie das Auftreten von psychosomatischen Störungen und Zwangssymptomen (Coursey et al. 1975; Mendelson et al. 1984 a, b; Piel 1985; Tan et al. 1984). Insomniepatienten reagieren seltener aggressiv, neigen weniger zu projektiven Mechanismen und unterstellen dem Gegenüber seltener feindselige Absichten (Hermann-Maurer et al. 1992). Auch wurden Defizite beschrieben, primäre Beziehungen aufrechtzuerhalten, sowie mangelnde Fähigkeiten zur persönlichen Abgrenzung und in der Persönlichkeitsbildung (Ellis 1991).

Die Persönlichkeitseigenschaften von Insomniepatienten zeigen eine *große interindividuelle Variabilität* (Bertelson u. Masch 1986; Coursey et al. 1975; Kales et al. 1978, 1983; Levin et al. 1984). Sie scheinen sich in bestimmten Insomniegruppen zu unterscheiden (Bertelson u. Masch 1986; Edinger et al. 1988; Hermann-Maurer et al. 1988) und liegen selten signifikant im pathologischen Bereich (Mendelson et al. 1984 b, 1986). Zudem ist die Spezifität dieser Befunde unklar, da sich derartige Persönlichkeitsparameter auch bei anderen Patienten mit klinisch auffälligen psychosomatischen Erkrankungen, aber ungestörtem Schlaf, finden. Letztendlich sind die Fragen offen, ob die Persönlichkeitseigenschaften Bedingung oder Folge der Schlafschwierigkeiten sind (Beutler et al. 1974; Schneider-Helmert 1987) und ob Patienten mit sekundären, z. B. organisch bedingten Insomnien anderen Kriterien genügen.

Konsequenzen und Gesundheitsrisiken

Die überwiegend normalen Ergebnisse, die Insomniepatienten bei einfachen Motorik- und Merkfähigkeitstests erbringen, schließen nicht aus, daß *komplexere Leistungen beeinträchtigt* sind, die logisches Denken, Eigeninitiative, Entschlußkraft oder gezielte Motivation erfordern (Parkes 1985). So hat insbesondere die erhöhte Tagesmüdigkeit Auswirkungen auf die Betroffenen. Im Vergleich mit einer gesunden Vergleichsgruppe wurden bei Patienten mit einer Insomnie v. a. *Einbußen in der sozialen Kompetenz* gefunden; im einzelnen (nach Kales u. Kales 1984):

- 21% weniger soziale Kontakte,
- 15% weniger persönliche Freundschaften,
- 39% geringere Arbeitsproduktivität,
- 17% häufiger Probleme mit Kollegen,
- 10% häufiger Probleme mit Vorgesetzten,
- 11% häufiger von der Arbeit abwesend.

Vor allem bei jungen Patienten wiegen die *beruflichen Nachteile* schwer. In einer Untersuchung amerikanischer Studenten einer Marineschule waren schlechte Schläfer erheblich weniger erfolgreich, erhielten weniger Einkommen und wurden seltener befördert. Berufsbedingte Erschöpfungssyndrome und stationäre Behandlungen waren in dieser Untersuchungsgruppe doppelt so häufig wie bei guten Schläfern aufgetreten (Johnson u. Spinweber 1983).

Seit geraumer Zeit ist bekannt, daß die Symptome einer Insomnie Anzeichen eines *ernst zu nehmenden gesundheitlichen Problems* darstellen. Eine Schlafdauer unter 7 oder über 8 h kann für sich allein ein Gesundheitsrisiko bedeuten. Patienten mit einer Schlafdauer von 7–8 h haben das geringste Mortalitätsrisiko. Eine ausreichende Erklärung für diesen Befund gibt es bislang nicht

(Billiard et al. 1981; Kales u. Kales 1984; Kripke et al. 1979, 1991). Insomnien sind mit einer erhöhten Inzidenz für organische und psychiatrische Erkrankungen verbunden und bedingen eine erhöhte Morbidität und Mortalität (Ford u. Kamerow 1986; s. folgende Übersicht). Im Vergleich zu Schlafgesunden berichten Schlafgestörte über häufigere Gesundheitsprobleme und Krankenhausaufenthalte (Kales et al. 1984; Mellinger et al. 1985); sie leiden mehr unter Angst und depressiven Verstimmungen, weisen ein erhöhtes Risiko auf, an einer manifesten Depression zu erkranken, und haben eine Prädisposition für Alkohol- und Drogenmißbrauch (Ford u. Kamerow 1989; Mellinger et al. 1985; Morin u. Gramling 1989). In einer amerikanischen Untersuchung zeigten 47% der Patienten mit Schlafproblemen eine Koinzidenz ihrer Beschwerden mit psychischer Erschöpfung, Angstsymptomatik, depressiven Verstimmungen und körperlichen Erkrankungen, im Gegensatz zu nur 11% der symptomfreien Kontrollgruppe (NIMH 1984). Unbehandelte Schlafstörungen älterer Menschen können mit besonderen Nachteilen verbunden sein. Sie sollen auch bei diesen Patienten die Mortalität erhöhen und sind nicht zuletzt ein entscheidender Prediktor für die Aufgabe des gewohnten Lebensumfeldes und die Einweisung in ein Pflegeheim (Pollak et al. 1990).

Konsequenzen und Risiken von Insomnie und Schlafentzug
- erhöhte Mortalität und Morbidität,
- erhöhte Verkehrsunfallrate,
- Gefährdung durch Berufsunfälle,
- geringere Arbeitsproduktivität,
- verminderter beruflicher Erfolg,
- Koinzidenz mit psychiatrischen Syndromen (z. B. Angst, Depression),
- Probleme in der mitmenschlichen Interaktion,
- Prädisposition für Alkohol- und Drogenmißbrauch.

Es ist selten offensichtlich, wie groß der Leidensdruck von Insomniepatienten ist, welchem Gesundheitsrisiko sie ausgesetzt sind und in welchem Umfang ihre Beschwerden dem Allgemeininteresse schaden. Dies wird erst durch die nachteiligen Auswirkungen der Erkrankung auf die Tagesbefindlichkeit sichtbar. Personen mit Tagesmüdigkeit klagen häufiger über Gesundheitsprobleme als solche mit ungestörter Vigilanz (Martikainen et al. 1992). Fast die Hälfte der Patienten mit erhöhter Tagesmüdigkeit erleidet zum Teil lebensgefährliche Autounfälle. Dies ist häufig erst der Anlaß für eine ärztliche Abklärung ihrer Beschwerden (Roth et al. 1989). Allerdings sind v. a. Schlafapnoepatienten mit unwillkürlicher Einschlafneigung am Tage besonders häufig in Autounfälle verwickelt (Findley et al. 1988; George et al. 1987). Für 27% der Autounfälle in Großbritannien, bei denen es zu einem Schädel-Hirn-Trauma mit Bewußtlosigkeit kam, wird Müdigkeit als ein Auslöser angesehen. 83% dieser Unfälle führten zu schweren Verletzungen mit Todesfolge der Insassen. Herzinfarkte während des Autofahrens hatten demgegenüber deutlich geringere Folgen (Parson 1986). Dementsprechend ist die Unfallrate in Tagesperioden mit physiologisch erhöhter Müdigkeit deutlich erhöht. Zwischen 2 Uhr und 6 Uhr morgens und zwischen 2 Uhr und 4 Uhr nachmittags häufen sich Autounfälle infolge von Müdigkeit (Mitler et al. 1988). Über eine

Häufung von Unfällen zwischen 2 Uhr und 4 Uhr nachts wird auch bei amerikanischen Lastwagenfahrern berichtet (Folkard 1981). Im Gegensatz etwa zu Herzpatienten mit pektoralen Schmerzen sind sich die an ihre Müdigkeit gewöhnten Schlafgestörten der Einschränkung ihrer Fahrtauglichkeit nur selten bewußt und fahren so lange, bis ein Unfall eintritt (Parson 1986). Schichtarbeiter mit Spät- oder Nachtschicht haben darüber hinaus nicht einmal die Möglichkeit, ihr erhöhtes Risiko für Berufsunfälle zu umgehen (Folkard 1981).

Eine direkte Ursachen-Wirkungs-Beziehung zwischen schlechtem Schlaf und den beschriebenen Folgen ist wissenschaftlich schwer nachweisbar. Schließt man allerdings von den genannten Daten einer verminderten beruflichen Produktivität und den vermehrten Gesundheitsproblemen Schlafgestörter auf die Folgekosten für die Gesellschaft, so wird ein immenses Ausmaß des durch Schlafstörungen verursachten sozialen Schadens deutlich. Allein für die USA wird der finanzielle Verlust, der der Gesellschaft durch Schlafstörungen entsteht, auf jährlich 15 Mrd. Dollar geschätzt (Walsh u. Engelhart 1991).

FAZIT *Die Insomnie ist eine Erkrankung mit erheblichen negativen Auswirkungen auf die Gesundheit und den sozialen Erfolg.*
Leitsymptome der Insomnie sind Ein- und Durchschlafstörungen und nichterholsamer Schlaf. Eine manifeste Insomnie liegt dann vor, wenn die Schlafquantität oder Schlafqualität wiederholt vermindert und dadurch die Tagesbefindlichkeit beeinträchtigt ist. 20–30% der Bevölkerung in den westlichen Industrieländern sind von Schlafstörungen betroffen. Tagesmüdigkeit, Stimmungsveränderungen und eine verminderte Konzentrations- und Leistungsfähigkeit sind Folgeerscheinungen eines gestörten Schlafs. Die Betroffenen sind dadurch zunehmend sozial isoliert, im Berufsleben weniger produktiv, häufiger krank und einem erhöhten Risiko für Berufs- und Autounfälle ausgesetzt.

Variabilität des Normalschlafs

Es gibt derzeit *keine allgemein verbindlichen Kriterien zur Abgrenzung des normalen von einem gestörtem Schlaf* (Dement et al. 1984). Gestörter Schlaf kann daher nur in Grenzen mit Normwerten von Vergleichsgruppen verglichen werden. Die Schwierigkeit liegt bereits in der Definition des Normalschlafs.

Die erhebliche *interindividuelle Variabilität von Schlafdauer und Schlafablauf* (Williams et al. 1974) verhindert die Normierung von allgemeingültigen Schlafparametern. Es ist zu vermuten, wurde wissenschaftlich allerdings bisher nicht gesichert, daß der Schlafcharakter des einzelnen in großem Maße genetisch bestimmt ist. Etwa 25% der Bevölkerung sind Kurz- oder Langschläfer, deren regelmäßige Schlafdauer sich deutlich von der mittleren – 7–9 h – unterscheidet (Kripke et al. 1979). Bereits bei Kindern im Vorschulalter ist die Schlafdauer sehr uneinheitlich: zwischen 5 und 15 h (Basler et al. 1980). Die Gruppe der sog. variablen Schläfer benötigt während Lebensphasen voller Streß, Ärger, Depressionen oder geistiger Anforderungen mehr Schlaf und kommt mit weniger Schlaf aus, wenn keine Belastungen auftreten (Hartmann 1973). Daneben zeigen sich Unterschiede im Schlafverhalten, je nach Persönlichkeit, Geschlecht, Lebensstil, Umgebung oder auch Eßgewohnheiten (Crisp u. Stonehill 1976; Karacan et al. 1976; McGhie u. Russell 1962; Piel 1985; Tune 1968, 1969; Vitello et al. 1983; Williams et al. 1974). Die Existenz von „Abendtypen" – mit Leistungsspitzen in den Abendstunden und spätem Zubettgehen und Aufstehen – sowie von „Morgentypen" (Frühaufstehern), unterstreicht die Heterogenität des Schlafverhaltens in der Bevölkerung (Horne u. Östberg 1976; Webb u. Bonnet 1978).

Für den individuellen Schlafablauf stellt das *Lebensalter die wichtigste Einflußgröße* dar (Feinberg u. Carlson 1968; Roffwarg et al. 1966; Williams et al. 1974). Der polyphasische Schlaf des Säuglings wird im Vorschulalter biphasisch und geht beim Erwachsenen in den kälteren Lebensbereichen der Erde meist in ein monophasisches Schlafmuster mit ausschließlichem Nachtschlaf über. Biphasische Schlafmuster mit einer mittäglichen „Siesta" bleiben v. a. in heißen Ländern erhalten. In der Pubertät vermindert sich die Schlafqualität, die Dauer und Tiefe des Schlafs nehmen vorübergehend ab, und die Tagesmüdigkeit nimmt zu (Carskadon et al. 1980; Dement u. Carskadon 1982; Strauch u. Meier 1988). Beim älteren Menschen erhöhen Schlafperioden tagsüber wieder die Variabilität der Schlafverteilung (Borbely 1984 b; Gerard et al. 1978; Zepelin 1973). Im Verlauf des Lebens nimmt der Anteil von Leichtschlaf stetig zu (Williams et al. 1974), während der Tiefschlaf abnimmt (Feinberg et al. 1983; Reynolds et al. 1985; Williams et al. 1974). Mit zunehmendem Alter verschlechtert sich die Fähigkeit einzuschlafen (Bixler et al. 1979; Hayashi et al. 1979; Karacan et al. 1976), die Zahl der Schlafunterbrechungen nimmt zu und die Dauer der Wachzeiten wird länger (Ballinger 1976; Gerard et al. 1978; Prinz 1977; Prinz u. Raskind 1978; Webb u. Campbell 1980). Auch nehmen Klagen über frühes Erwachen zu (Karacan et al. 1976; Tune 1969). Dem liegt nicht selten eine Diskrepanz zwischen Bettliegezeiten und Schlafbedarf zugrunde. Während die im Bett verbrachte Zeit beim älteren Menschen zunimmt (Prinz 1977; Williams et al. 1974), bleibt die echte Schlafzeit weitgehend unverändert, allenfalls verringert sie sich etwas (Kripke et al. 1983; Miles u. Dement 1980 b; Prinz u. Raskind 1978; Williams et al. 1974). Die dadurch reduzierte physiologische Schlafeffizienz (Prinz 1977; Spiegel 1987; Williams et al. 1974) erschwert eine Abgrenzung zur Schlafstörung (Abb. 2.1).

Diskrepanz zwischen subjektiver Schlafeinschätzung und objektivem Befund

Die Schätzungen der subjektiv empfundenen Schlafstörung durch den Patienten entsprechen nur ungefähr den meßtechnisch erfaßbaren Werten. Zwischen den subjektiven Angaben zur Schlafqualität und den objektivierbaren Daten findet

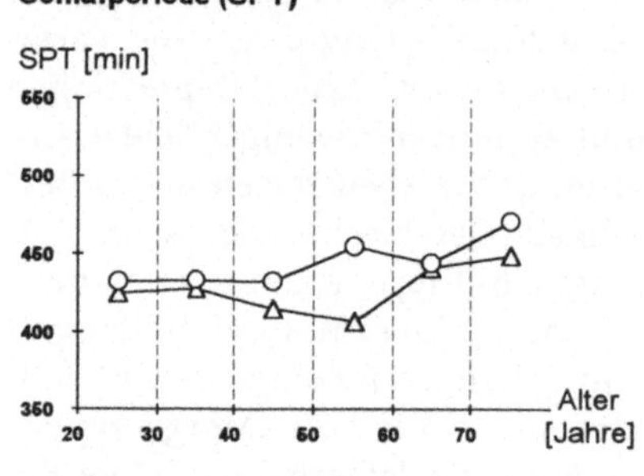

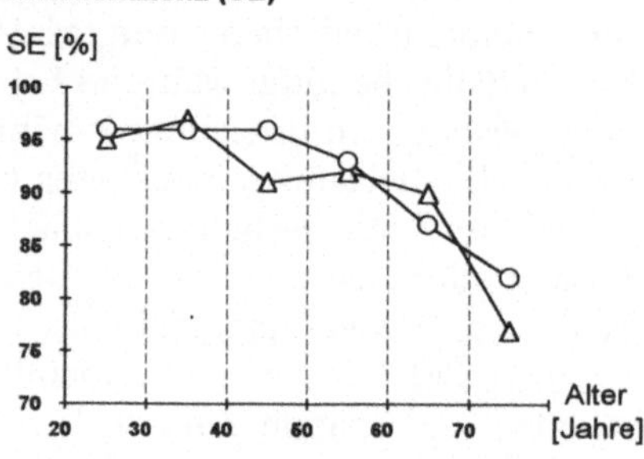

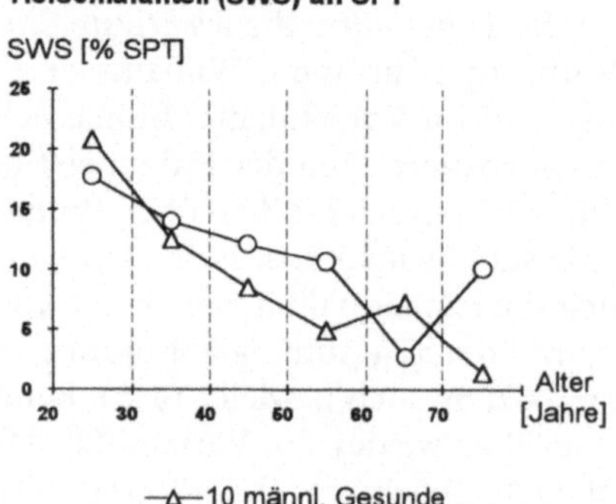

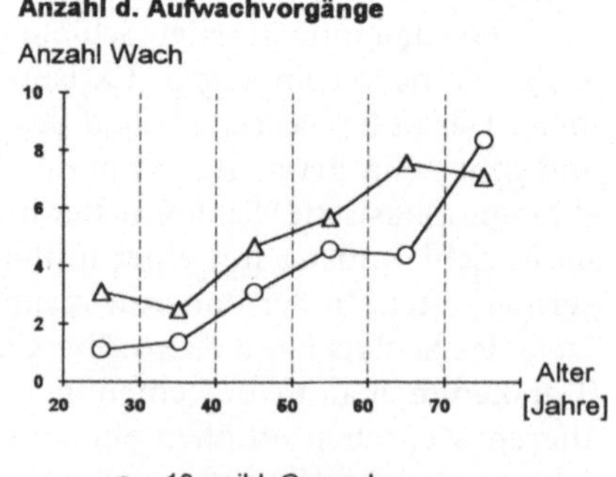

Abb. 2.1. Schlafperiode, Schlafeffizienz, Tiefschlafanteil und Anzahl der Aufwachvorgänge von gesunden Probanden (m. = 10, w. = 10) im Altersverlauf (Nach Williams et al. 1974). Schlaf wird mit zunehmendem Alter weniger effektiv, flacher und mehr von Aufwachvorgängen gestört

sich meist eine ausreichende Korrelation, die die Angaben der Patienten als valide erscheinen läßt. Zahlreiche Studien konnten allerdings zeigen, daß trotz statistisch guter Korrelationen zwischen einigen subjektiven und objektiven Schlafparametern weder Schlafgesunde noch Schlafgestörte die Schlaflatenz, die Anzahl der Aufwachvorgänge oder die Dauer ihrer nächtlichen Wachzeit in jedem Fall und zuverlässig genau einschätzen konnten (Baekeland u. Hoy 1971; Bixler et al. 1973; Carskadon et al. 1976; Frankel et al. 1976; Hoch et al. 1987; Buysse et al. 1989; Rodenbeck et al. 1993). Dem entspricht, daß *subjektive Angaben zum Schlaf und polysomnographische Untersuchungsbefunde oft nicht übereinstimmen*. Patienten ohne Auffälligkeiten in der meßtechnischen Schlafaufzeichnung können über gestörten Schlaf klagen, während Patienten mit pathologischen Anzeichen in der Schlafaufzeichnung dadurch subjektiv nicht beeinträchtigt sind (Dement et al. 1984; Miles u. Dement 1980; Steinberg et al. 1987).

Chronisch Schlafgestörte und ältere Patienten überschätzen mehr als Schlafgesunde den Grad ihrer Störungen, v. a. die Schlafdauer betreffend (Carskadon et al. 1976; Dement et al. 1984; Miles u. Dement 1980 b; de la Pena 1978; Steinberg et al. 1984 a). Schlechte Schläfer schätzen im Vergleich zu guten Schläfern ihre Einschlafzeit zu lang und ihre Durchschlafzeit zu kurz ein (Adam et al. 1986). Schlafparameter wie die gesamte Schlafperiode (SPT: Dauer vom Einschlafen bis zum letzten Aufwachen am Morgen) können zumeist recht präzise eingeschätzt werden. Patienten mit einer chronischen Insomnie zeigen jedoch paradoxerweise längere SPT-Zeiten als Schlafgesunde (Abb. 2.2 a). Der Parameter SPT ist daher trotz guter Einschätzung durch den Schlafenden für die Beurteilung einer Schlafstörung schlecht geeignet. Klinisch bedeutsame Unterschiede zwischen Schlafgesunden und Patienten mit chronischer Insomnie finden sich z. B. für die Anzahl der Aufwachvorgänge. Dieser für die Beurteilung einer Schlafstörung hochrelevante Parameter wird vom Insomniepatienten allerdings erheblich fehleingeschätzt, häufig unterschätzt (Abb. 2.2 b).

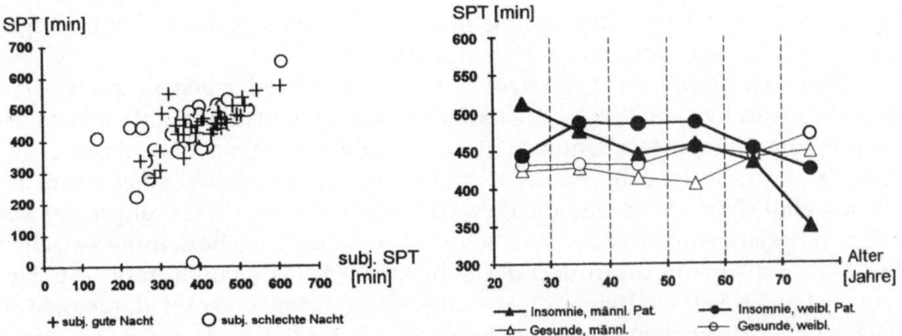

Abb. 2.2a. Objektive vs. subjektive Schlafperiode (SPT) bei 50 Patienten mit primärer Insomnie in 100 Nächten und Dauer der objektiven Schlafperiode bei 76 Patienten mit primärer Insomnie (m. = 27, w. = 49) im Vergleich zu alters- und geschlechtsgepaarten gesunden Probanden (m. = 10, w. = 10) im Altersverlauf. Die Schlafperiode kann von Schlafgestörten relativ gut eingeschätzt werden, sie liegt allerdings über den Werten Gesunder und ist daher nicht sinnvoll zur Einschätzung eines gestörten Schlafs zu benutzen

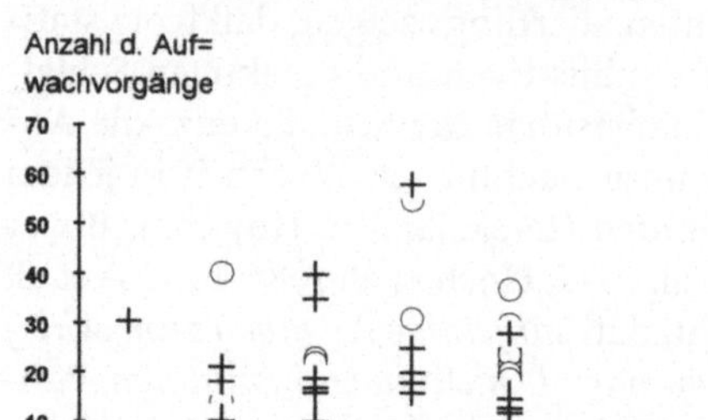

Abb. 2.2b. Objektive vs. subjektive Anzahl der Aufwachvorgänge bei 50 Patienten mit primärer Insomnie und Vergleich mit den Werten gesunder Probanden im Altersverlauf in 100 Nächten und Anzahl der Aufwachvorgänge bei 76 Patienten mit primärer Insomnie (m. = 27, w. = 49) im Vergleich zu alters- und geschlechtsgepaarten gesunden Probanden (m. = 10, w. = 10) im Altersverlauf. Schlafgestörte unterscheiden sich vor allem durch eine erhöhte Anzahl von Aufwachvorgängen von Schlafgesunden. Dieser Parameter wird extrem ungenau vom Patienten eingeschätzt und eignet sich daher nicht als anamnetisches Kriterium eines gestörten Schlafes

Zusammenfassend läßt sich sagen, daß in der Befragung des Patienten erhobene *quantifizierte subjektive Schlafparameter nicht grundsätzlich als valide* gelten dürfen. Dies mag daran liegen, daß die *Selbstwahrnehmung von Schlaf und Schlafunterbrechungen* bei Insomniepatienten gestört ist. Schlafgesunde bestimmen ihre Einschlaflatenz sehr präzise bis zu dem Zeitpunkt, wo sie das erstemal Leichtschlaf des Schlafstadiums 2 erreichen. Insomniepatienten stellen ihren Schlafbeginn zumeist erst nach mindestens 15 min ungestörten Schlafes des Stadiums 2 fest (Hauri u. Olmstead 1983). Nach einem Erwecken aus dem Schlafstadium 2 geben 70–80% der Insomniepatienten an, wach gewesen zu sein, während dies nur bei 30–40% der guten Schläfer der Fall ist (Borkovec et al. 1981).

Erstaunlicherweise ist die Weckschwelle für akustische Reize bei Insomniepatienten, trotz deren Empfindung, nur sehr flach zu schlafen, nicht niedriger als bei gesunden Schläfern (Haynes et al. 1985).

Bestehen *Zweifel an den Angaben des Patienten* oder beispielsweise Diskrepanzen zwischen den Klagen des Patienten und Berichten des Bettpartners, ist eine polysomnographische Untersuchung des Patienten in einem Schlaflabor indiziert (s. S. 30). Es ist dabei zu berücksichtigen, daß das Gefühl eines gestörten Schlafes, ähnlich wie das des Schmerzes, vorwiegend auf den Erfahrungen des Betroffenen basiert. Auch wurde bisher keine allgemeingültige Beziehung zwischen objektiven Schlafparametern und der subjektiven Schlafqualität gesichert (Dement et al. 1984; Miles u. Dement 1980 b; de la Pena 1978; Spiegel et al. 1986). Man sollte daher zurückhaltend sein, die Beschwerden der Patienten aufgrund objektiver Meßgrößen in Frage zu stellen (Borbély 1984 a).

Individuelle Patientenbeurteilung als Handlungsgrundlage

Die problematische Abgrenzung von Normalschlaf und pathologischem Schlaf bedeutet, daß bei der Beurteilung einer Schlafstörung nur bedingt Durchschnittswerte von Schlafparametern (Williams et al. 1974) zum Vergleich herangezogen werden können. Vielmehr kommt den individuellen Beschwerden und Meßdaten des Patienten – sowohl im Kontext seines allgemeinen Schlafverhaltens als auch seiner Lebensumstände – die höchste Wertigkeit für die Diagnose zu.

FAZIT *Schlaf ist eine individuelle Größe.*
Kurz- und Langschläfer, Morgen- und Abendtypen, Mittagsschläfer sowie die Veränderungen des Schlafs mit zunehmendem Alter verhindern allgemeingültige Kriterien zur Definition des normalen Schlafes. Die Abgrenzung von gestörtem und gesundem Schlaf berücksichtigt daher die Beschwerden jedes einzelnen Patienten, sowohl im Kontext seines individuellen Schlafverhaltens als auch seiner Lebensumstände. Dabei kommen bei einigen Schlafgestörten gravierende Unterschiede in der Selbsteinschätzung des Schlafes und den objektivierbaren Meßwerten vor. Diese psychologische Komponente gestörten Schlafes unterstreicht, daß die Insomnie auch nach Einsatz technischer Meßverfahren eine individuelle Größe bleibt und ein subjektives Phänomen ist.

Diagnostisches Procedere

Differentialdiagnostische Überlegungen zum gestörten Schlaf gewinnen an Bedeutung, seit die Kenntnis der Vielgestaltigkeit der zugrundeliegenden Ursachen (ASDA 1990; ASDC 1979) eine differenzierte Therapie möglich macht. Es stehen dabei sowohl die *Spezifizierung ätiologischer Faktoren,* wie z. B. organischer oder psychischer Erkrankungen als auch die kritische *Indikationsstellung für eine Behandlung* im Blickfeld des Untersuchers. Der diagnostische Ablauf ist vielschichtig. Er beinhaltet wiederholte Explorationen, spezielle technische Untersuchungsverfahren, konsiliarische Vorstellungen bei Fachärzten und ambulante Meßmethoden zur Schlafdiagnostik ebenso wie erste Behandlungsversuche. Der letzte diagnostische Schritt ist die Vorstellung des Patienten in einem Labor für Schlafmedizin. Im Umgang des praktischen Arztes mit den Schlafgestörten ist es hilfreich, wenn ein *strukturiertes Handlungsschema* (Hajak 1995 a) das diagnostische und therapeutische Vorgehen bestimmt (Becker et al. 1993; Erman 1989; Hajak et al. 1992 a; Hajak 1994 a; Meier-Ewert 1989; WPA 1992; vgl. Abb. 3.1).

Exploration, Symptom- und Anamneseerhebung

Probleme der Exploration

Ausgangspunkt der Diagnostik ist die Exploration des Patienten. Die Schlafstörung übernimmt für viele Patienten die Rolle eines leicht zugänglichen Primärsymptoms, das den Weg zum Hausarzt oder Nervenarzt bahnt. Beim Erstkontakt mit dem Arzt vermittelt die Symptomschilderung des schlafgestörten Patienten oft den Eindruck, daß es sich bei dieser Störung um ein *leicht beschreibbares, verständliches und keinem Tabu unterliegendes Phänomen* handelt (Lund u. Hoff 1985). Dies wird jedoch der *Komplexität des Symptoms,* seiner Ätiologie und insbesondere seinem im Einzelfall stark *variierenden Schweregrad* nicht gerecht. Einerseits reicht das Spektrum ätiologischer Faktoren von reaktiv bedingten psychischen Störungen über endogene Psychosen bis hin zu schweren neurologischen und internistischen Störungen, andererseits kann der Schweregrad extreme Ausmaße bis hin zu bleibenden Organdefekten oder zur Suizidalität haben. Vor allem bei chronisch Schlafgestörten stellt die den Schlaf betreffende Multimorbidität ein Problem dar. Kombinationen von z. B. psychogenen Ursachen, organischen Faktoren und Schlafmittelabusus sind bei dieser Krankheitsgruppe

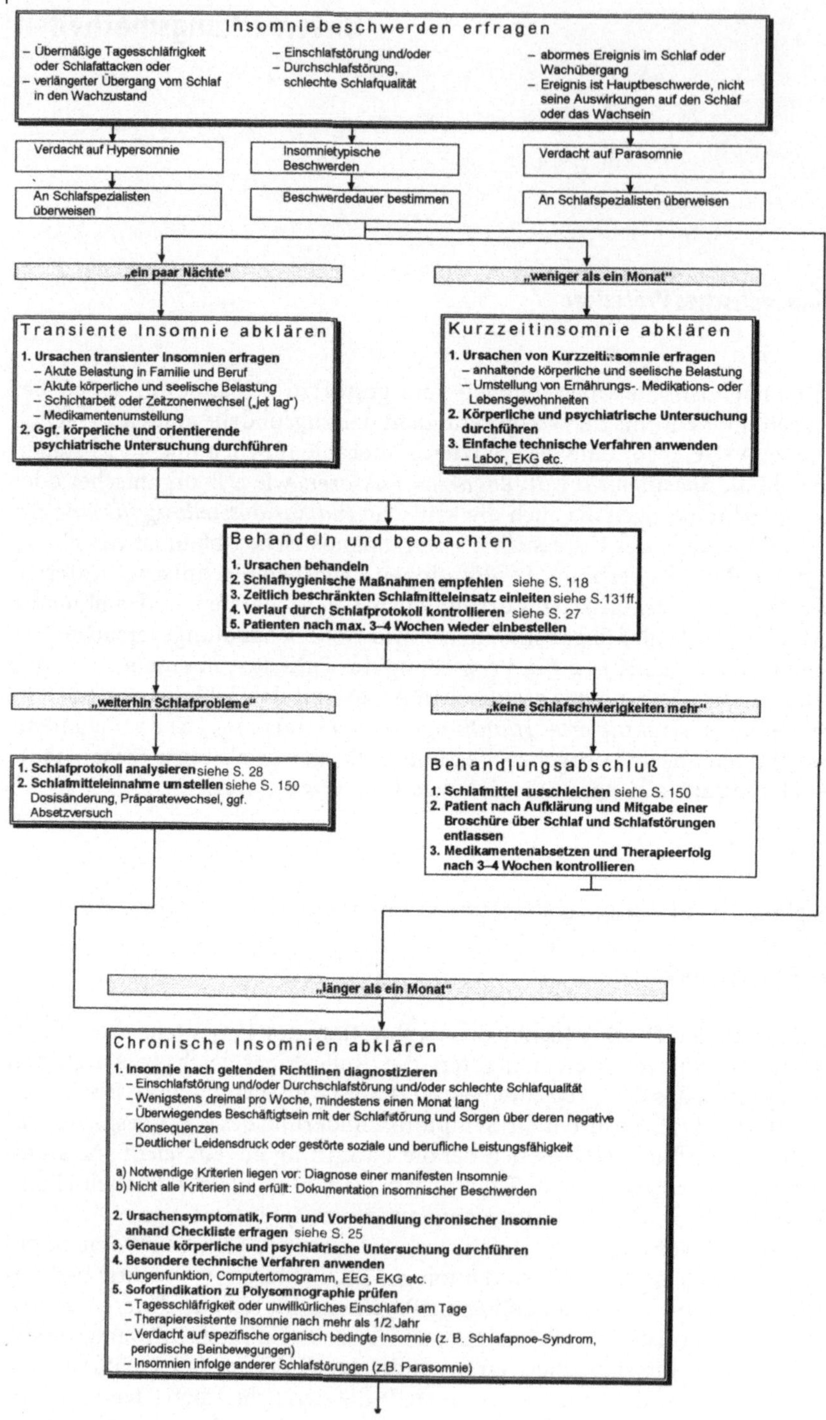
Insomniebeschwerden erfragen
– Übermäßige Tagesschläfrigkeit oder Schlafattacken oder
– verlängerter Übergang vom Schlaf in den Wachzustand
– Einschlafstörung und/oder
– Durchschlafstörung, schlechte Schlafqualität
– abormes Ereignis im Schlaf oder Wachübergang
– Ereignis ist Hauptbeschwerde, nicht seine Auswirkungen auf den Schlaf oder das Wachsein
Verdacht auf Hypersomnie
Insomnietypische Beschwerden
Verdacht auf Parasomnie
An Schlafspezialisten überweisen
Beschwerdedauer bestimmen
An Schlafspezialisten überweisen
„ein paar Nächte"
„weniger als ein Monat"
Transiente Insomnie abklären
1. Ursachen transienter Insomnien erfragen
– Akute Belastung in Familie und Beruf
– Akute körperliche und seelische Belastung
– Schichtarbeit oder Zeitzonenwechsel („jet lag")
– Medikamentenumstellung
2. Ggf. körperliche und orientierende psychiatrische Untersuchung durchführen
Kurzzeitinsomnie abklären
1. Ursachen von Kurzzeitinsomnie erfragen
– anhaltende körperliche und seelische Belastung
– Umstellung von Ernährungs-, Medikations- oder Lebensgewohnheiten
2. Körperliche und psychiatrische Untersuchung durchführen
3. Einfache technische Verfahren anwenden
– Labor, EKG etc.
Behandeln und beobachten
1. Ursachen behandeln
2. Schlafhygienische Maßnahmen empfehlen siehe S. 118
3. Zeitlich beschränkten Schlafmitteleinsatz einleiten siehe S.131ff.
4. Verlauf durch Schlafprotokoll kontrollieren siehe S. 27
5. Patienten nach max. 3–4 Wochen wieder einbestellen
„weiterhin Schlafprobleme"
„keine Schlafschwierigkeiten mehr"
1. Schlafprotokoll analysieren siehe S. 28
2. Schlafmitteleinnahme umstellen siehe S. 150
Dosisänderung, Präparatewechsel, ggf. Absetzversuch
Behandlungsabschluß
1. Schlafmittel ausschleichen siehe S. 150
2. Patient nach Aufklärung und Mitgabe einer Broschüre über Schlaf und Schlafstörungen entlassen
3. Medikamentenabsetzen und Therapieerfolg nach 3–4 Wochen kontrollieren
„länger als ein Monat"
Chronische Insomnien abklären
1. Insomnie nach geltenden Richtlinen diagnostizieren
– Einschlafstörung und/oder Durchschlafstörung und/oder schlechte Schlafqualität
– Wenigstens dreimal pro Woche, mindestens einen Monat lang
– Überwiegendes Beschäftigtsein mit der Schlafstörung und Sorgen über deren negative Konsequenzen
– Deutlicher Leidensdruck oder gestörte soziale und berufliche Leistungsfähigkeit
a) Notwendige Kriterien liegen vor: Diagnose einer manifesten Insomnie
b) Nicht alle Kriterien sind erfüllt: Dokumentation insomnischer Beschwerden
2. Ursachensymptomatik, Form und Vorbehandlung chronischer Insomnie anhand Checkliste erfragen siehe S. 25
3. Genaue körperliche und psychiatrische Untersuchung durchführen
4. Besondere technische Verfahren anwenden
Lungenfunktion, Computertomogramm, EEG, EKG etc.
5. Sofortindikation zu Polysomnographie prüfen
– Tagesschläfrigkeit oder unwillkürliches Einschlafen am Tage
– Therapieresistente Insomnie nach mehr als 1/2 Jahr
– Verdacht auf spezifische organisch bedingte Insomnie (z. B. Schlafapnoe-Syndrom, periodische Beinbewegungen)
– Insomnien infolge anderer Schlafstörungen (z.B. Parasomnie)

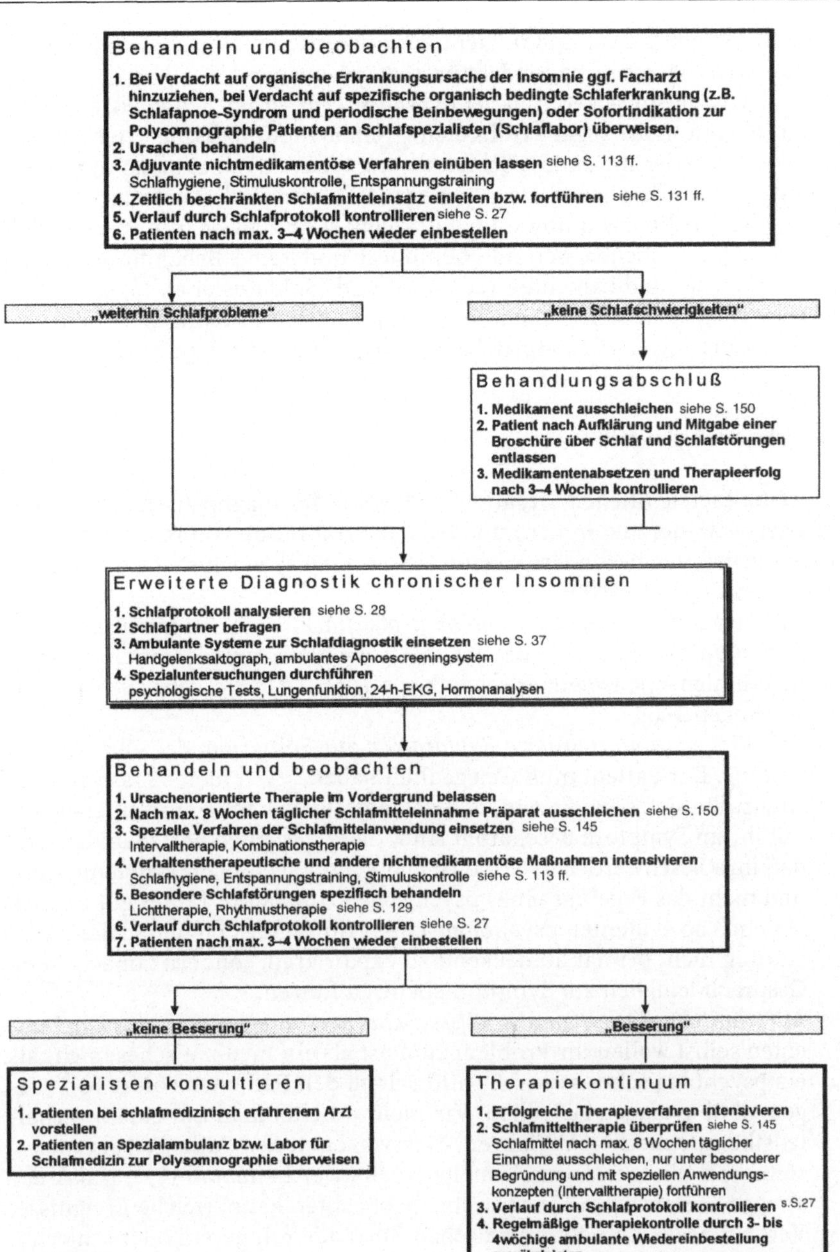

Abb. 3.1. 4-Stufen-Entscheidungs- und Therapiebaum für Patienten mit einer Insomnie

nicht selten (Steinberg et al. 1987). Steht eine Ursache im Vordergrund, werden die übrigen krankheitsfördernden Faktoren oft übersehen.

Allzuleicht verführen vom Patienten *massiv vorgetragene Beschwerden* dazu, eine zu Beginn meist sogar erfolgreiche, rein symptomatische Therapie einzuleiten. Die Fokussierung auf die Schlafstörung verdeckt dabei manchmal andere Störungen, besonders wenn sie psychogener Natur sind. Auch hat der Arzt häufig nur die Kardinalsymptome im Blickwinkel, so daß er in der sachlichen Auswertung der erhobenen Befunde behindert und seine Behandlung auf die Verschreibung von Medikamenten reduziert wird (Soldatos et al. 1979). Fehlgeschlagene oder unterlassene Behandlungsversuche führen dann nicht selten zu einer Chronifizierung des Schlafproblems oder zu einem Schlafmittelabusus.

Grundprinzipien der Exploration

Um in der unübersichtlichen Situation zu Beginn des diagnostischen Entscheidungsprozesses weiterzukommen, sind bei der Exploration von Insomniepatienten 3 Grundprinzipien besonders wichtig (Hauri 1989 a; Hajak et al. 1992 a; Kales et al. 1982; Lund u. Hoff 1985):

1. *Aufmerksamkeit auch für scheinbar oberflächliche Schlafprobleme des Patienten.* Der Patient muß sich mit seinen Beschwerden ernstgenommen fühlen, auch wenn er scheinbar nur oberflächlich über Schlafstörungen klagt.

2. *Primär symptomorientierte Exploration zur Förderung der Vertrauensbildung.* Der Patient muß Gelegenheit haben, Vertrauen zu fassen. Der Arzt sollte sich bewußt sein, daß Schlafgestörte häufig ausschließlich mit ihrem Symptom beschäftigt sind, diese Patienten bestehen darauf, daß ihre Beschwerden z. B. die Ursache ihrer seelischen Probleme sind und nicht das Ergebnis eines psychischen Notstands. Daher gilt es auch bei noch so evidenten psychologischen Hintergründen der Schlafstörung nicht primär aufdeckend zu explorieren, sondern zunächst ein Gespräch lediglich auf Symptomebene zu führen.

3. *Mitarbeit des Patienten als „Wissenschaftler" in eigener Sache.* Die Patienten selbst wollen ihr Problem zumeist als ein medizinisches, nicht als ein psychologisches sehen. Es hilft selten, den Patienten sofort vom Gegenteil überzeugen zu wollen. Vielmehr arbeitet man mit einem verhaltenstherapeutischen Verfahren. Man versucht, den Patienten als „persönlichen Wissenschaftler" anzuwerben (Meichenbaum 1977; Hajak et al. 1992 a; Hauri 1991 b), der selbst beobachten kann, welche Ereignisse, Verhaltensweisen oder psychischen Zustände mit gutem oder schlechtem Schlaf korrelieren. Dabei ist es hilfreich, wenn der Tagesablauf und die Form (z. B. Einschlafdauer, Schlaflänge) und Qualität des Schlafes täglich in Stichpunkten vom Patienten in einem kleinen Heft notiert werden. Primär beschäftigt man sich mit Schwankungen innerhalb der Schlafbeschwerden. Über einige Wochen findet der Patient häufig selbst heraus, ob bestimmte Tagesereignisse und deren Bedeutung für ihn Einfluß auf seinen Schlaf haben. Diese Erkenntnis ist ihm am ehesten möglich, wenn er auch seinen Tagesablauf, v. a. aber ihm affektiv be-

deutsame Ereignisse und Gedanken in einem Tagebuch niederschreibt und mit seiner im Schlafprotokoll notierten Schlaffähigkeit vergleicht. Später, wenn der Patient einige solcher Korrelationen selbst gefunden hat, ist er eher bereit, mögliche psychologische Wurzeln seiner Schlafstörung anzuerkennen (Hajak et al. 1992 a).

Kriterien und Hilfsmittel der Symptom- und Anamneseerhebung

Die im Rahmen der Exploration erfolgende Symptom- und Anamneseerhebung dient sowohl dem Bedarf des Patienten nach ärztlichem Verständnis als auch einer vollständigen Datenerfassung. Die *wesentlichen zu erhebenden Daten* sind: Form der Schlafstörung, nächtliche Symptomatik, Tagesbefindlichkeit, das Schlafverhalten vor und während der Erkrankung, Krankheitsvorgeschichte, psychische und organische Vorgeschichte sowie spezielle Einflußparameter. Zur Weichenstellung für Diagnose und Therapie gehört die Erfassung möglicher somatischer und psychischer Auslösefaktoren in Gegenwart und Vergangenheit sowie die Analyse biographischer Daten unter Berücksichtigung bedeutsamer lebensgeschichtlicher Ereignisse (Berti u. Hoffmann 1990). Die zu erfassenden schlafstörenden Faktoren (Hermann-Maurer et al. 1990) gehen der Schlafstörung voraus (z. B. familiäre Disposition, körperliche Vorerkrankung, neurotische Entwicklung), wirken als akuter Auslösefaktor und fallen dann zeitlich mit dem ersten Auftreten der Symptomatik zusammen (z. B. lebensgeschichtliche Ereignisse, Erkrankungen) oder fördern die Aufrechterhaltung und Chronifizierung des manifesten Krankheitsbildes (z. B. chronische Konflikte, Fehlkonditionierungen, Therapiefehler).

Ein *besonderes Augenmerk der psychiatrischen Anamneseerhebung* gilt intrapsychischen Konflikten, sozialen Belastungssituationen und dem Zusammenhang zwischen Lebensumständen, psychischer Befindlichkeit und der Schlaffähigkeit. Gerade bei Patienten mit schweren Ein- und Durchschlafstörungen kann bei exakter Diagnostik der Anteil der Patienten mit manifesten psychiatrischen Diagnosen auf über 80% steigen (Hermann-Maurer et al. 1990; Tan et al. 1984). Im Rahmen der Exploration müssen weiterhin gezielt Symptome abgefragt werden, die bei den einzelnen Insomnieformen und bei organisch bedingten Schlafstörungen vorkommen. Dabei sind die Beobachtungen des Bettpartners hilfreich, der über Symptome berichten kann, die dem Betroffenen selbst nicht bewußt sind, wie z. B. Beinzuckungen oder Atempausen (Kales et al. 1980; 1982; Nedopil u. Rüther 1985; Soldatos et al. 1979). Im übrigen sind situative, auch physikalische Umgebungseinflüsse (z. B. Lärm, Temperatur) und der Genußmittel-, Medikamenten- und Drogengebrauch wichtig. Fragt man nach der Vorbehandlung und selbstentwickelten Verhaltensstrategien zur Schlafverbesserung, vervollständigt sich das Bild über den Schlafgestörten.

Eine Schlüsselstellung in der Anamneseerhebung übernimmt die *Befragung des Bettpartners und/oder des Lebenspartners*. Häufige organische Störungen wie das Schlafapnoesyndrom (s. S. 69) oder das Syndrom der periodischen Beinbewegungen (s. S. 65) sind dem Betroffenen i. allg. nicht bewußt. Sie werden durch Schnarchen mit Atempausen bzw. rhythmische Zuckungen der Beine in der Regel vom Bettpartner beobachtet, was die Diagnosestellung für den Arzt erleichtert. Hinzu kommen durch die Fremdanamnese Informationen über die Glaubwürdigkeit des Patienten bei Aussagen wie „Ich habe keine Minute geschlafen" und über psychologische und psychiatrische Hintergründe der Insomnie, die der Patient nicht sagen möchte oder die er verdrängt.

Eine *Merkhilfe zur Exploration* ist die Einteilung der Insomnien in 5 Gruppen, bekannt als die „5 Ps" (Erman 1989). Der Arzt orientiert sich in seiner Befragung des Patienten daran, ob die Insomnie physikalischer, physiologischer, psychologischer, psychiatrischer oder pharmakologischer Ursache ist. Die häufigsten Ursachen von Insomnien lassen sich jeweils einem P zuordnen:

Die „5 Ps" für die pragmatische Exploration der Ursachen einer Insomnie (mod. nach Erman 1989)

Ist die Ursache der Insomnie
- physikalisch?
  - Folge eines *organischen Faktors* wie z. B. Schlafapnoesyndrom, Syndrom der ruhelosen Beine, periodische Bewegungen der Gliedmaßen, Herz-, Lungen-, oder Stoffwechselerkrankungen, Hormonumstellung, Schmerzsyndrom, Juckreiz, Fieber, Tumor, Infektion;
  - durch *störende Außeneinflüsse* wie z. B. Lärm, Temperatur, Licht,
- physiologisch?
  - durch *eine gestörte Schlafhygiene* wie z. B. zu lange Bettliegezeiten, langen Tagesschlaf, anregende Abendgestaltung;
  - durch *häufig wechselnde Schlafzeiten* wie z. B. bei Schichtarbeit, unregelmäßiger Lebensweise, Familienanforderungen, reisebedingtem Wechsel von Zeitzonen;
- psychologisch?
  - infolge einer *belastenden Lebensvorgeschichte* aufgetreten bei z. B. Krankheit, Partnerkonflikt, Familienärger, Berufsproblemen, Verlust eines Bezugpartners;
  - durch eine *aktuelle seelische Problematik* bei z. B. den oben genannten Ursachen;
  - im Zusammenhang mit Streß;
  - aufgrund *persönlichkeitsbedingtem Nichtabschaltenkönnen;*
- psychiatrisch?
  - bei *manifester psychiatrischer Erkrankung* wie z. B. Depression, Manie, Schizophrenie, Angsterkrankung, Eßstörung, Demenz;
  - durch *latente Einflüsse* der oben genannten Erkrankungen;
- pharmakologisch?
  - bei Einnahme *schlafstörender Medikamente* wie z. B. Antihypertensiva, Appetitzügler, Atemwegstherapeutika, Corticoide, Diuretika, Nootropika, aktivierende Psychopharmaka, Zytostatika;
  - durch *Genußmittelfehlverhalten* wie z. B. abendlicher Genuß von Kaffee oder Coca Cola;
  - durch eine *Schlafmittelabhängigkeit* mit Wirkungsverlust des Präparates;
  - durch *Alkohol-, Nikotin- oder Drogenmißbrauch.*

Freie klinische Interviews unterschätzen bzw. übersehen nicht selten wichtige Symptome, wenn diese nicht direkt zur Verifikation der nach dem erstem Eindruck getroffenen diagnostischen Zuordnung beitragen (Sacket 1978; Wetzel et al. 1973). Es wurden daher eine ganze Reihe von *Schlaffragebögen* im englischen (Bootzin u. Engle-Friedman 1981; Miles 1982; Lacks 1987) und deutschen Sprachraum entwickelt (Ott et al. 1981; Goertelmeyer 1981). Sie ermöglichen eine Selbstbeurteilung von Schlafqualität und -quantität, Tagesbefindlichkeit sowie die Angabe von Symptomen und Ursachen einer Schlafstörung. Das Spektrum reicht von orientierenden Fragebögen mit knapp über 20 Items bis hin zu umfangreichen Fragelisten mit fast 900 Items (Miles 1982), die nahezu jede mögliche Fragestellung bezüglich des Schlaf- und Wachverhaltens abdecken (Schramm 1992). Fragebögen sind wegen des erheblichen Zeitbedarfes bei der Erstellung bzw. Auswertung überwiegend in Spezialabteilungen für Schlafmedizin im Einsatz. Einige Autoren schlagen die Kombination eines Fragebogens und eines darauf ausgerichteten Interviews vor (Lacks 1987; Knab 1989). Es gibt weiterhin *strukturierte Interviews*, die eine diagnostische Zuordnung von Schlafstörungen in Anlehnung an etablierte Klassifikationssysteme, z. B. des DSM-III-R ermöglichen (Schramm et al. 1991, 1993). Sie sind hilfreich bei der Diagnosestellung, im allgemeinen reichen die geforderten Items allerdings nicht aus, um die Ursache der Schlafstörung erschöpfend zu erfassen. Für Nichtspezialisten der Schlafmedizin hat sich die Verwendung von *Checklisten* als praktikabel erwiesen (Erman 1989; Thorpy 1988; Hajak et al. 1992 a; Hauri 1982), sie nennen die wesentlichen Kriterien der Symptom- und Anamneserhebung, strukturieren das ärztliche Interview und verhindern, daß verdeckte Symptome nicht erfragt werden. (s. nachfolgendes Beispiel einer Checkliste). Für alle diese Hilfsmittel in der Diagnostik gilt: sie verbessern die Präzision der Diagnostik, verlangen primär jedoch eine intensive Auseinandersetzung mit dem Instrument und sind erst dann sinnvoll einzusetzen, wenn der Arzt ausreichend Erfahrung mit ihnen gesammelt hat.

Checkliste zur Symptom- und Anamneseerhebung bei Insomniepatienten

● 1. Form der Schlafstörung
- Einschlafdauer (z. B. Einschlafstörung mit verlängerter Schlaflatenz)
- Durchschlaffähigkeit (z. B. Häufigkeit und Dauer von Kurzerwachen, Langzeiterwachen, Wiedereinschlafstörung)
- Früherwachen
- Erholsamkeit des Schlafs (z. B. Morgenerschöpfung, „Gerädertsein")
- Gesamtschlafzeit (z. B. Schlafverkürzung)
● 2. Symptomatik in der Schlafperiode
- Kognitive und emotionale Aktivität in der Nacht (z. B. Gedankenkreisen, Grübeln, Ärger)
- Körperliche und vegetative Begleitsymptome (z. B. Anspannung, Unruhe, Herzrasen, Schwitzen)
- Spezialsymptome (z. B. Atmungsstörungen, unruhige Beine, Alpträume, Schmerzen, Angstattacken)
● 3. Tagesbefindlichkeit
- Vigilanz (z. B. Müdigkeit, Schläfrigkeit)
- Aktivität und Antrieb (z. B. Adynamie)

- Konzentrations- und Leistungsfähigkeit
- Affektlage und allgemeines Wohlbefinden (z. B. Reizbarkeit, Depression, Krankheitsempfinden)
- 4. Schlafverhalten
- Zeit im Bett im Verhältnis zur Schlafdauer (z. B. zu lange Bettzeit)
- Regelmäßigkeit der Schlafzeiten (z. B. ständig wechselnd, häufig zu spät oder zu früh)
- Abendgestaltung und Einschlafgewohnheiten (z. B. schlafstörende Abendvergnügungen)
- Schlafhygiene
- 5. Ursachen der Schlafstörung
- Erklärungsmodell des Patienten (z. B. organisch oder psychisch bedingt)
- Ursache der Schlafstörung orierentierend an den 5 Ps: Ist die Ursache physikalisch?
  physiologisch?
  psychologisch?
  psychiatrisch?
  pharmakologisch?
- 6. Verlauf und Dauer der Schlafstörung
- Zeitpunkt der Erstsymptomatik (z. B. akute oder chronische Insomnie)
- Dauer der Chronifizierungszeichen (s. S. 105)
- 7. Biographie unter Berücksichtigung lebensgeschichtlicher Ereignisse (z. B. Partnertrennung, Todesfälle, Kinderprobleme, Wohnortwechsel, Unfälle, Erkrankungen)
- 8. Organische und psychiatrische Krankheitsvorgeschichte
- 9. Vorbehandlung
- Selbstbehandlung (z. B. Alkohol, frei verkäufliche Schlafmittel)
- Nicht medikamentöse Verfahren (z. B. Schlafhygiene, Entspannungsverfahren, Verhaltenstherapie)
- Schlafmitteleinnahme (z. B. Art und Dosis aktueller und früherer Schlafmittel, Zeitpunkt der Medikamenteneinnahme, Einnahmedauer)
- Arztvorgeschichte (z.B. Hausarzt, Facharzt, stationäre Aufnahme)

Informationen über das Schlafverhalten im zeitlichen Längsschnitt vermitteln auch *Schlafprotokolle,* die vom Patienten mindestens 14 Tage lang geführt werden (Hajak 1995 b). Der Patient hat die Aufgabe jeden Abend und Morgen den vergangenen Tag bzw. die Nacht hinsichtlich Dauer und Qualität des Schlafes oder auch spezieller Schlafstörungssymptomatik, Tagesbefindlichkeit, Tagesvigilanz und eingenommener Medikamente zu beurteilen. Schwankungen im Schweregrad der Insomnie, Zusammenhänge zwischen Tagesnickerchen und Schlafqualität oder eine Schlafverlängerung am Wochenende werden so nicht übersehen. Der individuelle und kritische Einsatz dieses Meßinstruments ist Bedingung. Schlafgestörte mit zwanghaften hypochondrischen Tendenzen können beispielsweise durch diese Selbstüberwachung mit einer Verschlechterung ihrer Beschwerden reagieren, während es für Schlafgestörte mit irregulärem Schlafverhalten bereits der erste Therapieschritt sein kann (Abb. 3.2).

Schlafprotokoll für Patienten mit Insomnie

Dieses Schlafprotokoll dient zur Beurteilung Ihrer Schlafqualität

Bitte schätzen Sie anhand der ersten fünf Fragen Ihren Schlaf morgens nach dem Aufstehen auf jeder Bewertungsskala zwischen den zwei gegebenen Extremen ein. Auf die gleiche Weise schätzen Sie anhand der Fragen 6-8 Ihr Befinden am folgenden Tage abends vor dem Zubettgehen ein. Bitte entscheiden Sie sich spontan und machen ein Kreuz an der entsprechenden Stelle der Skala. Zu jedem Kreuz der Skala läßt sich ein Punktewert am oberen und unteren Teil der Fragen ablesen. Wenn Sie die Einzelwerte zusammenzählen, erhalten Sie den Gesamtpunktewert eines Tages.

Nacht Bitte nach dem Aufstehen bearbeiten:

	1	2	3	4	5	6	7	8	9	10
1. Wie gut sind Sie gestern eingeschlafen?	konnte gar nicht einschlafen									bin sofort eingeschlafen
2. Wie lange haben Sie insgesamt geschlafen?	gar nicht									vollkommen ausreichend
3. Wie häufig Sind Sie nachts aufgewacht?	ständig									gar nicht
4. Wie erholsam war Ihr Schlaf?	miserabel, sehr schlecht									ausgezeichnet, sehr gut
5. Wie fühlen Sie sich jetzt am Morgen?	schrecklich müde, erschöpft, lustlos									wundervoll frisch, ausgeruht, aktiv

Tag Bitte vor dem Zubettgehen bearbeiten:

	1	2	3	4	5	6	7	8	9	10
6. Wie ausgeglichen fühlten Sie sich heute?	äußerst nervös, labil, reizbar									völlig ruhig, entspannt
7. Wie energiegeladen fühlten Sie sich?	schrecklich müde, abgespannt									volkommen frisch, energiegeladen
8. Wie leistungsfähig waren Sie heute?	unproduktiv, sehr zerfahren									sehr leistungsfähig, konzentriert

Abb. 3.2. a Schlafprotokoll zur Langzeitkontrolle der Schlafqualität für Patienten mit Insomnie; **b** Auswertehilfe für das Schlafprotokoll

Auswertungshilfe für das Schlafprotokoll

Mit steigender Gesamtpunktzahl erhöht sich die Schlafqualität, je niedriger die Punktzahl ist, um so schlechter ist die Qualität Ihres Schlafes einzuschätzen. Die Beurteilung der Schlafqualität anhand dieser Punktewerte basiert auf der klinischen Erfahrung, die mit schlafgestörten Patienten in Schlaflabors gewonnen wurde. Es sind Richtwerte, im Einzelfall sind daher durchaus Abweichungen davon möglich.

Schlafqualität bei Gesamtpunktewert:

8 - 13	sehr schlecht		41 - 54	ausreichend
14 - 27	schlecht		55 - 67	gut
28 - 40	leicht vermindert		68 - 80	sehr gut

Der Ablauf des Schlafes **und** die Befindlichkeit am darauffolgenden Tag bestimmen diesen Wert. Selbst wenn nach eigener Einschätzung eine miserable Nacht vorlag, ist die Schlafqualität nur dann "sehr schlecht", wenn durch den gestörten Schlaf auch die Tagesempfindlichkeit schlecht war.

So lassen sich die Ergebnisse der einzelnen Fragen auswerten:

Die Punktewerte der einzelnen Fragen des **Protokollbogens** können dabei weiterhelfen, Einzelheiten der Schlafstörung zu erkennen. Im folgenden werden fünf typische Auswerteprofile dargestellt und dazu einige therapeutische Tips gegeben:

1. **Die Einzelwerte der Fragen 1 - 4 und 5 - 8 sind geringer oder gleich 4 Punkte:**
   Die Schlafstörung umfaßt alle Störungskennzeichen, sie verschlechtert durchgehend die Tagesbefindlichkeit und sollte daher dringend behandelt werden.

2. **Die Einzelwerte der Fragen 1 - 4 und 5 - 8 liegen bei oder über 7 Punkten:**
   Schlaf und Tagesbefindlichkeit sind gleichmäßig gut, eine Behandlung muß nicht unbedingt eingeleitet oder , falls bereits in der Durchführung, verändert werden.

3. **Die Einzelwerte der Fragen 1 - 4 sind geringer oder gleich 4 Punkte und die der Fragen 5 - 8 liegen bei oder über 7 Punkten:**
   Die subjektiv schwere nächtliche Schlafstörung hat keinerlei Einfluß auf die Tagesbefindlichkeit. Sie sollte intensiv nichtmedikamentös behandelt werden. Die Einnahme von Schlafmitteln ist nur in Ausnahmefällen zu empfehlen.

4. **Die Einzelwerte der Fragen 1 - 4 liegen bei oder über 7 Punkten und die der Fragen 5 - 8 sind geringer oder gleich 4 Punkte:**
   Vorsicht, denn hier liegt entweder eine verdeckte nächtliche Schlafstörung vor, die in einem Schlaflabor genauer untersucht werden sollte, oder schlafunabhängige Einschränkungen des Wohlbefindens müssen bei der Beurteilung des veränderten Tagesbefindens berücksichtigt werden.

5. **Die Punktwerte streuen in den Einzelfragen scheinbar unsystematisch zwischen extremen Werten (wie z.B. 1 und 10):**
   Der Gesamtpunktewert eignet sich aufgrund spezieller Störungen des Schlafes nicht für die Auswertung. Auskunft über die Schlafqualität können hier nur die Einzelwerte geben.

Abb. 3.2. b

Psychiatrische, körperliche und allgemeine technische Untersuchungen

Psychiatrischer Status. Für die Exploration eines chronisch Schlafgestörten muß beim Erstkontakt ein Zeitraum von etwa 30–90 min angesetzt werden. Die Erhebung eines orientierenden psychiatrischen Befundes in dieser Zeit gilt als Standard, da bei einem großen Teil der Insomnepatienten die Ursachen der Schlafstörung in diesem Bereich zu finden sind.

Körperliche Untersuchung. Auch bei Insomnien bewährt sich der in der Psychiatrie geltende Grundsatz, eine psychogene oder psychotische Ursache nur bei positivem Nachweis derselben und v. a. nach Ausschluß organischer Faktoren anzunehmen. Der quantitativ schwer faßbare Anteil organisch bedingter Schlafstörungen macht dies um so mehr notwendig. Daher ist die körperliche Untersuchung nach internistischen und neurologischen Gesichtspunkten eine selbstverständliche Maßnahme.

Allgemeine technische Untersuchungsverfahren. Bei hinreichenden Verdachtsmomenten für eine organische Grunderkrankung gilt für den Insomniepatienten wie für jeden anderen Patienten, daß alle vorhandenen Diagnoseverfahren einzusetzen sind, wenn ein vernünftiges Nutzen-Risiko-Verhältnis gewährleistet ist. Zusätzliche psychogene Störfaktoren und die sofortige Wirksamkeit einer symptomatischen medikamentösen Therapie machen die Entscheidung darüber im Einzelfall oft schwierig. Hier ist für den Arzt die Verlockung zur „Unterlassungssünde" besonders groß. Der Anspruch des Patienten auf eine kausale Therapie beinhaltet aber mit Recht die vorherige organische Abklärung. Hierbei kommen von laborchemischen über elektrophysiologische bis zu radiologischen Diagnoseverfahren alle Techniken in Frage, die die organische Grunderkrankung erfassen.

FAZIT *Das diagnostische Procedere bei Insomnien erfolgt strukturiert.*
Es greifen diagnostische und therapeutische Ansätze ineinander, die sich in einem Entscheidungs- und Therapiebaum abbilden lassen (s. S. 20). Insomniebeschwerden von kurzer Dauer (< 4 Wochen) werden nach orientierender Diagnostik anbehandelt, chronische Insomnien müssen vor der Behandlung ausführlich diagnostisch überprüft werden. Die Diagnostik erfolgt stufenförmig, wobei 3–4 Wochen dauernde Behandlungsversuche zwischengeschaltet werden. Durch den Versuch, den Patienten als „Wissenschaftler in eigener Sache" zu gewinnen, wird er vom Arzt in seinen Beschwerden ernst genommen und ist so eher bereit, sich hinsichtlich psychologischer Hintergründe seiner Schlafstörung zu öffnen. Checklisten, Fragebögen und Schlafprotokolle zu den wesentlichen Symptomen und Kennzeichen der Insomnie helfen bei diesem Vorgehen. Die körperliche und psychiatrische Untersuchung und technische Standardverfahren der Diagnostik (Labor, EKG etc.) schließen die Basisdiagnostik ab.

Polysomnographie

In der Diagnostik der Insomnie hat das Schlaflabor eine Schlüsselstellung (Hauri 1982; Williams 1978). Im Schlaflabor werden Biosignale des Schlafenden nach weitgehend standardisierten Kriterien in einem Ableiteraum erfaßt und im davon getrennten Registrierraum aufgezeichnet (American Thoracic Society 1989; Deutsche Gesellschaft für Pneumologie 1991; Guilleminault 1982; Guilleminault et al. 1990; Penzel et al. 1993; Rechtschaffen u. Kales 1968).

Möglichkeiten und Grenzen des Schlaflabors

Die im Rahmen der Polysomnographie gewonnenen Daten *objektivieren Abweichungen* im Ablauf und in der Feinstruktur des Schlafes (z. B. Tiefschlafverminderung, Aufwachvorgänge). Sie decken *organische Ursachen* auf, die sich bei der klinischen Unterschuchung nicht erkennen lassen (z. B. schlafgebundene Atemregulationsstörungen, periodische Bewegungen der Gliedmaßen). Sie informieren den Patienten darüber, wie er tatsächlich schläft und informieren den geübten Beobachter über Fehlverhalten des Patienten im *Umgang mit seinem Schlaf* (s. S. 94). Berücksichtigt man die Daten von mindestens 2 aufeinanderfolgenden Untersuchungsnächten, sind die Ergebnisse einer Schlaflaboruntersuchung mit ambulanten Meßsystemen, in denen die Schlafenden in gewohnter Umgebung schliefen, weitgehend vergleichbar (Agnew et al. 1966; Kales et al. 1973).

Der *diagnostische Wert der Polysomnographien* für die Diagnostik und Therapieplanung bei Insomniepatienten ist nicht unumstritten (Edinger et al. 1989; Jacobs et al. 1988; Kales u. Kales 1984). Dies beruht v. a. auf den hohen Kosten und den Adaptationsproblemen der Patienten an die Laborsituation. Daher ziehen einige Autoren ambulante polysomnographische Meßsysteme vor (Burges 1992; Edinger et al. 1989; McCall et al. 1992). Sie nehmen dabei den Nachteil häufigerer technischer Störungen und einer fehlenden Videoüberwachung der Patienten in Kauf. Dennoch ist für eine erschöpfende Diagnostik einer Insomnie auf eine Polysomnographie schwer zu verzichten. Die Häufigkeit organischer Ursachen von Insomnien liegt mit einem Drittel bis zur Hälfte in bemerkenswerter Höhe (s. S. 56). Die Patienten leiden neben Suchterkrankungen v. a. an periodischen Bewegungen im Schlaf und an einem Schlafapnoesyndrom und damit an Erkrankungen, die nur in der Polysomnographie sicher nachzuweisen sind. Der Polysomnographie kommt nicht nur in diesem Zusammenhang eine Schlüsselstellung in der Diagnostik von Insomnien zu. Polysomnographien *erhöhen die diagnostische Präzision* erheblich. Eine amerikanische Studie konnte überzeugend nachweisen, daß ambulante Primärdiagnosen chronischer Ein- und Durchschlafstörungen durch polygraphische Befunde in 49% der Fälle substantiell modifiziert wurden. Praktisch äußerte sich dies v. a. in unerwartet auftretenden nächtlichen Atemstillständen (Schlafapnoen), Herzrhythmusstörungen, periodischen Bewegungen der Beine und in polysomnographischen Anzeichen einer endogenen Depression (Jacobs et al. 1988):

Prozentualer Anteil der Patienten (n_{gesamt} = 123) mit Änderungen der Diagnose oder Ergänzungen bedingt durch die Polysomnographie:

- 49%: Die polysomnnographischen Befunde bestätigten den ersten klinischen Eindruck nicht oder erbrachten unerwartete Befunde, die zur substantiellen Änderung der Erstdiagnose führten.
- 41%: Die Primärdiagnosen erhielten ergänzende Informationen oder Zusatzdiagnosen, die ambulant nicht als wichtig für den Patienten erkannt wurden.
- 20%: Der erste klinische Eindruck konnte gar nicht bestätigt werden.
- 11%: Es wurden polysomnographisch sowohl Zusatzinformationen gewonnen als auch die Erstdiagnose verworfen.

Meßtechniken des Schlaflabors

Es liegen einige auf nationale Bedürfnisse ausgerichtete *Empfehlungen zur Anwendung* des EEG und zur Durchführung und Auswertung polygraphischer Ableitungen, auch unter besonderer Berücksichtigung nächtlicher Atemregulationstörungen, vor. Dies gilt auch für Deutschland (Penzel et al. 1993; Peter et al. 1991; Deutsche Gesellschaft für Pneumologie 1991; Pastelak-Price 1983). Ausstattung und Meßparameter im diagnostischen Schlaflabor (mod. nach den Empfehlungen des Arbeitskreises zur Entwicklung von Standards für die Aufzeichnung und Auswertung von Schlafpolygrammen der Deutschen Gesellschaft für Schlafforschung und Schlafmedizin; Penzel et al. 1993):

- Bauliche Grundausstattung
  - Schlafraum mindestens 12 m²,
  - getrennter Ableite- und Aufzeichnungsraum,
  - Schallisolierung,
  - Temperaturstabilisierung,
  - Verdunkelungsmöglichkeit,
  - visuelle Überwachung mittels Infrarot-Videokamera,
  - akustische Überwachung mittels Mikrophon,
  - Gegensprechanlage.
- Grundlegende Empfehlungen
  - Papieraufzeichnung 10 oder 15 mm/s,
  - digitale Speicherung bei Möglichkeit zur analogen Rückschreibung und visuellen Auswertung,
  - mindestens 2 aufeinanderfolgende Aufzeichnungsnächte,
  - simultane Signalregistrierung,
  - technische und biologische Eichung.
- Polygraphische Standardparameter
  - Elektroenzephalogramm,
  - Elektrookulogramm,
  - Elektromyogramm der submentalen Muskulatur,
  - Elektrokardiogramm,
  - Atemfluß,
  - Atmungsanstrengung,
  - O_2-Sättigung,
  - Elektromyogramm der Mm. tibiales anterioris,

- Schnarchgeräusche.
- Polygraphische Zusatzparameter
  - Mehrkanal-EEG-Ableitungen,
  - Ösophagusdruckmessung,
  - Mund-Nase-getrennter Atemfluß,
  - nichtinvasiver arterieller Blutdruck,
  - Körperposition,
  - Körpertemperatur,
  - Erektionsmessung,
  - blutchemische Parameter,
  - zerebrale Perfusion,
  - evozierte Potentiale.

Die Einrichtung eines Schlaflabors (Penzel et al. 1993) erfordert eine Grundausstattung mit einem schallisolierten, getrennten Ableite- und Aufzeichnungsraum und einer Audio- und Videooüberwachung. Die polygraphische Registrierung erfolgt auf mindestens 12 Kanälen. Die Ableitung von Sonderparametern ist möglich.

Nicht-EEG-Parameter. Als Standardgrößen der Polysomnographie werden neben dem EEG das Elektrookulogramm zur Messung der Augenbewegungen, ein Elektromyogramm der Mundbodenmuskulatur sowie ein Elektromyogramm der unteren Beinmuskeln aufgezeichnet (M. tibialis anterior). Atembewegungen, Atemluftstrom und O_2-Sättigung des Blutes sind obligatorische Meßgrößen zum Ausschluß schlafbezogener Atmungsstörungen (Guilleminault et al. 1990; Guilleminault u. Partinen 1990; Peter et a. 1992). Die Analyse der nächtlichen Herzfrequenz (Andreas et al. 1992; Penzel et al. 1990) oder die kontinuierliche, nichtinvasive Blutdruckmessung (Rüddel u. Curio 1991), gehören in zahlreichen Schlaflabors auch zur Routinetechnik.

Die Messung blutchemischer Parameter, z. B. von Konzentrationsschwankungen von Neurotransmittern oder Neurohormonen im Plasma gibt Einblicke in biochemische Regulationsmechanismen des menschlichen Schlafs (Hajak et al. 1991). Auch ältere Techniken, wie die Bewegungsmessung im Schlaf, erbringen mit verfeinerten Aufzeichnungen der nächtlichen Bewegungsintensität klinisch nützliche Information über den Schlaf (Lammers et al. 1993). Die Registrierung nächtlicher Erektionen mittels der Penisplethysmographie hat in der Impotenzdiagnostik einen festen Stellenwert (Karacan 1982). Im experimentellen Stadium sind die Anwendung evozierter Potentiale im Schlaf (Mann u. Röschke 1993) oder die kontinuierliche Messung der zerebralen Perfusion im Schlaf mittels transkranieller Dopplersonographie (Hajak et al. 1994a; Klingelhöfer et al. 1992).

Das normale Schlafprofil

Die Polysomnographie dient der Erfassung der Schlafstruktur und erfaßt schlafbezogene körperliche Ursachen von Schlafstörungen (Atemstillstände, Herzrhythmusstörungen etc.). Zahlreiche Übersichtsartikel informieren über die international akzeptierten Kriterien zur Durchführung und Auswertung von Polysomnographien (Carskadon u. Dement 1989; Pollmächer u. Lauer 1992; Lesch u. Spire 1990; Cooper 1994 a). Grundlagen der Polysomnographie sind die seit 1968 bestehenden Richtlinien von Rechtschaffen u. Kales. Seit Jahren nimmt die Kritik an diesem Auswertesystem allerdings zu: Nachteile sind unter anderem die weitgehend willkürlich festgelegten Kriterien zur Abgrenzung einiger Schlafstadien voneinander, eine fehlende Sensbilität für pharmakologisch bedingte Veränderungen des Schlafes und die Existenz von Insomniepatienten, deren Erleben eines gestörten Schlafes nicht in diesem System abzubilden ist. Als Alternative wurden die computergesteuerte Analyse vom Amplituden- und Frequenzspektrum des EEG erprobt (Borbély et al. 1981, 1985; Rosadini et al. 1992) oder feinstrukturelle EEG-Veränderungen zur Abgrenzung von normalem und gestörtem Schlaf vorgeschlagen (s. S. 35).

Die vielversprechenden modernen Ansätze zur Beschreibung des Schlafes haben das *gut visualisierbare und inhaltlich nachvollziehbare Stadienschema* der 60er Jahre bisher nicht ersetzen können. Danach besteht der menschliche Schlaf aus „rapid eye movement" (REM) und „non-rapid eye movement" (NREM) Schlaf. Der NREM-Schlaf besteht aus 4 Schlafstadien, die in etwa die Tiefe des Schlafes widerspiegeln, wie er durch eine Zunahme der Weckschwelle des Schlafenden bestimmt ist. Der NREM-Schlaf nimmt gewöhnlich 75–80% des Gesamtschlafes ein. Schlafende können am leichtesten aus dem Stadium 1 geweckt werden und erreichen den tiefsten Schlaf mit der höchsten Weckschwelle in den Stadien 3 und 4. REM-Schlaf ist durch eine Aktivierung des EEG, Muskelatonie und episodisch auftretenden schnellen Augenbewegungen gekennzeichnet. 20–25% des Gesamtschlafes sind REM-Schlaf, der in 4–6 voneinander abgegrenzten Episoden auftritt. Ungefähr 80% der Schlafenden, die aus diesem Schlafstadium erwachen, können sich an einen Traum erinnern (Tabelle 3).

Tabelle 3. Schlafstadien des normalen Schlafes. (Mod. nach World Psychiatric Association 1992)

Schlafstadium	*Charakteristika*	*Prozent des Gesamtschlafs*
NREM 1	Die Verbindung zwischen Wachen und Schlafen tritt für wenige Minuten auf und dient als Übergangsstadium innerhalb des Schlafrhythmus. Der Schlafende kann leicht erweckt werden.	2–5%
NREM 2	Hier wird stabiler leichter Schlaf erreicht, der den Großteil der Nacht vorherrscht.	40–50%
NREM 3	Im ersten Schlafzyklus leitet dieser mitteltiefe Schlaf in das Schlafstadium 4 über. Schlafstadien 3 und 4 bilden zusammen den sog. „Slow-wave-Schlaf", „Deltaschlaf" oder Tiefschlaf.	3–8%
NREM 4	20–40 min des ersten Schlafzyklus bestehen aus diesem Schlafstadium. Die Schlafenden sind schwer erweckbar und können desorientiert sein.	10–15%
REM	Ungefähr alle 90 min tritt eine REM-Schlafperiode auf, die durch Hirnstromaktivität, Muskelatonie und episodisch auftretende schnelle Augenbewegungen gekennzeichnet ist. Die Weckschwelle ist unterschiedlich hoch, fast alle Schlafenden erinnern sich an lebhafte Träume bei Weckung aus diesem Schlafstadium.	20–25%

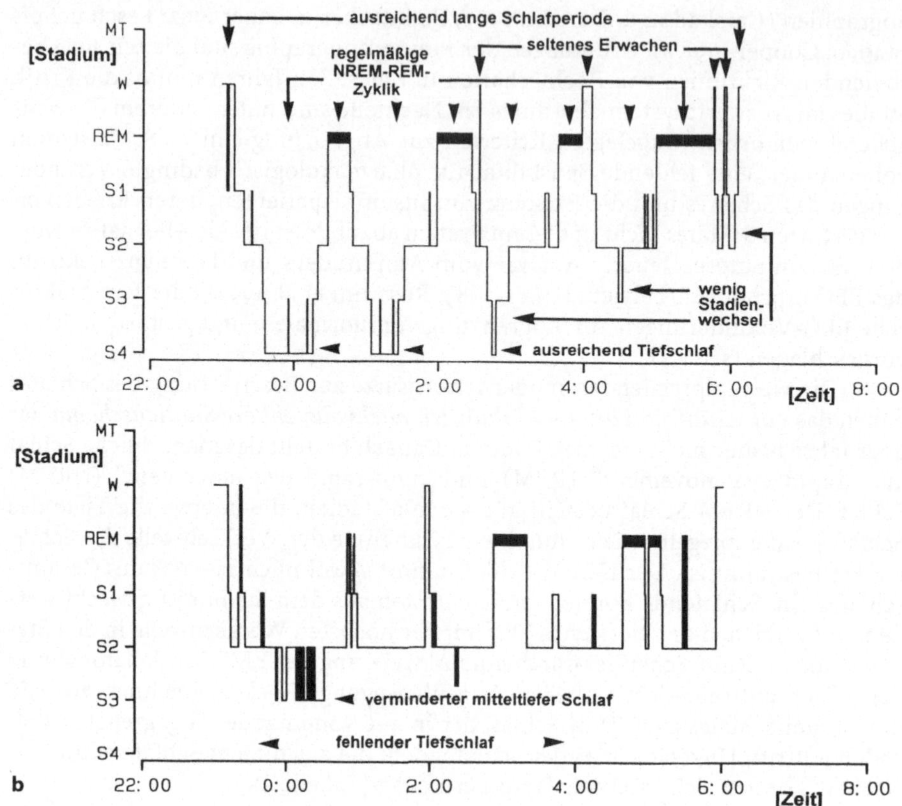

Abb. 3.3 a, b. Schlafprofil **a** eines jungen Gesunden, **b** eines gesunden älteren Menschen

Das Schlafprofil eines gesunden jungen Erwachsenen hat die im folgenden beschriebene Struktur (Abb. 3.3 a):

1. Dem Schlaf geht die sog. Schlaflatenz voraus. Dies ist die Periode zwischen dem Zeitpunkt des gewünschten Einschlafens (zumeist Ausschalten des Lichts) und dem ersten Auftreten von Schlaf in der polygraphischen Schlafaufzeichnung.
2. Die Schlafperiode beginnt mit einer stufenförmigen Vertiefung des NREM-Schlafes.
3. NREM- und REM-Schlaf wechseln sich in regelmäßigen Perioden von ungefähr 90 min ab.
4. Tiefschlaf der Stadien 3 und 4 tritt bevorzugt im ersten Nachtdrittel auf, gegen Morgen wird der NREM-Schlaf flacher.
5. REM-Schlaf-Perioden sind vermehrt in der zweiten Nachthälfte zu finden.
6. Wachperioden und einzelne Schlafstadien sind in einem bestimmten Verhältnis vorhanden (Tabelle 3).
7. Beschleunigungen des Elektroenzephalogramms und kurze, selten wahrzunehmende Aufwachvorgänge treten v. a. im REM-Schlaf auf.
8. Eine für jeden Schlafenden individuelle Gesamtschlafdauer wird erreicht.

Der Schlaf älterer Menschen ist unruhiger, die Zahl der Stadienwechsel und kurzen Aufwachvorgängen nimmt zu und der Anteil tiefen Schlafes nimmt ab (Abb. 3.3 b).

Feinstrukturelle Veränderungen in der Polysomnographie

Es wurde bereits auf die Schwierigkeiten hingewiesen, die die Abgrenzung von normalem und gestörtem Schlaf im Einzelfall bereiten kann (s. S. 7). Dies wird besonders dann zum Problem, wenn ein normales Schlafprofil einer Standardauswertung nach Rechtschaffen u. Kales (1968) nicht den Berichten des Schlafenden über einen subjektiv gestörten Schlaf entspricht (s. S. 91). Aus diesem Grund wurden in den letzten Jahren *feinstrukturelle Veränderungen des EEG* zur Abgrenzung von normalem und gestörtem Schlaf vorgeschlagen (ASDA 1992; Halàsz et al. 1979; Staedt et al. 1993; Terzano et al. 1985). Vor allem die Auswertung von *„Mikroarousals", d. h. Frequenzbeschleunigungen des Elektroenzephalogramms* (Sleep Disorders Atlas Task Force 1992; Broughton et al. 1991) stellt möglicherweise einen Ansatz dar, Pathologika des Schlafes anhand feinstruktureller Veränderungen des Schlafablaufs zu verstehen. Mikroarousals sind sekundenkurze Beschleunigungen des EEG auf α- und β-Frequenzen, welche üblicherweise im Wachzustand vorherrschen. Sie treten im normalen Schlafablauf spontan, als Reaktion auf Weckreize und in Verbindung mit Bewegungen auf. Die Arousalhäufigkeit ist intraindividuell sehr stabil, nimmt jedoch mit dem Alter zu (Terzano et al. 1986, 1988). Mit einer steigenden Zahl von Mikroarousals pro Schlafstunde wird der Schlaf zunehmend fragmentiert. Steigt die Arousalrate über 1 Mikroarousal pro 3 min innerhalb von 100 min, so konnte eine klare Minderung des Erholungseffekts durch den Schlaf nachgewiesen werden (Levine et al. 1987).

Anhäufungen von Mikroarousals innerhalb eines bestimmten Zeitintervalls des Schlafes (sog. „Cluster") sind bei zahlreichen Schlafgestörten häufiger als bei Schlafgesunden zu finden. Sie zeigen einen Zusammenhang mit Parame-

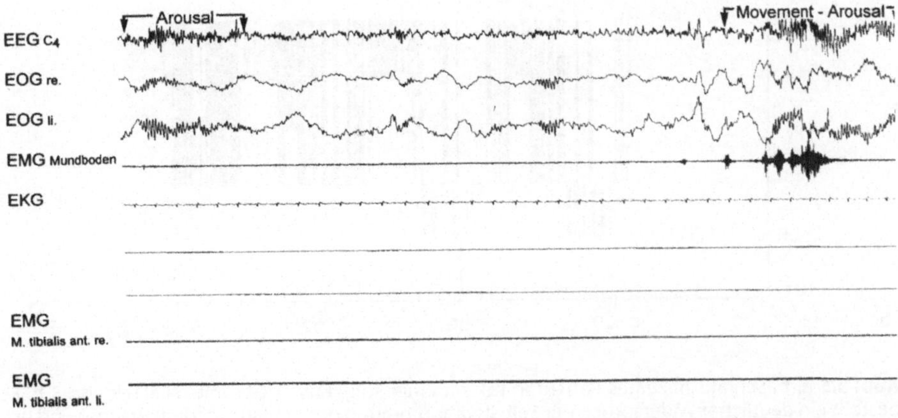

Abb. 3.4. Polysomnographische Aufzeichnung eines Arousal und eines „movement arousal" *(EEG* Elektroenzephalogramm, *EOG* Elektrookulogramm, *EMG* Elektromyogramm, *EKG* Elektrokardiogramm)

tern der Tagesbefindlichkeit wie z. B. der Depressivität und verbessern sich unter Therapiemaßnahmen bereits dann, wenn klassische Schlafparameter wie die Schlafeffizienz noch unverändert bleiben (Staedt et al. 1993; Abb. 3.4). Die klinische Relevanz dieser Befunde ist im Hinblick auf das weite Feld Schlafgestörter noch nicht ausreichend untersucht. In der praktischen Arbeit des Schlaflabors ist die Arousalanalyse in Einzelfällen jedoch dafür hilfreich, eine subjektive Schlafstörung ohne entsprechende Veränderungen im Schlafprofil als vorhanden nachzuvollziehen. Häufig entstehen schwer gestörte Schlafprofile, wenn man von der Annahme ausgeht, daß Mikroarousals eine Schlafunterbrechung wie Aufwachvorgänge darstellen können (Abb. 3.5 a, b).

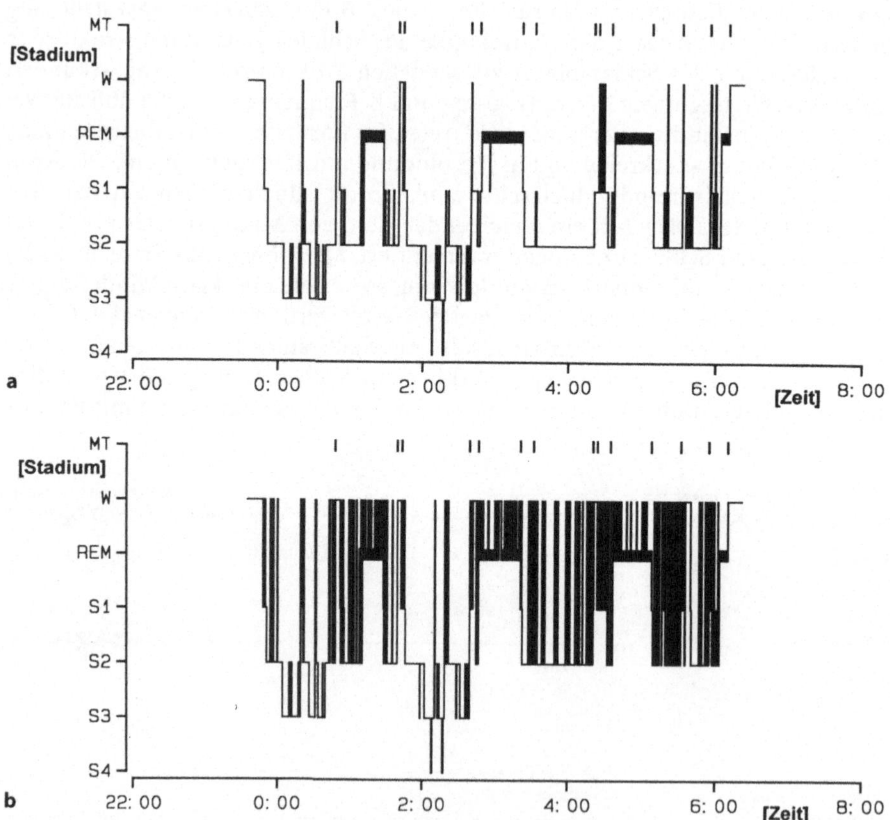

Abb. 3.5 a, b. Schlafprofil eines Patienten **(a)** mit einer subjektiven Gesamtschlafzeit von 3 h. Es besteht ein deutlicher Widerspruch der Selbstwahrnehmung des Schlafes zu dem weitgehend ungestörten Schlafprofil. **b** Schlafprofil des gleichen Patienten mit einer subjektiven Gesamtschlafzeit von 3 h. Frequenzbeschleunigungen des EEG, die das Kriterium eines Mikroarousal erfüllten, wurden als *Stadium Wach* ins Schlafprofil eingezeichnet

Vigilanzmessungen am Tage

Schlechter Schlaf kann zu Müdigkeit und Schläfrigkeit am Tage führen. Zur Diagnose einer Insomnie nach geltenden Richtlinien (APA 1987; WHO 1991) gehört, daß die Tagesbefindlichkeit des Patienten beeinträchtigt ist. Der Vigilanzbestimmung kommt daher aus diagnostischen Gründen und bei der Beurteilung des Schweregrades einer Insomnie ein hoher diagnostischer Stellenwert zu.

Die im Schlaflabor zur Verfügung stehenden Meßmethoden, mit denen sich Vigilanzeinbußen objektivieren lassen, gehen weit über eine einfache psychologische Testung oder subjektive Selbsteinschätzung des Patienten hinaus (Meier-Ewert 1989; Pollmächer u. Lauer 1992). Tagesschläfrigkeit wird v. a. in seriellen polygraphischen Messungen der Einschlafdauer am Tage mit dem *multiplen Schlaflatenztest* geprüft (Multiple Sleep Latency Test, MSLT; vgl. Carskadon et al. 1986; Roehrs u. Roth 1992). Die MSLT-Ergebnisse zahlreicher Insomniepatienten sind allerdings weitgehend unverändert (Dement et al. 1982, 1984; Mendelson et al. 1984 a, b 1986). Dies schränkt den diagnostischen Wert des MSLT bei der Insomnie ein und favorisiert diese Untersuchung zur Anwendung bei Hypersomniepatienten. Für die Fähigkeit, im dunklen Raum wach zu bleiben, die der „*multiple Wachbleibetest*" prüft, gilt das gleiche (Maintenance of Wakefulness Test, Mitler et al. 1982). Die *kritische Flimmerverschmelzungsfrequenz* („critical flicker fusion") mißt die bei Müdigkeit abnehmende Frequenz, bei der ein flackernder Lichtpunkt noch als flackernd wahrgenommmen wird (Levander u. Sachs 1985). Mit der *Pupillometrie* lassen sich gelegentlich müdigkeitsabhängige Fluktuationen des Pupillendurchmessers während der Dunkeladaptation messen (Yoss et al. 1969). Abnehmende Amplituden *akustisch evozierter Potentiale* (Pressman et al. 1982), Veränderungen der *Winkelgeschwindigkeit sakkadischer Augenbewegungen* (Schafler 1984) oder etwa eine verminderte Daueraufmerksamkeit in *computergestützten visuellen* (Meier-Ewert u. Wismans 1984) oder *audiometrischen* (Valley u. Broughton 1983) *Vigilanztests* können ebenso eine erhöhte Müdigkeit anzeigen. Daneben existieren eine ganze Reihe psychologischer Tests, die hier nicht im einzelnen genannt werden. Im allgemeinen zeigen diese Untersuchungstechniken die vom Insomniepatienten empfundene Müdigkeit nicht an. Vigilanztests haben daher eine beschränkte Aussagekraft in der Insomniediagnostik. Letztendlich bleibt damit auch ungeklärt, welchem physiologischen Korrelat die vom Insomniepatienten empfundenen Tagesmüdigkeit entspricht.

Ambulante Meßsysteme

Parallel zur Weiterentwicklung diagnostischer Meßtechniken ist die Kapazität stationärer Betten für polysomnographische Ableitungen nur unzureichend gestiegen. Die Prävalenzraten schwerer Schlafstörungen liegen bei ca. 10% der Bevölkerung (s. S. 3). Das hat zur Folge, daß z. B. in Deutschland den etwas über 100 Schlaflabors über 7 Mio. Schlafgestörte gegenüberstehen. Dieses Mißverhältnis von Angebot an Diagnosetechnik und potentieller Nachfrage durch schwer Schlafgestörte wird in naher Zukunft nicht entscheidend zu verändern sein. Dadurch bekommt die ambulante Vorfelddiagnostik von Schlafgestörten einen hohen Stellenwert für die Weichenstellung in der Therapie.

Ambulante Aufzeichnungssysteme, wie sie bei der Diagnostik der Schlafapnoe bereits etabliert sind (Penzel et al. 1990), werden in der Insomniediagnostik bisher noch selten eingesetzt. *Apnoescreeningsysteme* beschränken sich in der Aufzeichnung i. allg. auf Parameter wie Schnarchen, O_2-Sättigung und Herzfrequenz. Sie lassen sich auch vom nichtspezialisierten Arzt einsetzen und sind vom Patienten selbst gut zu handhaben. Die erhobenen Parameter beinhalten allerdings keine Hirnstromkurve oder Aufzeichnungen der Augenbewegungen. Sie reichen daher nicht für eine Charakterisierung des Nachtschlafs aus. Dies ermöglicht die *ambulante Polysomnographie* im häuslichen Umfeld des Patienten. Sie ist ungleich schwieriger anzuwenden als Apnoescreeningsysteme (Burges 1992; Broughton 1989) und erfordert zumeist einen Spezialisten, der das Gerät vor Ort in Gang setzt. Die automatisierten Auswertungsverfahren dieser Systeme (Holler u. Reimer 1986) sind darüber hinaus nicht immer valide. Dennoch sind in der Heimsituation des Patienten befriedigende Schlafableitungen möglich (Ancoli-Israel et al. 1981; Mason et al. 1986). Dem Vorteil der gewohnten Bettsituation steht allerdings der Nachteil einer fehlenden Dauerüberwachung z. B. über Videokameras gegenüber. Da die computergestützten Aufzeichnungs- und Auswertesysteme zur ambulanten Polysomnographie gelegentlich unpräzise Befunde, z. B. bei Schlafapnoen, erheben, sollte der Einsatz nach Auffassung einiger Experten auf ein Diagnosescreening beschränkt bleiben.

Die Messung der körperlichen Bewegung mittels Handgelenkaktographen (Kripke et al. 1978; Mullaney et al. 1980) ist eine technisch einfache Methode, sich einen Eindruck vom Schlaf-Wach-Verhalten des Patienten zu verschaffen. Ein am nichtdominanten Handgelenk befestigter Bewegungsmesser zeichnet selbst kleinste Bewegungen des Trägers kontinuierlich und bei Bedarf über mehrere Wochen lang auf. Diese Technik kann die elektroenzephalographische Schlafableitung nicht ersetzen. Es wurden jedoch gute Korrelationen von Aktographauswertungen mit Schlafparametern der Polysomnographie und eine gute Sensitivität der Technik für Störungen des Schlafablaufs gefunden (Brooks et al. 1993; Cole et al. 1992; Sadeh et al. 1989). In einigen Studien mit Insomniepatienten wurde die Schlafzeit bei Patienten mit psychophysiologischer Insomnie und Insomnie infolge psychiatrischer Erkrankungen eher zu hoch, bei Fehlwahrnehmung des Schlafzustands eher zu tief gemessen (Hauri 1989). Die Übereinstimmung war allerdings weitaus besser als die Übereinstimmung zwischen dem Schlaftagebuch der Patienten und der Polysomnographie (Hauri u. Wisbey 1992). So ist es mit dieser Technik i. allg. gut möglich, den Ruheaktivitätsrhythmus und damit indirekt das Schlaf-Wach-Verhalten vor und während einer Therapie und im Langzeitverlauf, d. h. über mehrere Wochen zu kontrollieren (Abb. 3.6). Für den niedergelassenen Arzt ist es eine einfach einsetzbare und preiswerte Möglichkeit sich ein grobes Bild von der Schlafsituation und dem Tagesbefinden seines Patienten zu verschaffen (Abb. 3.7 a, b).

Das pathologische Schlafprofil

Insomniepatienten unterscheiden sich in ihrem polysomnographisch erfaßten Schlaf von Schlafgesunden v. a. durch eine längere Einschlaflatenz am Abend und nach einem nächtlichen Erwachen. Sie wachen zudem häufiger auf, haben eine

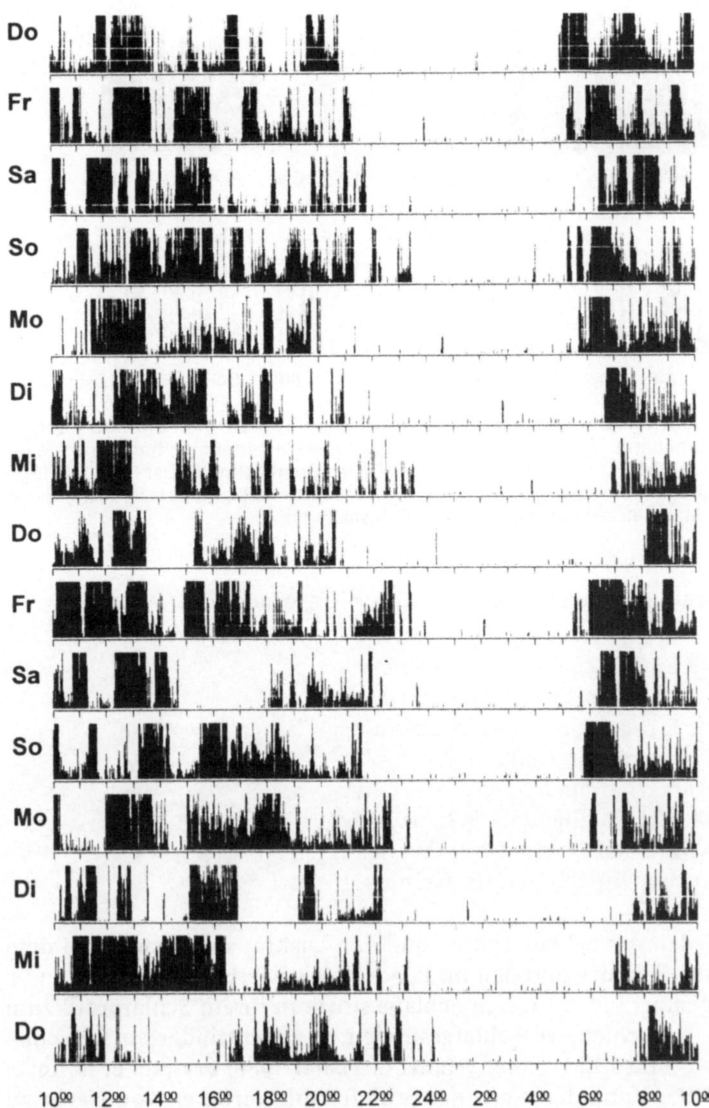

Abb. 3.6. Langzeit-Ruheaktivitätsprofil eines Patienten mit leichter Insomnie (Aufzeichnung mittels Handgelenkaktograph, nichtdominante Hand)

kürzere Gesamtschlafzeit, und die Schlafeffizienz ist vermindert (z. B. Mendelson et al. 1984 a; Mendelson et al. 1986; Sugerman et al. 1985; Coates et al. 1982; Frankel et al. 1976; Gillin et al. 1979).

Die Einschlaflatenz soll bei alten und jungen Insomniepatienten gleich sein, die Dauer des nächtlichen Wachseins nach dem ersten Einschlafen bei älteren Insomniepatienten jedoch länger (Kales et al. 1984).

Es existieren *keine allgemeingültigen Kriterien, die die Bedeutung von Abweichungen des normalen Schlafprofils beschreiben.* Dies liegt v. a. an interindivi-

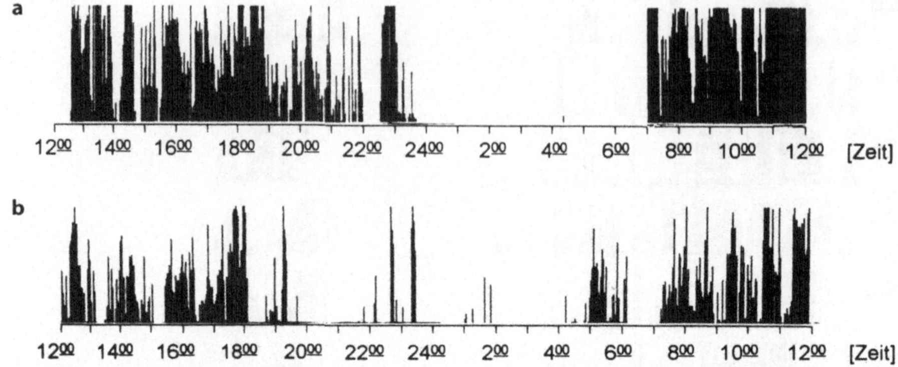

Abb. 3.7.a 24-h-Ruheaktivitätsprofil eines gesunden Probanden (Aufzeichnung mittels Handgelenkaktograph, nichtdominante Hand). Ruhige und relativ kurze Nachtperiode, hohe und gleichmäßige Tagesaktivität. **b** 24-h-Ruheaktivitätsprofil eines Patienten mit chronischer Insomnie (Aufzeichnung mittels Handgelenkaktograph, nichtdominante Hand). Verlängerte nächtliche Ruheperiode mit häufigen Aktivitätszeichen, verminderte Tagesaktivität

Veränderungen polysomnographischer Parameter bei Insomniepatienten

- verlängerte Einschlaflatenz am Abend,
- erhöhte Anzahl von Aufwachvorgängen,
- verlängerte Einschlaflatenz nach einem nächtlichen Erwachen,
- verkürzte Gesamtschlafzeit,
- verminderte Schlafeffizienz,
- veränderte Schlafstadienanteile (z. B. weniger Tiefschlaf),
- gestörte NREM-REM-Schlaf-Rhythmik,
- erhöhte Anzahl von Stadienwechseln.

duellen Unterschieden der Schlafstruktur und den Diskrepanzen zwischen dem Selbstempfinden des Schlafes und den im Labor objektivierbaren Meßwerten (s. S. 91). Zudem zeigen gerade chronisch Schlafgestörte in ihrem Schlafprofil zum Teil nur geringe Unterschiede zu Schlafgesunden, v. a. verminderten Tiefschlaf (Frankel et al. 1976) und REM-Schlaf (Hauri u. Fisher 1986; Frankel et al. 1976; Gillin et al. 1979). Die Veränderungen des Schlafprofils variieren von Nacht zu Nacht zum Teil erheblich (Coates et al. 1982; Frankel et al. 1976). Es ist aus diesen Gründen nicht immer möglich, aus den polysomnographischen Untersuchungen auf das durchschnittliche Schlafverhalten des Patienten zu schließen. Dennoch erhält sowohl der Schlafexperte als auch der nichtspezialisierte Arzt wichtige Informationen aus den im Schlaflabor aufgezeichneten Schlafprofilen. Es lassen sich einige *Formen pathologischer Schlafprofile* unterscheiden, zwischen denen fließende Übergänge existieren:

1. *Verlängerte Einschlaflatenz.* Die Dauer vom Beginn der Registrierung (Lichtlöschen) bis zum Einschlafen mit einer stabilen Schlafperiode ist verlängert. In der Einschlafphase können minutenkurze Schlafperioden der Leichtschlafstadien I und II auftreten. Sie münden nicht in einen geregelten Schlafzyklus ein. Die Gesamtschlafdauer ist verkürzt,

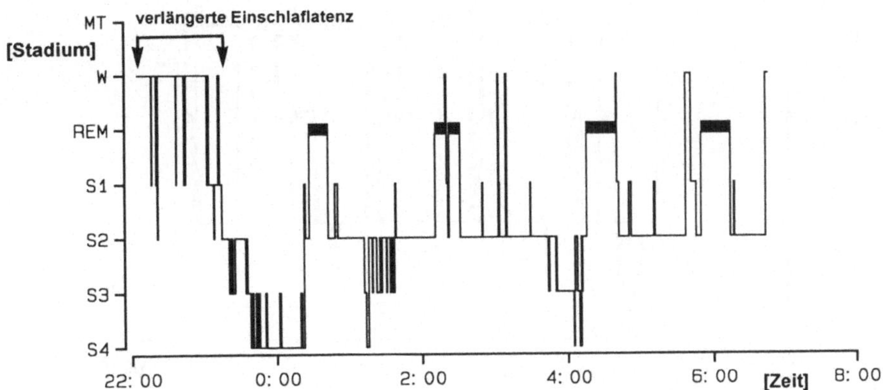

Abb. 3.8. Schlafprofil eines Insomniepatienten mit verlängerter Einschlaflatenz

wenn der Schlafende nach verzögertem Einschlafen morgens pünktlich erwacht oder geweckt wird (Abb. 3.8).

2. *Häufiges Kurzerwachen.* Kurze Aufwachvorgänge stören die Schlafkontinuität (Abb. 3.9 a). Sie können gehäuft im oder im zeitlichen Umfeld des REM-Schlafes auftreten (Abb. 3.9 b). Die Patienten wachen aus dem REM-Schlaf eher seltener mit (Lee et al. 1993), deutlich häufiger jedoch ohne Traumerinnerung auf (Ermann et al. 1993). Die Schlafstadienanteile sind weitgehend ungestört, die NREM-REM-Schlaf-Zyklik ist erhalten, der Erholungswert des Schlafes relativ gut, Tagesmüdigkeit tritt selten auf. Diese Schlafstörung ist v. a. bei psychogen-psychoreaktiven (s. S. 84) und primär-psychophysiologischen Insomnien (s. S. 87) zu sehen.

3. *Langzeiterwachen.* Ein plötzliches Erwachen nach 1 oder 2 abgelaufenen Schlafzyklen markiert den Beginn einer längeren Wachperiode. Verantwortlich dafür sind häufig ein Aufwachvorgang aus dem REM-Schlaf, einem Schlafstadium mit hohem Aktivierungsgrad. Ein verminderter Schlafdruck nach langen Tiefschlafphasen und eine psychophysiologische Aktivierung mit kognitiver Überaktivität nach dem Erwachen verhindern ein schnelles Wiedereinschlafen. Vor allem psychogen-psychoreaktive (s. S. 84) und primär-psychophysiologische Insomnien (s. S. 87) zeigen diese Störungsform (Abb. 3.10).

4. *Tiefschlafverlust.* Die Schlafstadien 3 und 4 sind prozentual unterrepräsentiert (Abb. 3.11). Ursachen eines Tiefschlafverlustes können ein höheres Lebensalter (s. S. 13), oder eine längerdauernde Einnahme von Benzodiazepinrezeptoragonisten (Borbély 1986 a, b) sein (s. S. 158). Dem Tiefschlaf wird eine Funktion in der zerebralen Erholung zugeschrieben (Horne et al. 1992), eine Auffassung die nicht uneingeschränkt akzeptiert wird. Dennoch ist bei einem Tiefschlafverlust in Verbindung mit häufigen Aufwachvorgängen bei jungen Patienten i. allg. von einer Verminderung des Erholungswertes des Schlafes auszugehen. Schwere Schlafstörungen mit einer Auflösung der NREM-REM-Schlafzyklik (s. S. 44)

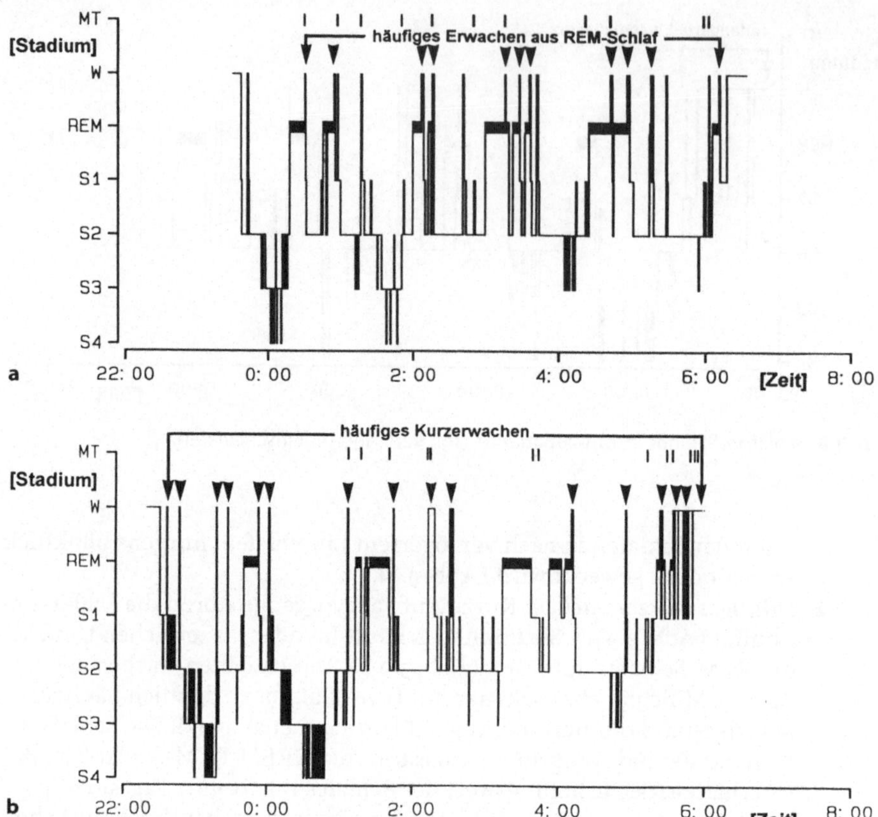

Abb. 3.9 a, b. Schlafprofil eines Insomniepatienten mit häufigem Kurzerwachen

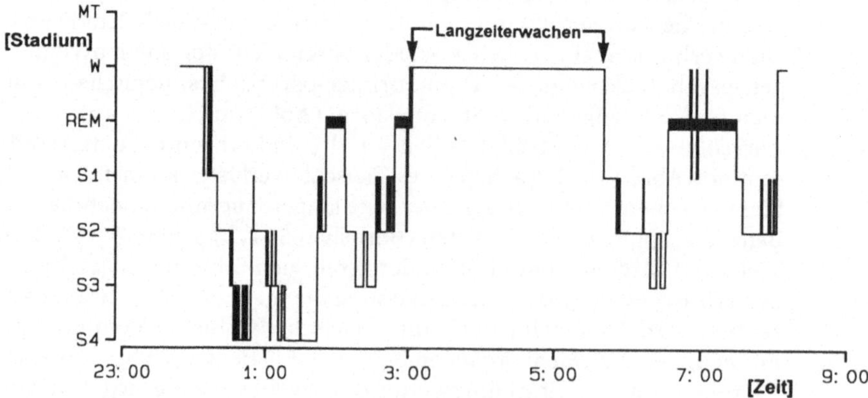

Abb. 3.10. Schlafprofil eines Insomniepatienten mit Langzeiterwachen

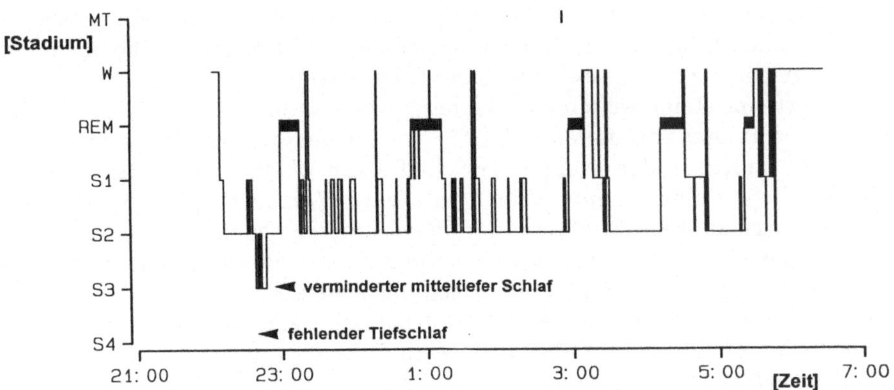

Abb. 3.11. Schlafprofil eines Insomniepatienten mit Tiefschlafverlust

vermindern häufig auch den Tiefschlaf. Dies gilt auch für Serien kurzer Weckreize, wie sie beim Schlafapnoesyndrom (s. S. 71) und dem Syndrom der periodischen Bewegungen im Schlaf (s. S. 68) verursacht werden.

5. *Häufiges Kurzerwachen* mit beginnender Strukturauflösung. Aufwachvorgänge treten im REM- und NREM-Schlaf auf und stören die Schlafkontinuität über die gesamte Schlafperiode. Ungestörte Schlafperioden werden weniger. Die geordnete NREM-REM-Schlafstruktur erfährt erste Unregelmäßigkeiten. Der Erholungswert des Schlafes sinkt, die Tagesbefindlichkeit kann beeinträchtigt sein (Abb. 3.12). Vermutlich leitet eine Schlafstörung mit häufigem Kurzerwachen mit der Zeit in dieses Profil über.

6. *Auflösung der NREM-REM-Schlafzyklik.* Unregelmäßige NREM-REM-Schlafabläufe zeigen eine schwere Schlafstörung mit zerstörter ultradianer Schlafrhythmik an. Patienten mit chronischer Insomnie (s. S. 105), auch solche mit Schlafmittelabhängigkeit (s. S. 63) besitzen nicht selten

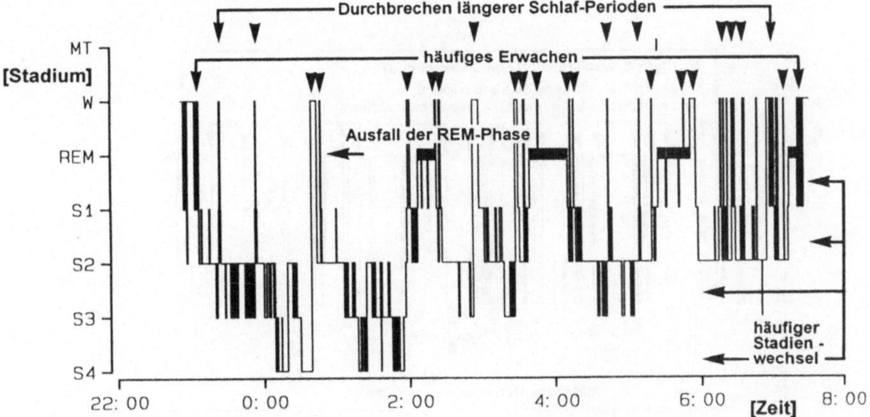

Abb. 3.12. Schlafprofil eines Insomniepatienten mit häufigem Kurzerwachen und beginnender Strukturauflösung

diese Schlafprofile. Der Erholungswert des Schlafes ist erheblich vermindert. Müdigkeit, Konzentrations- und Leistungsschwäche kennzeichnen die Tagesbefindlichkeit (Abb. 3.13).

Es existiert eine Reihe weiterer charakteristischer pathologischer Schlafprofile, v. a. bei bestimmten Insomnieformen. Sie sind im entsprechenden Kapitel dieses Buches zu finden. In der Gruppe der Schlaf-Wach-Rhythmusstörungen gibt es Schlafprofile mit einem *„phase delay"*, bzw. einer Verzögerung der Schlafphase (s. S. 100). Schlaf-Wach-Rhythmusstörungen umfassen auch ein „phase advance", bzw. eine Vorverlagerung der Schlafphase (s. S. 101) oder ein *irreguläres Schlaf-Wach-Muster* mit Schlafunterbrechungen in der Nacht und Schlafperioden am Tage (s. S. 82). Seltener sind *systematische Verschiebungen der Schlafperiode,* wie sie beim Nicht-24-h-Schlaf-Wach-Syndrom auftreten (s. S. 102). *Häufige kurze Schlafstadienwechsel mit einer Schlafverflachung* sind nicht selten bei schwereren Formen des Syndroms der periodischen Beinbewegungen (s. S. 68) und dem Schlafapnoesyndrom zu beobachten (s. S. 71). Bei nächtlichen Panikattacken tritt ein *abruptes NREM-Schlaf-Erwachen mit folgender Wiedereinschlafstörung* auf (s. S. 79). *Verkürzte REM-Schlaflatenzen und morgendliches Früherwachen* sind am ehesten typisch für Depressionen (s. S. 77).

Indikation zur Polysomnographie

Nicht jeder Insomniepatient kann polysomnographisch untersucht werden. Den mehr als 10 Mio. deutschen Schlafgestörten stehen weniger als 100 Schlaflabors zur Verfügung. Wartezeiten von einem halben Jahr von der Anmeldung bis zum Untersuchungstermin sind die Regel. Es sollen daher *nur ausgewählte Patienten mit einer gezielten Indikation in einem Schlaflabor angemeldet* werden. Eine Indikation zur Schlafpolygraphie ist bei Insomniepatienten v. a. dann gegeben, wenn die Schlafstörung besonders schwer erscheint, sie chronifiziert oder therapieresistent ist, möglicherweise organische Ursachen hat oder mit Spezialsymptomen, z. B. einer Parasomnie, assoziiert ist (Hajak et al. 1992 a; Hauri 1982; Parkes 1985; Steinberg u. Oefele 1985; Williams 1978).

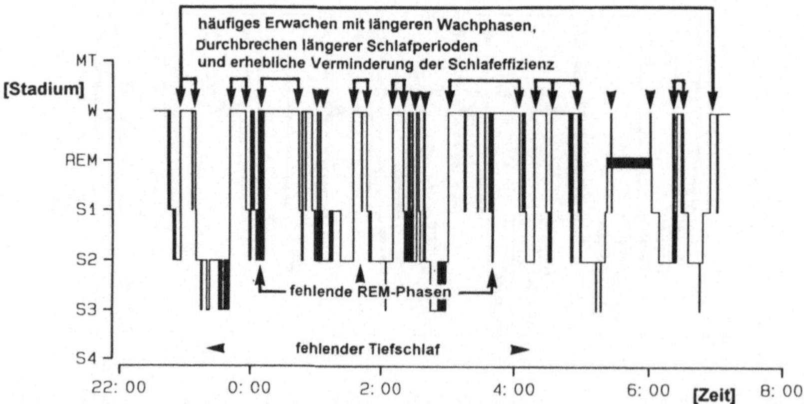

Abb. 3.13. Schlafprofil eines Insomniepatienten mit Auflösung der NREM-REM-Schlafzyklik

Hauptindikationen zur Polysomnographie bei Insomnie

- Schwere Insomnien mit signifikanter Beeinträchtigung der Tagesbefindlichkeit.
- Chronische und therapieresistente Insomnien mit negativem Behandlungserfolg über mehr als ein halbes Jahr.
- Verdacht auf organisch bedingte Insomnien (z. B. respiratorische Insuffizienz, Schlafapnoesyndrom, periodische Bewegungen im Schlaf, Herzrhythmusstörungen, Epilepsie etc.).
- Insomnien in Folge von Spezialsymptomen und anderen Disfunktionen (z. B. Parasomnien).
- Diskrepanzen in der Beurteilung des Schlafes von Patient und Bettpartner.
- Verdacht auf Fehlwahrnehmung des Schlafzustands.

FAZIT *Die Polysomnographie ist die Schlüsseltechnik zur Diagnostik der Insomnie.* Fast die Hälfte aller ambulant gestellten Diagnosen werden durch eine polygraphische Untersuchung des Patienten substantiell modifiziert. Organische Störungen wie Schlafapnoen oder periodische Beinbewegungen werden nur mit dieser Technik sicher erkannt. Spezielle Schlafprofile geben Auskunft über die Form und Schwere der Störung und helfen dem Arzt entscheidend bei der Therapieplanung. Schwere, therapieresistente Insomnien und der Verdacht auf organisch bedingte Insomnien sind die Hauptindikationen für eine Einweisung des Insomniepatienten in ein Schlaflabor. Vor allem ökonomische Gründe machen die polysomnographische Diagnostik mit ambulanten Systemen interessant. Für den praktischen Arzt ist v. a. die mehrwöchige Aufzeichnung des Ruheaktivitätsprofils mittels eines Handgelenkaktographen von Nutzen.

Grundsätzlich ist die Einteilung der Insomnie nach vielerlei Gesichtspunkten möglich. Für deskriptive Einteilungen können phänomenologische Kriterien des Schlafablaufs oder der Krankheitsdauer verwendet werden. Anerkannte Klassifikationsschemata bedienen sich daneben v. a. der Leitsymptome der Erkrankung sowie der vermuteten Ursache zur Unterteilung der Insomnieformen.

Einteilung nach Schlafstruktur und Krankheitsdauer

Phänomenologisch liegt bei Insomnien eine *Alteration der Schlafstruktur* vor. In den polysomnographischen Aufzeichnungen des Schlaflabors läßt sich eine ganze Reihe struktureller Änderungen des Schlafes nachweisen (s. S. 38 ff). Klinisch fallen im wesentlichen 5 Formen struktureller Änderungen des Schlafes auf:

1. *Einschlafstörung,*
2. *Durchschlafstörungen mit Kurzerwachen,*
3. *Durchschlafstörungen mit Langzeitwachliegen,*
4. *morgendliches Früherwachen,*
5. *Nichterholsamer Schlaf.*

Für die Diagnose z. B. einer endogenen Depression mit vorwiegendem Früherwachen oder einer psychogen-reaktiven Insomnie mit isolierten Einschlafschwierigkeiten hat diese phänomenologische Einteilung bedingt differentialdiagnostischen Wert. Bei der Erstellung eines therapeutischen Konzeptes erleichtert sie die Auswahl geeigneter psychotherapeutischer Maßnahmen und Medikamente. Die häufige Koinzidenz von Ein- und Durchschlafstörungen und das Auftreten von Früherwachen bei den verschiedensten Insomnieformen (Engel u. Engel-Sittenfeld 1980; Steinberg et al. 1987) fordern allerdings einen kritischen Umgang mit den sich ergebenden diagnostischen Schlüssen. Neuere Untersuchungen zeigen, daß dieser Einteilung zur Unterscheidung von Subtypen der Insomnie keine Bedeutung zukommt. Insomniepatienten behalten im Verlauf ihrer Erkrankung die Struktur ihrer Schlafstörung nur selten, so daß bei mehreren Arztbesuchen mal die Einschlafstörung, mal die Durchschlafstörung die Hauptbeschwerde darstellt (Hohagen et al., im Druck).

Eine Einteilung von Insomnien ist auch über die *Krankheitsdauer* möglich. Dabei werden vor allem 3 Zeiträume unterschieden (NIMH 1984):

1. *Transitorische Insomnien* dauern 1–3 Tage. Sie treten bei gesunden Schläfern auf und sind üblicherweise die Folge akuter Situationsänderungen oder Belastungen (z. B. Schlafen in ungewohnter Umgebung, Zeitzonenverschiebungen bei Flugreisen, Arbeitsschichtwechsel, vorübergehende körperliche Erkrankungen).

2. *Kurzzeitinsomnien* dauern 3 Tage bis 3 Wochen. Sie sind gewöhnlich die Folge einer subakuten Streßsituation (z. B. körperliche Erkrankungen, seelische Belastungssituation wie Partnerkonflikte oder der Tod eines Angehörigen). Kurzzeitinsomnien und transitorische Insomnien sind *akute Formen von Insomnien*.

3. *Langzeitinsomnien* dauern länger als 3 Wochen. Sie markieren den Beginn einer chronischen Insomnie (s. S. 105).

Zur Erfassung der verschiedenen Formen der Insomnie sind die genannten Beschreibungen nicht ausreichend. Daher werden weitere symptomatische Kriterien und die vermutete Ursache der Störung zur offiziellen Klassifikation von Insomnien eingesetzt.

Klassifikationsschemata

Für die diagnostische Klassifikation von Schlafstörungen gibt es keine weltweit einheitliche Regelung. Da in Deutschland einerseits die im Ausland gültigen Klassifikationssysteme mit etablierten nationalen Einteilungsschemata in Konkurrenz treten und andererseits innerhalb der Medizin Schlafstörungen bisher ein vergleichsweise niedriger Stellenwert zugeschrieben wurde, stehen Ärzte daher den komplexen Unterteilungen von Schlafstörungen nicht selten unvorbereitet gegenüber.

Klassifikationschemata als Grundlage der ärztlichen Arbeit

Aus folgenden Gründen ist eine *standardisierte Diagnosestellung und ausreichend detaillierte Unterteilung von Schlafstörungen* sowohl für den Allgemeinmediziner als auch für Schlafspezialisten erforderlich:

1. Der *Informationsfluß* zum Thema Schlafstörungen zwischen Ärzten ist auf eine gemeinsame und jedem verständliche Terminologie angewiesen.

2. Die in einigen Ländern (auch Deutschland) dramatisch unterschätzte *gesundheitspolitische Bedeutung* von Schlafstörungen kann nur dann zum Thema der allgemeinen Diskussion werden, wenn klare Definitionen der Erkrankungsformen vorliegen.

3. Die *Vielfalt schlafmedizinischer Erkrankungen* wird dem Allgemeinmediziner durch Diagnosemanuals mit exakter Symptombeschreibung verdeutlicht.

4. Die *Akzeptanz der Arbeit von Schlafspezialisten* hängt von der Transparenz und Verständlichkeit ihrer Diagnosen und der Übereinstimmung derselben in den verschiedenen Schlaflabors ab.

5. Die *Akzeptanz wissenschaftlicher Publikationen* bedingt eine Diagnosestellung nach standardisierten und international akzeptierten Kriterien.

6. Der *Abrechnungsmodus für ärztliche Leistungen* wird in Zukunft noch mehr auf die exakte Diagnose des Patienten zugeschrieben sein („Fallpaulschale" mit der Diagnose als Grundlage der Leistungserstattung sowie gesetzlich vorgeschriebene Klassifikation nach WHO-Kriterien).

Probleme der Klassifikation von Insomnien

Die Klassifikation von Insomnien birgt Probleme, die charakteristisch für Erkrankungen sind, die im ärztlichen Verständnis eine Entwicklung vom Symptom zur eigenständigen Erkrankung durchgemacht haben. Die dabei auftretenden Widersprüche sind auf mehrere *Besonderheiten zurückzuführen, die für alle Schlafstörungen gelten:*

1. *Schlaflosigkeit (Insomnie) und exzessive Schläfrigkeit (Hypersomnie) können gemeinsam auftreten.* Eine Schlaferkrankung kann daher sowohl insomnische als auch hypersomnische Symptome zeigen.
2. Schlafstörungen können ein unwichtiges *Randsymptom* sein (z. B. die insomnischen Beschwerde eines Krebspatienten) oder *das Hauptproblem* für den Patienten darstellen (z. B. psychophysiologische Insomnie). Es ist daher schwer abzugrenzen, welche Ursachen noch mit in die Klassifikation eingeschlossen werden sollen.
3. Die *Kenntnisse über Ätiologie und Pathomechanismen sind begrenzt.* Ätiologische Einteilungsprinzipien sind daher vielfach spekulativ oder zumindest in der Abgrenzung einzelner Unterformen auf Hypothesen angewiesen.
4. Meßergebnisse einer *Polysomnographie sind als Diagnosekriterien sinnvoll,* jedoch in der Praxis nicht von jedem Arzt anzuwenden.

Vor- und Nachteile der Klassifikationssysteme

In Deutschland wurden fachübergreifende ausländische Klassifikationssysteme (APA 1987; Soldatos et al. 1987; WHO 1978, 1991), komplexe standardisierte Diagnoselisten von Fachverbänden der Schlafforschung (ASDA 1990; Association of Sleep Disorders Centers ASDC 1979), pragmatisch und einfach ausgerichtete Einteilungsschemata (Beckmann u. Hippius 1976; Finke u. Schulte 1979) und eine Reihe weiterer Vorschläge einzelner Autoren eingeführt (Faust u. Hole 1980; Hajak et al. 1992 a; Kales et al. 1982; Lund u. Clarenbach 1992; Parkes 1985; Schneider-Helmert 1985). In den USA wurde Mitte 1994 die neue Klassifikation der Amerikanischen Psychiatrischen Gesellschaft DSM-IV (APA 1994) eingeführt. Nahezu alle in diesen Klassifikationssystemen befindlichen Einteilungen von Schlafstörungen unterscheiden sich in den Diagnosekriterien, der Bezeichnung der einzelnen Formen und der ätiologischen Zuordnung der Schlafstörungen. Das gilt auch für Insomnien, deren diagnostische Klassifikation in Deutschland keinem einheitlichen Prinzip folgt. Es ist im Moment auch keine Entwicklung abzusehen, eine allgemeingültige Klassifikation für Schlafspezialisten und Allgemeinmediziner zu etablieren. Dies liegt an der historischen Entwicklung, v. a. aber an den Charakteristika der Klassifikationssysteme selbst.

1. Historisch bedingt wird unter deutschen Medizinern vielfach das allgemeinpsychiatrische Manual der Weltgesundheitsorganisation, die *9. Revision der internationalen Klassifikation von Erkrankungen (International Classification of Diseases, ICD-9)* verwendet (Degwitz et al. 1979; WHO 1978). Es erfaßt Differentialdiagnosen von Schlafstörungen nicht ausreichend und unsystematisch und ist in der Kodierung von Schlafstörungen unstrukturiert.

2. Die revidierte Fassung des ICD-9, das *ICD-10* (Soldatos et al. 1979; WHO 1991) ist international bereits im Einsatz, in Deutschland hat es das ICD-9 noch nicht überall abgelöst. Das ICD-10 bietet mit einfachen, klar definierten und dem aktuellen Kenntnisstand der Schlafmedizin entsprechenden Krankheitsbildern eine Diagnosemöglichkeit von Schlafstörungen für die Breitenanwendung. Die in Zukunft gesetzlich vorgeschriebenen Kodierungsvorschriften in Deutschland beziehen sich auf dieses System, seine Verbreitung ist daher gesichert. Zahlreiche Schlafstörungen sind allerdings im Manual auf verschiedene Abschnitte verteilt und in unterschiedlichen Manualteilen aufzufinden. Die Anwendung des ICD-10 ist daher unter dem Blickpunkt des am Schlaf Interessierten nicht einfach. Auch fehlt eine Reihe von Spezialdiagnosen, die für Schlafspezialisten und wissenschaftlich Orientierte bedeutsam sind.

Klassifikation der Schlafstörungen nach der ICD-10 (WHO 1991)

Nichtorganische Schlafstörungen
- nichtorganische Insomnie
- nichtorganische Hypersomnie
- nichtorganische Störung des Schlaf-Wach-Rhythmus
- Schlafwandeln
- Pavor nocturnus
- Alpträume
- andere nichtorganische Schlafstörungen
- nicht näher bezeichnete nichtorganische Schlafstörung

Schlafstörungen organischen Ursprungs
- (im Manual verteilte Einzeldiagnosen)

Schlafstörungen als Symptom einer anderen psychischen Erkrankung
- (im Manual unter den Hauptdiagnosen zuzuordnen)

---

3. Die 3. *Revision des Diagnostischen und statistischen Manuals psychischer Störungen (Diagnostic and Statistical Manual of Mental Disorders, DSM-III-R)* der APA (1987) überzeugt durch ihre klare und einfache Struktur. Operationalisierte Diagnosesysteme (z. B. strukturierte Interviews), eine vorherrschende Verbreitung im amerikanischen Sprachraum und die gute Akzeptanz in internationalen Publikationen sind Vorteile des DSM-III-R. Für Schlafspezialisten ist es aufgrund der beschränkten Differenzierung der Schlafstörungen als alleiniges Diagnoseprinzip unzureichend.

Klassifikation der Insomnien nach dem DSM-III-R (APA 1987)

Schlaflosigkeit, die mit einer anderen psychiatrischen Krankheit einhergeht
- (nichtorganisch)

Schlaflosigkeit, die einen bekannten organischen Grund hat
- (z. B. Schlafapnoe, Medikamente)

Primäre Schlaflosigkeit
- (nicht mit psychiatrischer oder organischer Krankheit einhergehend)

4. Die 4. *Version des Diagnostischen und statistischen Manuals psychischer Störungen (Diagnostic and Statistical Manual of Mental Disorders, DSM-IV) der APA* (1994) liegt noch nicht in deutscher Übersetzung vor. Das DSM-IV unterscheidet sich in nur einigen Gliederungspunkten vom Vorläufer DSM-III-R. Für die Arbeit mit dem Insomniepatienten entstehen daraus keine entscheidenden Konsequenzen.

Klassifikation der Insomnien nach dem DSM-IV (APA 1994)

Primäre Schlaflosigkeit
- (nicht mit psychiatrischer oder organischer Krankheit einhergehend)
Schlaflosigkeit, die mit einer anderen psychiatrischen Krankheit einhergeht
- (nichtorganisch)
Schlafstörung, die eine allgemeine medizinische Ursache hat, vom Typ der Insomnie
- (ohne Schlafapnoe!)
Substanzinduzierte Schlafstörung vom Typ der Insomnie

5. Die *Internationale Klassifikation von Schlafstörungen (International Classification of Sleep Disorders = ICSD)* der Amerikanischen Gesellschaft für Schlafstörungen [American Sleep Disorders Association (ASDA) 1990] gilt als Diagnosegrundlage für Schlafspezialisten. Mit der *ICSD* ist eine umfassende, wenn auch nicht vollständige Klassifikation von Schlafstörungen entstanden. Das *ICSD*-Manual umfaßt 88 Diagnosen, seine Anwendung ist für Nichtfachleute verwirrend. Sie wurde von und für Spezialisten entworfen. Sie führt eine differenzierte Einteilung von Insomnien für klinische und wissenschaftliche Zwecke durch. Sie unterscheidet Dyssomnien, Parasomnien, Schlafstörungen bei medizinischen und psychiatrischen Erkrankungen und sog. „vorgeschlagene" Schlafstörungen, deren Entität noch nicht ausreichend wissenschaftlich geklärt wurde. Kriterium der Einteilung ist die vermutete Pathogenese. Auch in Fachkreisen sind das Einteilungsprinzip („Schlafstörungen von innen und von außen") und einige Diagnoseentitäten umstritten. Die *ICSD* ist im Fluß, der experimentelle Charakter von Vorteil für den wissenschaftlich Denkenden.

Klassifikation von Schlafstörungen nach der ICSD (ASDA 1990)

Dyssomnien
- Störungen von innen
- Störungen von außen
- Störungen des zirkadianen Rhythmus

Parasomnien
- Störungen des Schlaf-Wach-Übergangs
- andere Parasomnien
- Arousalstörungen

> ● Parasomnien in Verbindung mit dem REM-Schlaf
> *Medizinisch und psychiatrisch bedingte Störungen*
> ● psychiatrische Störungen
> ● neurologische Störungen
> ● andere medizinische Störungen
> *„Vorgeschlagene" Schlafstörungen*

Die *ICSD* verzichtet auf die gewohnte Unterscheidung von Insomnie und Hypersomnie. Schlafstörungen mit der Symptomatik einer Insomnie finden sich in allen Untergruppen der Klassifikation. Bei Parasomnien und „vorgeschlagenen" Schlafstörungen sind insomnische Beschwerden ein beigeordnetes Symptom. Medizinische und psychiatrisch Schlafstörungen haben eine im Vordergrund ste-

Tabelle 4.1. Internationale Klassifikation von Schlafstörungen (ICSD) der American Sleep Disorders Association (1990): Klassifikation der Dyssomnien

Überwiegend Insomnie verursachend	Insomnie und Hypersomnie verursachend	Überwiegend Hypersomnie verursachend
A. Schlafstörungen von innen		
1. Psychophysiologisch bedingte Schlafstörung		
2. Fehlwahrnehmung des Schlafzustandes		
3. Idiopathische Schlaflosigkeit		
4.		Narkolepsie
5.		Wiederkehrende Hypersomnie
6.		Idiopathische Hypersomnie
7.		Posttraumatische Hypersomnie
8.		Obstruktives Schlafapnosesyndrom
9.	Zentrales Schlafapnosesyndrom	
10.	Zentrales alveoläres Hypoventilations-Syndrom	
11.	Periodische Bewegungen der Gliedmaßen	
12. Syndrom der ruhelosen Beine		
13.	Schlafstörungen von innen (nicht anderswo klassifiziert = NAK)	
B. Schlafstörungen von außen		
1. Schlechte Schlafhygiene		
2. Umweltbedingte Schlafstörung		
3. Höhenbedingte Schlafstörung		
4. Schlafstörung bedingt durch Anpassungsschwierigkeiten		
5.	Ungenügende Schlafdauer	
6. Schlafprobleme durch Reglementierung		
7. Einschlafassoziationsprobleme		
8. Schlafprobleme bei Nahrungsmittelallergien		
9. Nächtliches Essen und Trinken		
10.	Schlafmittel-induzierte Schlafstörung	
11.	Stimulanzien-induzierte Schlafstörung	
12.	Alkohol-induzierte	
13.	Gift-induzierte Schlafstörung NAK	
14.	Schlafstörung von außen NAK	
C. Störungen des zirkadianen Schlafrhythmus		
1.	Syndrom des Zeitzonenwechsels	
2.	Schichtwechsel-Schlafstörung	
3.	Unregelmäßiges Schlaf-Wach-Muster	
4.	Syndrom der verzögerten Schlafphase	
5.	Syndrom der vorverlagerten Schlafphase	
6. Nicht-24-h-Schlaf-Wach-Syndrom		
7.	Zirkadiane Schlaf-Wach-Rhythmusstörung NAK	

Tabelle 4.2. Vor- und Nachteile einzelner Klassifikationssysteme für Schlafstörungen

DSM-III-R	ICSD	ICD-10
a) Vorteile – Gut verständlicher und einfacher Aufbau auch für Nichtexperten – Nutzung strukturierter Interviews möglich – Primär symptomatische Einteilung (Insomnie, Hypersomnie) – Gute Akzeptanz in internationalen Publikationen	– Komplexer und umfassender Aufbau für Experten – Primär ursachenorientierte Einteilung – Kodierung in ICD-10-Codes möglich – Detailliertes Manual mit Sekundärliteratur	– Einteilung nach symptomatischen Formen in Anlehnung an DSM-III-R – Relativ einfache Gliederung für Nichtexperten – Kodierung dient in einigen Ländern als ärztliche Abrechnungsgrundlage und wird in Deutschland gesetzlich eingeführt
b) Nachteile – Für Experten geringer Umfang an Differentialdiagnosen – Eher in USA als in Europa verbreitet	– Unübersichtliche Gliederung für Nichtexperten – In ihrer Entität zum Teil ungeklärte Erkrankungen – Keine strukturierte Symptomerfassung	– Im Vergleich zu ICSD geringer Umfang an Differentialdiagnosen – Einzeldiagnose von Schlafstörungen auf verschiedene Buchabschnitte verteilt – Keine strukturierte Symptomerfassung

hende Tagessymptomatik und insomnische Beschwerden als Begleitsymptome. Die typischen Insomnien finden sich in der Gruppe der Dyssomnien. Dyssomnien umfassen Schlafstörungen von innen, Schlafstörungen von außen und Störungen des zirkadianen Rhythmus (Tabelle 4.1).

Die in Deutschland zur Zeit wesentlichen Klassifikationssysteme sind das *DSM-III-R* und das *ICD-10*, unter Schlafspezialisten das *ICSD*. Die DSM-III-R Klassifikation wurde in den USA bereits durch *DSM-IV* abgelöst. Diese Entwicklung ist auch für Deutschland zu erwarten, sobald eine deutschsprachige Übersetzung vorliegt. Die Klassifikationssysteme haben die bereits erwähnten Vor- und Nachteile, die ihre Verwendung bestimmen und eine einheitliche Klassifikation von Schlafstörungen in naher Zukunft vermutlich verhindern werden (Tabelle 4.2).

FAZIT *Die Insomnieklassifikation folgt keiner einheitlichen Regelung.* Die Einteilung der Insomnien nach der *Internationalen Klassifikation von Erkrankungen ICD-9* ist überholt. Die neuere Einteilung nach der *Internationalen Klassifikation von Erkrankungen ICD-10* erfolgt in wenige, einfache Kategorien, ist allerdings etwas unübersichtlich in der Handhabung, sie wird nicht nur in Deutschland in der Datenverwaltung eingeführt und daher bereits vielerorts angewendet. Das *Diagnostische und statistische Manual psychischer Störungen DSM-III-R* ist klar und einfach gegliedert und von Vorteil für die Anwendung bei wissenschaftlichen Studien und internationalen Publikationen, die nicht nur von Schlafspezialisten gelesen werden. Die neueste Version DSM-IV liegt noch nicht in deutschsprachiger Übersetzung vor. Die *Internationale Klassifikation von Schlafstörungen ICSD* ist die „Bibel" für den Schlafspezialisten, mit detaillierten Angaben über alle möglichen Formen von Schlafstörungen.

Zur Gliederung der Ursachendarstellung

In den folgenden Abschnitten werden die häufigsten Arten von Insomnien mit ihren Ursachen und Charakteristika vorgestellt. Zu jeder Insomnieform werden *therapeutische Besonderheiten* genannt, allgemeingültige Behandlungsprinzipien werden in späteren Buchkapiteln dargestellt.

Eine pragmatisch ätiologisch ausgerichtete Unterscheidung der Insomnien erlaubt in Anlehnung an das DSM-III-R-Manual (APA 1987) die Einteilung in vier Unterformen. Unter Berücksichtigung sinnvoller Kriterien anderer Diagnosesysteme lassen sich genaue Zuordnungen treffen, die den Ausführungen dieses Buches zugrunde liegen. *Die folgenden Insomnien werden unterschieden:*

1. *Insomnie bei bekanntem organischen Faktor,*
2. *Insomnie im Rahmen einer anderen psychischen Störung,*
3. *primäre Insomnie,*
   Sonderform: exogene Insomnie,
4. *Insomnie als Begleitsymptom anderer Schlafstörungen* (Schlaf-Wach-Rhythmusstörung, Parasomnie, Hypersomnie).

Häufigkeitsverteilung der Ursachen von Insomnien

Es gibt *keine verläßlichen Daten über die Häufigkeitsverteilung der unterschiedlichen Insomnieformen* in der Bevölkerung. Einen Anhaltspunkt gibt die Verteilung der Insomnieformen bei Patienten, die in *Spezialabteilungen für Schlafmedizin* vorstellig werden (Coleman et al. 1982; Coleman 1983; Jacobs et al. 1988; Schlaflabor Göttingen) (Tabelle 5.1). In dem komplexen Spektrum ätiologischer Faktoren der Ein- und Durchschlafstörungen, liegt der Anteil körperlich begründbarer Ein- und Durchschlafprobleme zwischen 31% und 45% . Ruhelose Beine bzw. periodische Bewegungen der Beine im Schlaf (s. S. 65), nächtliche Atemstillstände (Schlafapnoesyndrom, s. S. 69), schlafassoziierte Herzrhythmusstörungen, Schmerzsyndrome oder Stoffwechselstörungen wie nächtliche Hypoglykämien oder eine Hypo- oder Hyperthyreose (s. S. 58) sind die häufigsten organischen Störungen. Bei 7% bis 12% der Schlafgestörten in Spezialambulanzen besteht ein Zusammenhang der Schlafstörung mit einem Medikamenten- oder Suchtmittelabusus (z. B. Alkohol, s. S. 63). 80% der chronisch Schlafgestörten, die sich bei einem Schlafspezialisten vorstellen, nehmen ein Hypnotikum ohne zufriedenstellende Wirkung ein (Nedopil u. Rüther 1984). 31% – 36% der Patienten mit Ein- oder Durchschlafstörungen sind psychiatrisch Erkrankte (s. S. 74). Sie

Tabelle 5.1. Ursachen von Insomnien in Spezialabteilungen für Schlafmedizin (Daten gerundet)

Autoren	Ruhelose Beine, periodische Bewegungen, Schlafapnoe	Alkohol, Medikamente, Sucht	Andere organische Ursachen	Psychiatrische Störungen	Psychophysiologisch/ primär	Übrige
Coleman et al. 1982	18%	12%	4%	35%	16%	15%
Coleman 1982	20–25%	10%	5–10%	35%	15%	10–15%
Jacobs et al. 1988	25%	7%	11%	31%	19%	7%
Schlaflabor Göttingen 1988–1991	19%	7%	5%	36%	24%	9%

entwickeln ihre Insomnie im Zusammenhang v. a. mit Depressionen, Angsterkrankungen oder Schizophrenien. 15%–24% der Insomniepatienten leiden an einer primär-psychophysiologischen Insomnie als Folge psychologischer Ursachen, körperlicher Anspannung und Erregung sowie negativ konditionierender Faktoren (s. S. 87).

Aus der Verteilung der Ursachen chronischer Ein- und Durchschlafstörungen lassen sich 2 *wesentliche Verhaltensmaßregeln für die Diagnostik von Insomnien* ableiten:

1. Es müssen gezielt *Methoden zur Diagnostik organischer Ursachen* (z. B. Laboruntersuchungen, Röntgen, ggf. auch Polysomnographie) eingesetzt werden, um versteckte körperliche Ursachen einer Insomnie zu erfassen.
2. Die Patienten müssen unter *psychiatrisch-psychologischen Gesichtspunkten exploriert* werden, um keine psychiatrische Erkrankung als Ursache der Insomnie zu übersehen. Dies bedeutet, daß der Arzt die Leitsymptome psychiatrischer Erkrankungen kennen muß.

Die Zusammensetzung des Patientengutes eines praktischen Arztes unterscheidet sich von einer Spezialambulanz für Schlafstörungen. Während sich in Spezialabteilungen der Schlafmedizin vor allem chronische und therapieresistente Insomniepatienten vorstellen, sieht der praktische Arzt verhältnismäßig viele Patienten mit einer akuten Insomnie wie z. B. einer Insomnie infolge von Anpassungsschwierigkeiten (Jamieson u. Becker 1992). Die Diagnosen der häufigsten Insomnieformen sind in unterschiedlichsten Abschnitten der verschiedenen Diagnostikschemata zu finden. Der praktische Arzt sollte sie unabhängig davon kennen:

Die 12 häufigsten Formen der Insomnie in der Praxis des praktischen Arztes

Form der Insomnie	Kennzeichen	s. Seite
● Insomnie bedingt durch Anpassungsschwierigkeiten	Akute Schlafstörung durch Streßsituation, Konflikt oder emotionale Belastung	93

● Insomnie infolge falscher Schlafhygiene	Schlafstörende Verhaltensweisen stören auf Dauer den Schlaf	94
● Psychogen-psychoreaktive Insomnie	Unbewußt seelische Konflikte stören den Schlaf	84
● Insomnie bei einer Depression	Stimmungsverschlechterung, Antriebsstörung und schlechter Schlaf sind Teile eines Syndroms	76
● Insomnie bei Angsterkrankungen	Nächtliche Panikattacken oder generalisierte Angst stören den Schlaf	78
● Insomnie bei Alkoholmißbrauch, Drogen- und Medikamenteneinnahme	Die Substanz selbst oder der Entzug derselben verursacht die Schlafstörung	62, 63
● Psychophysiologische Insomnie	Ein chronisch erhöhter Erregungszustand und Fehlverhalten im Umgang mit dem Schlaf erhält die Insomnie	87
● Insomnie bei Schichtarbeit	Unregelmäßige Arbeitszeiten verhindern eine stabile Schlaf-Wach-Periode vor allem bei diesbezüglich vulnerablen Menschen	98
● Syndrom der ruhelosen Beine	Quälende Mißempfindungen der Beine verhindern das Ein- und Durchschlafen, häufig in Verbindung mit periodischen Beinbewegungen	65
● Syndrom der periodischen Beinbewegungen	Rhythmisch auftretende Beinbewegungen stören die Schlafkontinuität	65
● Schlafapnoesyndrom	Aufwachvorgänge durch schlafgebundene Atemstillstände	69
● Insomnie bei einer körperlichen Erkrankung	Schmerzzustände, konsumierende und fieberhafte Erkrankungen, Herz-, Lungen- und Kreislaufstörungen oder Stoffwechselstörungen beeinflussen den Schlaf	58

Insomnie bei bekanntem organischem Faktor

Ursachen organisch bedingter Insomnie

Jede Beeinflussung körperlicher Grundfunktionen kann negative Auswirkungen auf den Schlaf haben (Parkes 1985). Eine Vielzahl körperlicher Erkrankungen, die Ingestion toxischer Substanzen, eine Reihe von Medikamenten und der Mißbrauch von Alkohol und Drogen verursachen Insomnien (APA 1987; APSS 1987; ASDA 1990; ASDC 1979). Als wesentliche Ursachen organisch bedingter Insomnien gelten:

1. *körperliche Erkrankungen,*
2. *Ingestion toxischer Substanzen* (selten!),

3. *Medikamenteneinnahme,*
4. *Alkohol- und Drogenmißbrauch,*
5. *eigenständige organische Insomnie* (Syndrom der ruhelosen Beine, periodische Bewegungen im Schlaf, Schlafapnoesyndrom etc.).

Körperliche Erkrankungen

Ursachen. Eine heterogene Gruppe von Erkrankungen kann Ein- oder Durchschlafstörungen und einen nichterholsamen Schlaf verursachen. Zahlreiche Übersichtsartikel und Buchbeiträge geben einen detaillierten Einblick in die Vielzahl allgemeiner körperlicher (Faust u. Hole 1991; Kryger et al. 1989; Thorpy 1990 b), internistischer (ASDA 1990; Douglas 1994; Rühle 1992; Peter et al. 1992; Prowse 1994; Wooten 1989) oder neurologischer Erkrankungen (Aldrich 1993; ASDA 1990; Binnie 1994; Clarenbach 1992; Cooper 1994 b), die mit dem Beschwerdebild einer Insomnie verbunden sein können.

Art und Charakteristika der häufigsten körperlichen Erkrankungen mit Auslösung einer Insomnie (mod. und ergänzt nach Faust u. Hole 1991)

- **Augenerkrankungen:** Gestörter Schlaf-Wach-Rhythmus bei Blindheit, Weckreize durch Schmerzen, z. B. bei Glaukom, Augentrauma, Entzündung.
- **Atemwegserkrankungen:**
  - *Asthma bronchiale:* Alarmerwachen in einer Attacke v. a. in der 2. Nachthälfte.
  - *Respiratorische Insuffizienz:* Einschlafprobleme und plötzliches Erwachen mit Dyspnoe und Husten bei Bronchitiden, Emphysem, alveolärer Hypoventilation, Herzinsuffizienz, auch bei malignen Lungenerkrankungen mit Hypoxie.
- **Degenerative ZNS-Erkrankungen:**
  - *Parkinson-Syndrom:* Ein- und Durchschlafstörungen durch Unfähigkeit zur selbstständigen Änderung der Körperlage im Bett, ruhelose Beine, periodische Bewegungen der Beine und respiratorische Insuffizienz im Spätstadium.
  - *Demenz:* Abendliche Erregungszustände („Sundown"syndrom), nächtliche Unruhe und umgekehrter Schlaf-Wach-Rhythmus bei allen Formen der Demenz (Morbus Alzheimer, Multiinfarktdemenz).
  - *Andere degenerative ZNS-Erkrankungen:* Alle Varianten von Schlafstörungen direkt zentral oder durch motorische Phänomene bedingt bei z. B. multipler Sklerose, Huntington-Chorea, amyotropher Lateralsklerose.
- **Endokrine und metabolische Störungen:**
  - *Hyperthyreose:* Ein- und Durchschlafstörungen, nächtliches Wachliegen mit Tachykardie, Unruhe, Angstzuständen, Schwitzen.
  - *Diabetes mellitus:* Durchschlafstörungen bei nächtlicher Hypoglykämie infolge Überdosierung von Antidiabetika, durch Nykturie oder durch

schmerzhafte Parästhesien v. a. der Fußsohlen bei diabetischer Polyneuropathie, mangelnde Erholsamkeit bei Hyperglykämie.

– *Hyperkortisolismus:* Ein- und Durchschlafstörungen bei Morbus Cushing und in Folge länger dauernder, höher dosierter Steroidbehandlung.

– *Hypokaliämie:* v. a. Durchschlafstörungen, z. T. aufgrund nächtlicher Wadenkrämpfe bei z. B. Laxanziengebrauch, Durchfallerkrankungen, Langzeittherapie mit Kortikoiden.

- **Epilepsien:** Durchschlafstörungen bei nächtlichen Anfällen.

- **Herz-Kreislauf-Erkrankungen:**

– *Herzinsuffizienz:* Durchschlafstörungen durch Husten, Nykturie, Dyspnoe bis zum Lungenödem.

– *Koronare Herzkrankheit:* Durchschlafstörungen durch nächtliche Angina-pectoris-Anfälle.

– *Herzrhythmusstörungen:* Extrasystolen, Pausen, Blockbilder verursachen plötzliche Aufwachvorgänge.

– *Arterielle Hypertonie:* Weckreiz durch Bluthochdruchkrisen (z. B. im REM-Schlaf) und nächtlichen Blutdruckabfall (z. B. Überdosierung von Antihypertonika).

- **Hirnschäden:** Überwiegend Durchschlafstörungen, bei frühkindlichen Hirnschäden bis in das Erwachsenalter hinein, auch bei toxischen, traumatischen oder anderen physikalischen Läsionen des Gehirns.

- **Hirntumoren:** Direkte Störung der Schlaf-Wachregulation oder indirekte Störung durch z. B. Zunahme des Schädelinnendrucks durch Liquorabflußstörungen, Kopfschmerzen, Psychosen oder epileptische Anfälle.

- **Hormonelle Störungen:** Ein- und Durchschlafprobleme, bei Menopause, passager bei Schwangerschaft, menstruellem Syndrom, postpartalem Syndrom.

- **Infektionskrankheiten:** Ein- und Durchschlafstörungen, als Besonderheit in Verbindung mit Tagesschläfrigkeit auftretend, ausgelöst zum Teil durch Atemnot und Fieberzustände.

- **Juckreiz:** Schlafstörung bei Pruritus infolge dermatologischer (z. B. Ekzem), internistischer (z. B. Leberinsuffizienz), neurologischer, (z. B. Polyneuropathie), venerologische (z. B. Syphilis), psychogenen u. a. Faktoren (z. B. Pruritis senilis).

- **Krebserkrankungen:** verminderte Schlafeffizienz und flacher Schlaf bei konsumierenden Prozessen, im Finalstadium auch Hypersomnie.

- **Leberkrankheiten:**

– *Leberzirrhose:* Insomnie, direkt verursacht durch toxische Metaboliten, indirekt durch Juckreiz, auch durch Dyspnoe bei Zwerchfellhochstand. Hypersomnie bei fortgeschrittener Leberzirrhose mit hepatischer Enzephalopathie.

– *Gallensteine:* Ein- und Durchschlafschlafstörungen durch Koliken.

- **Magen-Darm-Erkrankungen:** Ein- und Druchschlafstörungen im allgemeinen in Verbindung mit Schmerzsensationen.

– *Gastritis, Duodenitis und Magen-Darm-Ulzera:* Übelkeit, Durchschlafstörungen und Früherwachen durch Nüchternschmerz v. a. in den frühen Morgenstunden.

- *Refluxösophagitis:* Aufstoßen und Schmerzen, manchmal bei Zwerchfellhernien auftretend.
- *Obstipation:* Schlafstörung durch Völlegefühl, Blähungen.
- *Morbus Crohn, Colitis ulcerosa:* Schlafunterbrechungen durch nächtliche Durchfälle, Abdominalschmerzen.

● **Nierenerkrankungen:**
- *Niereninsuffizienz:* Insomnie, direkt verursacht durch Stoffwechselprodukte, indirekt durch Juckreiz, unruhige Beine und sekundäre Funktionsstörungen fast aller Organsysteme (z. B Polyneuropathie), Besserung durch Dialysebehandlung, die aber ihrerseits Schlafstörungen auslösen kann.
- *Nierensteine:* Einschlafstörungen und abruptes Erwachen bei Nierenkoliken.

● **Meningoenzephalitis:** akut v. a. Hypersomnie, dann chronische Ein- und Durchschlafstörungen z. T. mit Umkehrung des Schlaf-Wach-Rhythmus nach Meningitiden oder Meningoenzephalitiden.

● **Postoperative Syndrome:** Insomnie, auch Hypersomnie und Schlaf-Wach-Rhythmus-Störung infolge Durchgangssyndroms mit hirnorganischem Psychosyndrom, Schmerzen, Exsikkose.

● **Schmerzzustände:** Ein- und Durchschlafstörungen.
- *Internistische Erkrankungen:* pektorale Schmerzen bei Herzerkrankungen (s. oben), abdominelle und Rückenschmerzen auch mit Koliken bei Magen-Darm-Erkrankungen, Nierenerkrankungen.
- *Kopfschmerzen:* symptomatische Kopfschmerzen bei Entzündungen im Nasennebenhöhlenbereich, Zahnläsionen, Augenerkrankungen wie Glaukom, arterieller Hypertonie oder degenerativem HWS-Syndrom, auch primär bei z. B. Migräne (typisches Erwachen mit einer Schmerzattacke), Clusterkopfschmerz, Arteriitis temporalis, Neuralgien (z. B. Trigeminusbereich).
- *Periphere Nervenschäden:* typischer nächtlicher Schmerz bei Karpaltunnelsyndrom, Polyneuropathie unterschiedlicher Genese, Krampussyndrom, Restless-legs-Syndrom, entzündliche oder traumatische Läsion peripherer Nerven, Ischialgie und Lumbalgie bei z. B. Bandscheibenvorfall, Plexusschädigung anderer Art (auch Metastasen, Tumoren).
- *Orthopädische Leiden:* schmerzbedingte Ein- und Durchschlafstörungen bei degenerativen Verschleißerscheinungen von Wirbelsäule und Gelenken, z. B. bei Osteoporose, Arthrose und Arthritis, Fibromyalgiesyndrom, Morbus Bechterew, Haltungsanomalien, Zervikobrachialgien, Tendomyopathie.
- *Stoffwechselerkrankungen:* nächtliche Schmerzattacken bei Hyperurikämie mit Gichtanfällen oder Polyneuropathien (z. B. bei Diabetes mellitus).

Charakteristika. Bei Insomnien infolge einer körperlichen Erkrankung gilt wie bei keiner anderen Insomnieform der Grundsatz: *Diagnostik vor Therapie.* Großzügiger als bei primärer oder psychiatrisch bedingter Insomnie sollte die Indikation zur Polysomnographie gestellt werden; sie ist nahezu immer erforderlich, wenn der Verdacht auf organisch bedingte Schlaferkrankungen besteht, deren

Ausprägung nur in einem Schlaflabor festgestellt werden kann. Dies gilt insbesondere für Sonderformen organisch bedingter Insomnien wie das Schlafapnoesyndrom (s. S. 69) und das Syndrom der periodischen Bewegungen im Schlaf (s. S. 65).

Therapeutische Besonderheiten. Ist die Diagnose gesichert, müssen Insomnien infolge einer körperlichen Erkrankung primär ursachenorientiert therapiert werden. Symptomatische Behandlungsansätze mit Schlafmitteln erfolgen allenfalls ergänzend.

Pragmatisches Vorgehen in der Therapie von Insomnien infolge einer körperlichen Erkrankung

1. Die organische Ursache der Insomnie muß vor Beginn einer symptomatischen Behandlung mit Schlafmitteln bekannt sein („Diagnostik vor Therapie").
2. Bei erheblicher Unsicherheit in der Art oder dem Schweregrad der Störung (z. B. Häufigkeit nächtlicher Atemstillstände) ist eine Überweisung des Patienten in ein Schlaflabor zu empfehlen, eine Schlafmitteltherapie auf jeden Fall verboten.
3. Therapie der körperlichen Grunderkrankung einleiten. *Cave:* Zurückhaltung in der Verwendung von Medikamenten mit schlafstörender Komponente (s. S. 62).
4. Medikamente zur Behandlung der Grunderkrankung unter chronopharmakologischen Gesichtspunkten einsetzen (s. S. 131).
5. Ausschluß von Risikopatienten für eine Schlafmitteltherapie, v. a. mit:
   - ausgeprägter Schlafneigung oder Schlafperioden am Tage (Hypersomnie),
   - Kontraindikationen für das Schlafmittel (v. a. Schlafapnoesyndrom),
   - aktuelle oder in der Vorgeschichte bestehende Substanzabhängigkeit, Mißbrauch oder Sucht.
6. Mögliche Interaktionen zwischen der ursachenorientierten Medikation und Schlafmitteln abklären.
7. Patienten mit akuten, kurzdauernden Erkrankungen (transitorische und Kurzzeitinsomnie, s. S. 46): übliche Abenddosis eines Schlafmittels für maximal 3–4 Wochen verschreiben, Diagnose nach spätestens 14 Tagen überprüfen.
8. Patienten mit chronischen Erkrankungen (s. S. 105): Bei enger ärztlicher Führung und nur unter strenger Indikationsstellung ist eine Langzeitbehandlung mit Benzodiazepinrezeptoragonisten möglich (s. S. 148). Unter besonderer Vorsicht können Medikamente mit geringem oder fehlendem Abhängigkeitspotential verwendet werden (Antidepressiva, Neuroleptika); Cave: spezifische Nebenwirkungen dieser Substanzen im Hinblick auf die organische Erkrankung berücksichtigen! Günstig für die Langzeitbehandlung ist die Intervalltherapie (s. S. 148, 149).

Medikamenteneinnahme

Medikamentös induzierte Insomnien kennt man v. a. von zentral stimulierend wirkenden Präparaten wie *Theophyllin.* Es wird zur Behandlung von Atemwegserkrankungen eingesetzt und verlängert mit zunehmender Dosis die Schlaflatenz, führt zu Aufwachvorgängen, vermindert die Schlafeffizienz und reduziert die Schlaftiefe (Janson et al. 1989). Auch die häufig eingesetzen β-Blocker induzieren Schlaflosigkeit (Brismar et al. 1988; Danchin et al. 1988; Uchiumi et al. 1988) und reduzieren den REM-Schlaf (Kostis u. Rosen 1986). Im Vergleich zu ACE-Hemmern leiden die Patienten subjektiv doppelt so oft unter Durchschlafschwierigkeiten (Dietrich u. Herrmann 1989). Abendliche Dosen dieser Präparate sollten daher möglichst niedrig gewählt werden (Dahlof u. Dimenas 1990).

Auch andere *blutdrucksenkende Medikamente* führen in Einzelfällen zu Schlafstörungen, z. B. Clonidin (welches i. allg. eher sedierend wirkt), Urapidil und Kalziumantagonisten (Rühle 1992). Dies gilt weiterhin für einige Antibiotika (Rahm u. Schacht 1989) und *lipidsenkende Medikamente* (Rühle 1992). Eine Reihe weiterer Medikamente sind für schlafstörende Wirkungen bekannt (Mendelson 1987 a; Kay et al. 1988; Rühle 1992 ; Roth et al. 1988).

Therapeutische Besonderheiten. Nicht immer müssen die schlafstörenden Medikamente abgesetzt werden. Vielfach genügt es, die Hauptdosen von den Abendstunden in den Vormittag zu verlegen, wenn dies von seiten der Grunderkrankung möglich ist.

Häufig angewendete Medikamente mit potentiell schlafstörender Wirkung,

- Antibiotika (z. B. Gyrasehemmer),
- Anticholinergika,
- Antidepressiva, aktivierende (z. B. MAO-Hemmer, Serotoninwiederaufnahmehemmer),
- Antihistaminika
- Antihypertensiva (z. B. β-Blocker, Kalziumantagonisten, ACE-Hemmer, Clonidin, Urapidil),
- Appetitzügler,
- Atemwegspräparate (z. B. Theophyllin),
- Benzodiazepine (bei Hochdosisabhängigkeit),
- Kortikosteroide,
- Diuretika (durch Nykturie),
- Hypnotika mit kurzer Wirkdauer (Reboundphänomen),
- Neuroleptika (durch z. B. Dyskinesien, Parkinsonoid),
- Nootropika mit aktivierender Wirkung,
- Schilddrüsenhormone,
- Sympathomimetika (z. B. in Kreislaufmitteln),
- Zytostatika.

Substanzgebrauch

Alkohol und Drogen. Es ist allgemein bekannt, daß *koffeinhaltige Getränke* schlafstörend wirken. Wenige Menschen wissen, daß *Alkohol* zwar das Einschlafen erleichtert (Lumley et al. 1987), die Schlafkontinuität aber stören, den REM-Schlaf vermindern und die Schlaftiefe verringern kann (ASDC 1979; Mendelson 1987 a; Muraoka et al. 1987; Pokorny 1978; Prinz et al. 1980). Selbst wenn ein befriedigender Schlaf in der ersten Nachthälfte auftritt, stören ein vermehrter REM-Schlaf (im Sinne eines Rebounds) und Wachvorgänge v. a. die zweite Nachthälfte. Regelmäßiger Alkoholkonsum in den Abendstunden kann zu einer alkoholbedingten Schlafstörung führen (ASDA 1990), ohne daß zwangsläufig ein Alkoholmißbrauch vorliegen muß. Eine chronische Zufuhr auch niedriger Alkoholmengen kann passagere nächtliche Entzugssymptome auslösen (ASDA 1990). Die Patienten erwachen abrupt, sind unruhig, schwitzen und klagen über einen trockenen Mund (Johnson et al. 1970; Pokorny 1978). Häufig persistiert die Schlafstörung auch nach Absetzen des Alkohols über Wochen bis Monate (Mossberg et al. 1985; Othmer et al. 1982).

Der akute Gebrauch *illegaler Drogen* wie Heroin oder Morphium vermindert die Schlafdauer, führt zu Aufwachvorgängen und reduziert den Tief- und REM-Schlaf. Unter chronischer Einnahme adaptieren sich diese Veränderungen, die Drogenkonsumenten können ein weitgehend ungestörtes Schlafprofil zeigen (Kay et al. 1969). Auch Marihuana verändert den Schlaf nur wenig (Watson 1989). Demgegenüber führen Amphetamine und Kokain zu einer schweren Insomnie. Nach Entzug kann sich dies wieder normalisieren (Rechtschaffen u. Maron 1964; Watson 1989; Weddington et al. 1990).

Therapeutische Besonderheiten. Chronische Schlafstörungen bei einer aktuellen Abhängigkeits- oder Suchtproblematik stellen eine Indikation zur Entzugsbehandlung dar. Eine Verschreibung von Präparaten zur Schlafverbesserung kann nicht empfohlen werden.

Niedrigdosisabhängigkeit von Hypnotika. Die Einnahme von Schlafmitteln kann zur Ausbildung einer Insomnie führen (ASDA 1990). Dies betrifft vor allem Benzodiazepinhypnotika, Barbiturate, Alkohohlderivate und Antihistaminika. Die Patienten sind über Monate auf ein Präparat eingestellt, welches keine ausreichenden schlafverbessernden Wirkungen mehr zeigt, und zeigen eine Toleranzentwicklung.

Therapeutische Besonderheiten. Nach vorherrschender Meinung von Experten der Schlafmedizin können Patienten, die regelmäßig ihr Schlafmittel benötigen, mit der hypnotischen Wirkung zufrieden sind, bei denen keine Dosissteigerung erforderlich ist und die bei Absetzen mit starker Schlaflosigkeit oder Entzugssymptomatik reagieren (also abhängig sind), mit dem vorhandenen Mittel weiterbehandelt werden (s. S. 148). Bei einem unzureichenden schlafanstoßenden Effekt muß die Medikation umgesetzt oder ausgeschlichen werden (s. S. 150). Dies *muß* langsam erfolgen, da ein abruptes Absetzen des Hypnotikums die Gefahr von Entzugssymptomen oder einer Absetz- (Rebound-)Insomnie (s. S. 64) birgt. Häufig kann der Schlaf des Insomniepatienten durch das Absetzen des Hypnotikums entscheidend verbessert werden (Abb. 5.1 a, b).

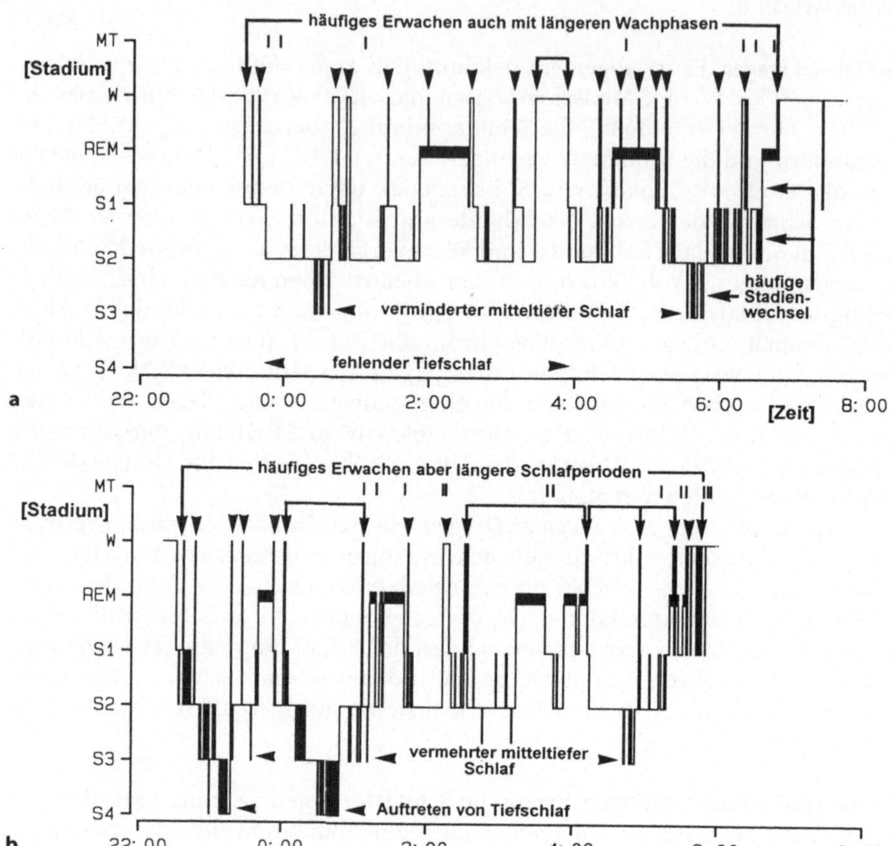

Abb. 5.1 a, b. Schlafprofile von Insomniepatienten mit Benzodiazepin-Niedrigdosisabhängigkeit: **a** 3 Jahre Einnahme von Flunitrazepam, zuletzt 2 mg zur Nacht, Persistenz insomnischer Beschwerden; **b** deutliche Verbesserung des Schlafes nach 6wöchigem stationärem Entzug

Absetz- (Rebound-)Insomnie

Definition. Die Reboundinsomnie beschreibt ein Auftreten insomnischer Beschwerden über das Ausgangsniveau bei abruptem oder zu schnellem Absetzen eines Hypnotikums (s. unten: Leitsymptome; Kales et al. 1983 a, b; Kales u. Scharf 1978).

Ursachen und Charakteristika. Die Schlafqualität sinkt bei den zumeist verwendeten kurz bis mittellang wirksamen Hypnotika für 1–2 Tage unter das Niveau, welches vor der Behandlung vorhanden war (Roehrs et al. 1992). Absetzinsomnien werden v. a. nach längerer Einnahme von Benzodiazepinrezeptoragonisten und bei Toleranzentwicklung beobachtet (Adam u. Oswald 1989; Bixler et al. 1985; Borbély 1986; Gillin et al. 1989; Kales u. Scharf 1978; Kales et al. 1983 a, b; Roehrs et al. 1986). Sie sind bei einer höheren Dosierung (Roehrs et al. 1986, 1990 a, b; Vela-Bueno et al. 1983) und bei Substanzen mit schneller Elimination (Bixler et al. 1985; Kales et al. 1983 b) stärker ausgeprägt. Langwirksame Tranquilizer sind von Reboundphänomenen weitgehend ausgenommen (Kales et al. 1982). Reboundphänomene nehmen mit zunehmender Verabreichungsdauer des Hypnotikums zu (Task Force on Sedative Hypnotics 1992). Insomniepatienten mit einer schweren Insomnie vor Therapie und einem guten medikamentösen Therapieeffekt scheinen mit stärkeren Absetzschlafstörungen zu reagieren (Merlotti et al. 1988). Auch scheinen personenbezogene individuelle Unterschiede im Auftreten von Reboundphänomenen vorhanden zu sein (Roehrs et al. 1992).

Gelegentlich kann der kurze zeitliche Verlauf (Borbély 1986) und eine ausgeprägte Intensität der Beschwerden zu einer Unterscheidung von einem Wiederauftreten der früheren Insomnie führen. In der Praxis kann diese Unterscheidung allerdings schwierig werden. Die Schlafmittelanamnese hilft dann bei der Diagnosestellung.

Leitsymptome der Absetz- (Rebound-)Insomnie

- Erneute Klagen über Ein- oder Durchschlafstörungen bei einem mit Schlafmitteln vorbehandelten Insomniepatienten.
- Auftreten der Erstsymptomatik einen bis mehrere Tage nach Absetzen oder Dosisreduktion eines Hypnotikums.
- Symptombesserung nach Wiederansetzen des Schlafmittels.

Therapeutische Besonderheiten. Durch eine primär niedrige Dosierung der Schlafmittel und ein allmähliches Ausschleichen beim Absetzen der Medikamente läßt sich die Symptomatik lindern und zum Teil sogar verhindern (Greenblatt et al. 1987; Roehrs et al. 1992). Das Absetzen von Hypnotika erleichtern Absetzschemata (s. S. 151). Zur Erleichterung von Absetzproblemen bei Benzodiazepinen (v.a. bei einer Hochdosisabhängigkeit) wurde eine Substitution mit sedierenden Antidepressiva (z. B. Amitryptilin, Mianserin, Trimipramin oder Doxepin) empfohlen. Unter dieser Zusatzmedikation wurde auch nach längerer Einnahme die Dosierung alle 1–2 Wochen um 25% reduziert, ohne dadurch stärkere Probleme zu verursachen (Steinberg et al. 1984 b, 1987).

Wichtige eigenständige Formen organisch bedingter Insomnien

Restless-legs-Syndrom und Syndrom der periodischen Bewegungen im Schlaf

Die *„ruhelosen Beine"* (engl. „restless legs") sind quälende Mißempfindungen in den Beinen, die in Ruhe und typischerweise vor dem Einschlafen auftreten und mit einem intensiven Bewegungsdrang einhergehen (ASDA 1990); 1–5% der Bevölkerung sind davon betroffen (Montplaisir u. Godbout 1989). *Periodische Bewegungen* sind episodenhaft im Schlaf auftretende stereotype Muskelanspannungen mit sekundären Extremitätenbewegungen v.a. der Beine; 15% der Insomniepatienten sind davon betroffen. Sie entsprechen nicht den normalen Einschlafzuckungen eines jeden Menschen. Mit dem Alter nimmt die Störung zu, so daß ein Drittel der über 60jährigen diese Symptomatik zeigt. Beide Syndrome verursachen Insomnien, die periodischen Bewegungen auch Hypersomnien mit nichterholsamem Schlaf und Tagesschläfrigkeit.

Ursachen. „Ruhelose Beine" und periodische Beinbewegungen sind mit großer Wahrscheinlichkeit zeitlich versetzte oder simultan auftretende Erscheinungsformen ein und derselben zentralnervösen Störung. 60% der Patienten mit einem Restless-legs-Syndrom leiden an einer symptomatischen Form. Die Beschwerden finden sich bei 30% der Patienten mit rheumatischer Arthritis und bei 15–20% der Patienten mit Urämie, ebenso bei chronischer Lungenerkrankung sowie Blut- und entzündlichen Muskelerkrankungen. Bei ca. 40% der Restless-legs-Patienten liegen idiopathische oder familiär autosomal-dominant vererbte Formen vor (Clarenbach 1992; Danek u. Pollmächer 1990; Lugaresi et al. 1986). Diffentialdiagnostisch müssen v. a. Polyneuropathien, nächtliche Wadenkrämpfe, Akathisien, Durchblutungsstörungen oder spinale und Wurzelreizsyndrome ausgeschlossen werden.

Für die periodischen Bewegungen wird eine zentralnervöse Störung der retikulären Erregbarkeit (Lugaresi et al. 1986), v. a. aber dopaminerger Zentren im Basalganglienbereich (Danek u. Pollmächer 1990; Staedt et al. 1993, 1994) verantwortlich gemacht. Die Störung tritt gehäuft beim Restless-legs-Syndrom auf, ebenso beim Parkinson-Patienten, häufiger auch bei Patienten mit Urämie, Narkolepsie, Schlafapnoesyndrom (Clarenbach 1992) und bei Einahme anticholinerger Substanzen (z. B. Antidepressiva).

Charakteristika. Die unangenehmen Mißempfindungen der Beine beim Restless-legs-Syndrom sind mit einem kaum zu unterdrückenden Drang, die Beine zu bewegen, verbunden. Die Patienten stehen nachts wiederholt auf, um sich durch Umherlaufen oder Fußbäder kurzfristig Linderung zu verschaffen. Einige leiden unter den Symptomen auch bei längerem Sitzen z. B. im Auto oder im Flugzeug. Bei fast allen Patienten mit „ruhelosen Beinen" finden sich periodische Beinbewegungen, umgekehrt gilt diese Beziehung nicht in jedem Fall. Periodische Beinbewegungen sind wiederholte, stereotyp auftretende tonische Kontraktionen in Muskelgruppen der Extremitäten, die zu einer Zehenextension, einer Bewegung im Sprung- und Kniegelenk sowie selten im Hüftgelenk führen (Coleman 1982; Smith 1985). Den einzelnen Bewegungen folgt meist ein sekundenkurzer Weckvorgang (Abb. 5.2). Dieser kann zum Erwachen des Schlafenden führen, ohne daß dem Patienten die Bewegung selbst bewußt wird. Die Bewegungen dauern i. allg. 0,5–5 s. Um die Diagnose eines Syndroms der periodischen Beinbewegungen zu stellen, müssen mindestens 4 aufeinanderfolgende Bewegungen mit einem Abstand von mindestens 4 und höchstens 90 s auftreten und in der Nacht pro Stunde durchschnittlich 5 mit einem Arousal verbundene Bewegungen vorhanden sein (Coleman 1982). Serien sekundenkurzer Weckreaktionen stören die Schlafkontinuität, mindern den Erholungswert des Schlafes und können so auch eine Hypersomnie mit unwillkürlichem Einschlafen am Tage verursachen (Abb. 5.3).

Leitsymptome der Insomnie beim Restless-legs-Syndrom

- Quälende Mißempfindungen der Beine.
- Intensiver und kaum zu unterdrückender Bewegungsdrang.
- Stereotype Bewegungen der unteren Extremitäten bei sehr häufiger Koinzidenz mit periodischen Bewegungen im Schlaf.

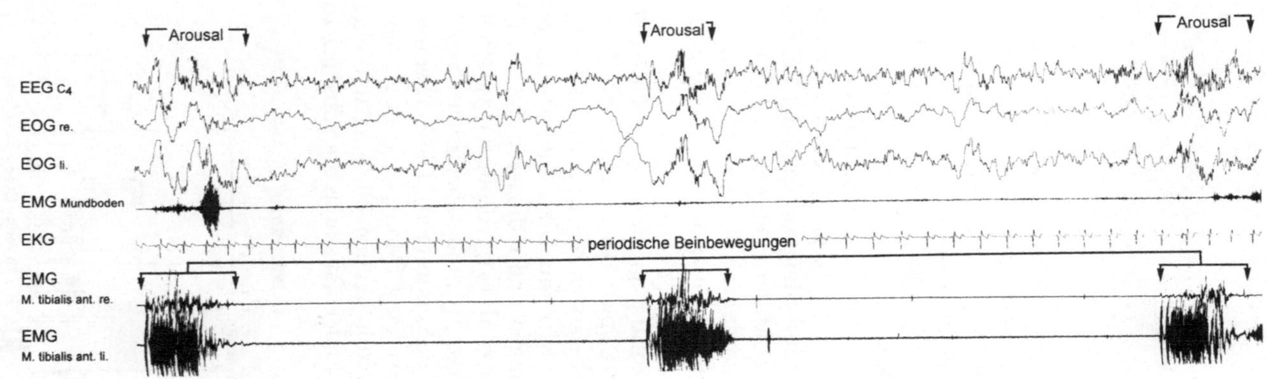

Abb. 5.2. Polysomnographische Aufzeichnung periodischer Beinbewegungen im Schlaf (*EEG* Elektroenzephalogramm, *EOG* Elektrookulogramm, *EMG* Elektromyogramm, *EKG* Elektrokardiogramm)

Leitsymptome der Insomnie beim Syndrom der periodischen Bewegungen

- Stereotype, rhythmisch auftetende Bewegungen der Zehen, der Füße, der Beine, gelegentlich des gesamten Körpers.
- Mißempfindungen und Bewegungsdrang der Beine bei gelegentlicher Koinzidenz mit einem Restless-legs-Syndrom.

Therapeutische Besonderheiten. Ruhelose Beine und periodische Bewegungen lassen sich durch die gleichen Pharmaka positiv beeinflussen. Im wesentlichen gibt es 3 Therapielinien für die pharmakologische Behandlung dieser Erkrankung (Montplaisir et al. 1992). Dazu gehören Benzodiazepinhypnotika wie Temazepam (Mitler et al. 1986), Nitrazepam (Moldowsky et al. 1986) und Clonazepam. Vor allem Clonazepam verbessert die Schlafkontinuität (Montagna et al. 1984; Ohanna et al. 1985), zufriedenstellende Erfolge sind allerdings nur bei wenig mehr als der Hälfte der Patienten zu sehen (Montplaisir et al. 1992). Clonazepam, Temazepam und Triazolam können den Schlaf verbessern, ohne unbedingt die Zahl der Beinbewegungen zu reduzieren (Bonnet u. Arand 1990; Mitler et al. 1980, 1986). Es ist daher eher unwahrscheinlich, daß eine ursachenbezogene Therapieform vorliegt. Benzodiazepine weisen zudem ein Abhängigkeitspotential auf, was bei Langzeiteinnahme berücksichtigt werden muß.

Entsprechend der Hypothese, daß eine Störung mit Beteiligung der Basalganglien vorliegt, ist die nächtliche Gabe von L-Dopa + Benserazid oder L-Dopa + Carbidopa sowie die Kombination dieser Substanzen mit Dopaminagonisten (Bromocriptin, Lisurid, Pergolid) therapeutisch wirksam. Diese Substanzen verbessern den Schlaf, vermindern Mißempfindungen und reduzieren die Anzahl nächtlicher periodischer Bewegungen (Brodeur et al. 1987; Akpinar 1985; Montplaisir et al. 1986; Walters et al. 1988). Eine Langzeitwirkung über 2 Jahre wurde für ruhelose Beine nachgewiesen (von Scheele u. Kempi 1990). Diese Therapieform wird daher von zahlreichen Experten bevorzugt (Montplaisir et al. 1992; Staedt et al. 1994). Aufgrund ihrer über Nacht anhaltenden Wirkung sind eher Retardpräparate dieser Substanzen zu wählen, andernfalls muß die Substanz zu

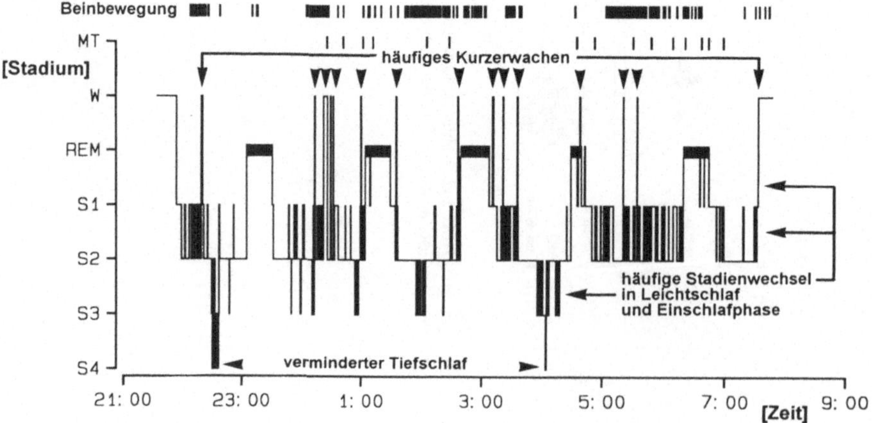

Abb. 5.3. Schlafprofil eines Insomniepatienten mit einem Syndrom der periodischen Beinbewegungen im Schlaf

Schlafbeginn und mitten in der Nacht verabreicht werden. Carbamazepin hat sich ebenfalls als wirksam zur Verbesserung des Schlafes erwiesen (Telstad et al. 1984; Montplaisir et al. 1986), eine Wirkung auf periodische Bewegungen und die damit verbundenen Mikroarousal ist allerdings nicht gesichert (Zucconi et al. 1989). Die Verwendung von Opioiden wie z. B. Morphine, Codein, Polamidon oder Propoxyphene kann trotz der seit langem nachgewiesenen Wirksamkeit (Allen et al. 1990; Ekbom 1960; Hening et al. 1986) aufgrund des hohen Abhängigkeitspotentials nur als Ultimo ratio für Patienten mit schweren und therapieresistenten Störungen empfohlen werden.

> **Pragmatische Therapie der Insomnie beim Restless-legs-Syndrom oder periodischen Bewegungen im Schlaf**
>
> 1. Symptomatische Formen ursachenorientiert behandeln, anticholinerge Medikamente (z. B. Antidepressiva) absetzen.
> 2. L-Dopa Präparat (mit Benserazid oder Carbidopa), am besten in retardierter Form (z. B. Nacom retard, Madopar HBS), beginnend mit 62,5–100 mg zur Nacht, ggf. in Intervallen von 3–5 Tagen steigern bis 250 mg, ggf. auch höher (*Cave:* Nebenwirkungen, z. B. Psychose).
> 3. Bei Therapieresistenz additiv Bromocriptin (z. B. Pravidel) 2,5 mg zur Nacht, ggf. langsam steigern bis 10 mg, unter enger ärztlicher Kontrolle auch höher.
> 4. Alternativ Therapieversuch mit Carbamazepin (z. B. Sirtal, Timonil, Tegretal), 100–200 mg zur Nacht, ggf. steigern bis zum Auftreten von Nebenwirkungen (z. B. Nystagmus der Augen).
> 5. Bei Therapieresistenz Clonazepam (z. B. Rivotril) 0,5 mg zur Nacht, ggf. bis 2 mg steigern, nach wenigen Wochen ausschleichen (*Cave:* Abhängigkeitspotential).
> 6. Nur bei schwerster Symptomatik und Therapieresistenz gegen alle genannten Verfahren: Therapieversuch mit Opioiden, z. B. Polamidon (Methadon).

Schlafapnoesyndrom

Das Schlafapnoesyndrom kennzeichnen Unregelmäßigkeiten der nächtlichen Atemfunktion. Apnoen sind schlafgebundene Atemstillstände. Es können auch Hypopnoen mit einer Verminderung des Atemflusses auftreten. Apnoen und Hypopnoen werden zumeist durch eine Verlegung der oberen Atemwege infolge schlafbedingter Muskelerschlaffung („obstruktiv"), seltener durch Ausbleiben der nervalen Aktivierung der an der Atmung beteiligten Muskelgruppen („zentral") verursacht (Sullivan u. Issa 1985; Bradley et al. 1986; Guilleminault et al. 1987; ASDA 1990). Weniger als durchschnittlich 5 (Guilleminault et al. 1978) bzw. 10 (Lavie 1983) solcher Ereignisse pro Stunde Schlaf gelten überwiegend als unbedenklich. Patienten mit dieser geringen Apnoefrequenz werden dann als krank angesehen, wenn Begleitsymptome am Tage oder Folgeerkrankungen auftreten (s. unten). Schlafapnoesyndrome verursachen überwiegend eine Hypersomnie mit Tagesschläfrigkeit am Tag. Vor allem leichte Formen des Schlafapnoesyndroms können eine Insomnie verursachen. Aufgrund der hohen Prävalenz des Schlafapnoesyndroms von 10 % unter Männern der mittleren Altersgruppe (Peter et al. 1986; Zahorka et al. 1987) und einer erhöhten Morbidität und Mortalität der Betroffenen (He et al. 1988) ist eine Abgrenzung von anderen Insomnieformen unbedingt erforderlich.

Charakteristika. Die Leitsymptome der Erkrankung sind lautes unregelmäßiges Schnarchen, die Beobachtung nächtlicher Atempausen durch den Bettpartner und eine erhöhte Tagesmüdigkeit (bei Vorliegen einer Hypersomnie auch Tagesschläfrigkeit, s. S. 7) (Guilleminault 1989; Peter et al. 1992). Schlafapnoepatienten mit einer Insomnie ändern ihre Lage im Bett häufig und abrupt, sie ringen nach Luft, wachen mit einem plötzlichen Atemzug auf und berichten über den Eindruck zu ersticken. Eine Unterscheidung abrupter Aufwachvorgänge insomnischer Schnarchpatienten von schlafapnoebedingtem Erwachen ist nur durch eine polygraphische Untersuchung des Schlafes im Schlaflabor sicher möglich. Regel-

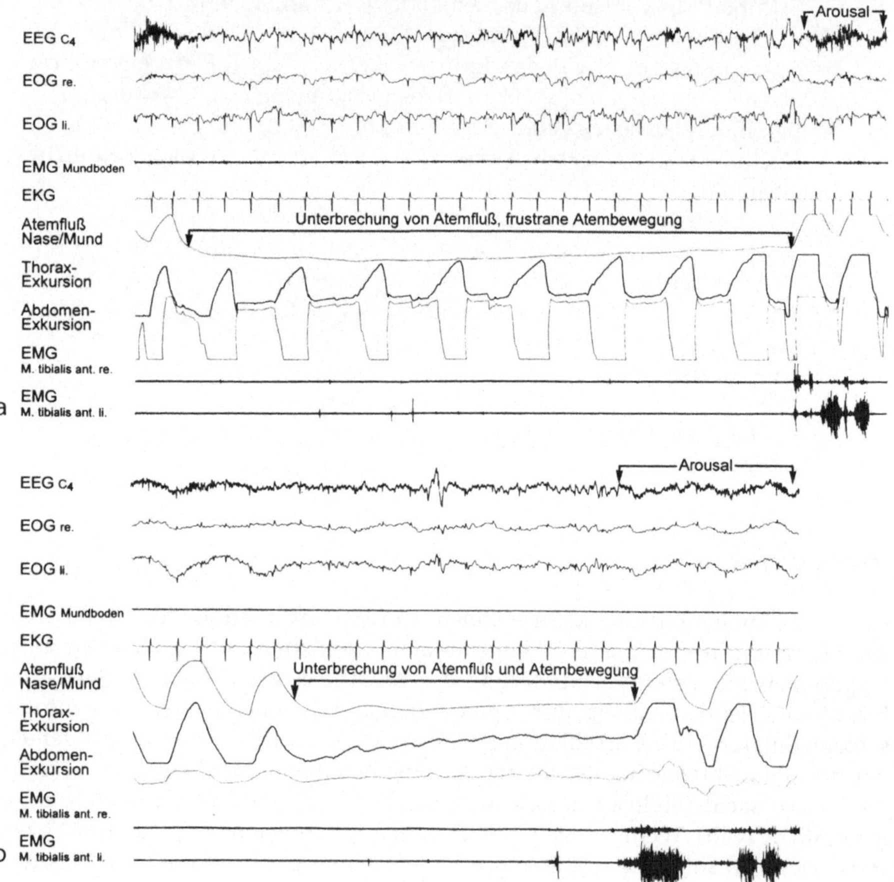

Abb. 5.4 a, b. Polysomnographische Aufzeichnung **a** einer obstruktiven, **b** einer zentralen Schlafapnoe

mäßig am Ende einer Apnoe autretende Weckreaktionen (Arousals), die zum Erwachen des Schlafenden führen, können Durchschlafstörungen verursachen (Abb. 5.4). Die Weckreaktionen dauern nicht selten nur wenige Sekunden und sind dann zu kurz, als daß sie vom Patienten als Erwachen wahrgenommen werden. Serien der kurzen Schlafunterbrechungen können so das Schlafprofil des Patienten zerstören (Abb. 5.5 a) oder den Tiefschlaf vermindern (Abb. 5.5 b) und den Erholungswert des Schlafes so beeinträchtigen, daß eine Hypersomnie mit Tagesschläfrigkeit und den anderen für dieses Syndrom typischen Symptomen entsteht (s. S. 7). Bei einem beginnenden Schlafapnoesyndrom steht selten die Tagesschläfrigkeit im Vordergrund des klinischen Bildes. Vielmehr kennzeichen unspezifische Symptome wie morgendlicher Kopfschmerz, Adynamie, Abgeschlagenheit und Konzentrations- und Leistungsstörungen das Beschwerdebild am Tage. Gefährlich für den Patienten sind v. a. Folgeerkrankungen des Schlafapnoesyndroms, die in erster Linie durch die während einer Apnoe auftretende Hypoxämie verursacht werden sollen. Es treten Herzrhythmusstörungen, eine pulmonale Hypertonie mit Rechtsherzinsuffizienz und eine arterielle Hypertonie

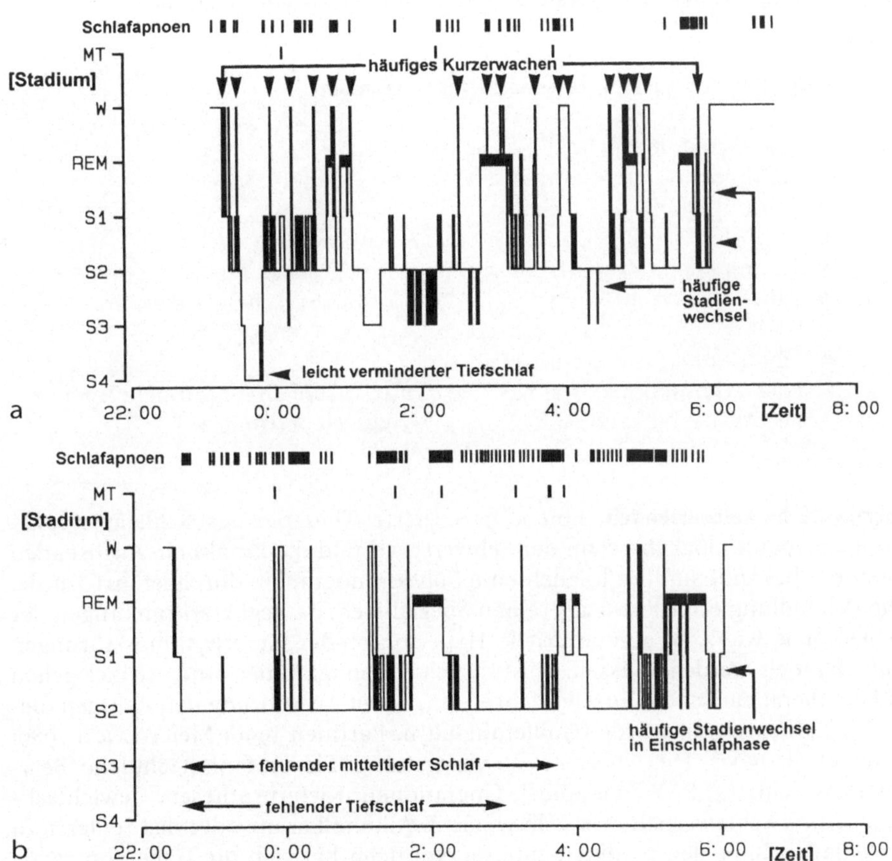

Abb. 5.5 a, b. Schlafprofil eines Patienten mit einem Schlafapnoesyndrom: **a** mit häufigen Stadienwechseln und Kurzerwachen, **b** mit Tiefschlafverlust

auf, ebenso zerebrale Minderdurchblutungen, ein Abbau intellektueller Funktionen, ein Libidoverlust und Potenzstörungen.

Die in Verbindung mit dem Schlafapnoesyndrom stehenden Unregelmäßigkeiten des Herzrhythmus (Guilleminault et al. 1983), können Aufwachvorgänge provozieren. Herzrythmusstörungen können auch unabhängig von Schlafapnoen Ursachen eines nächtlichen Erwachens sein. Als ein eigenständiges Phänomen wurde dies für den *REM-Schlaf-gebundenen Sinusarrest* beschrieben (Guilleminault et al. 1984; Motta u. Guilleminault 1985). Neben dem Schlafapnoesyndrom können weitere schlafbezogene Atmungs- und Herzkreislaufstörungen Ursachen eines nächtlichen Erwachens sein, z. B. *obstruktive Lungenerkrankungen* (Guilleminault et al. 1980; Calverley et al. 1982; Fleetham et al. 1982), *schlafbezogenes Asthma* (Montplaisir et al 1982; Clark 1985; Douglas 1989), nächtlicher Stridor und Laryngospasmus (Kryger et al. 1981; Thorpy u. Aloe 1989) oder *kardiale Ischämien* (Nowlin et al. 1965; Muller et al. 1987). Besteht der Verdacht auf ein Schlafapnoesyndrom, ist vor einer Therapie i. allg. ein polysomnographisches Monitoring von Schlaf, Herz- und Atemfunktion in einem Schlaflabor oder durch ein ambulantes Screeenigmeßsystem (s. S. 37) erforderlich. Die endgültige Diagnosestellung bleibt der Untersuchung im Schlaflabor vorbehalten.

Leitsymptome der Insomnie beim Schlafapnoesyndrom

- Lautes und unregelmäßiges Schnarchen.
- Schlafgebundene Atempausen (Bericht des Bettpartners!).
- Unruhiger und nichterholsamer Schlaf.
- Abruptes Erwachen, zum Teil mit Atemnot.
- Morgendliche Kopfschmerzen und Mundtrockenheit.
- Tagesbeeinträchtigung durch Müdigkeit, Abgeschlagenheit, Konzentrations- und Leistungsschwäche.
- Libido- und Potenzstörungen.
- Folgeerkrankungen wie Herzrhythmusstörungen, pulmonale Hypertonie mit Rechtsherzinsuffizienz, arterielle Hypertonie.

Therapeutische Besonderheiten. Eine differenzierte Therapie des Schlafapnoesyndroms ist dann möglich, wenn der Schweregrad und die krankheitsauslösenden Faktoren bekannt sind, d. h. auch eine Polysomnographie durchgeführt wurde. Die Behandlung erfordert i. allg. einen Spezialisten, da Begleiterkrankungen der Schlafapnoe wie z. B. eine arterielle Hypertonie oder Herzrhythmusstörungen mitbehandelt werden müssen. Ausführliche Monographien und Artikel gehen auf die therapeutischen Einzelverfahren ein, deren Ausführung den Rahmen dieses Buches sprengen würde (Guilleminault u. Partinen 1990; Meier-Ewert 1989; Peter et al. 1992). Die Therapie ist vielgestaltig. Sie umfaßt nächtliche Beatmungssysteme („CPAP-Therapie"), Operationen, Kieferprothesen, Gewichtsabnahme und Schlafverhaltensregeln wie z. B. Alkoholkarenz oder das Schlafen in Seitenlage. Unter den medikamentösen Ansätzen hat sich die Gabe von retardiertem Theophyllin in langsam einschleichenden Dosen bis zu 700 mg bewährt (Mayer et al. 1984; Peter et al. 1987). Eine Hypnotikatherapie kann fatale Folgen haben, denn die muskelrelaxierende und zentraldämpfende Wirkung verstärkt nächtliche Apnoen. Eingreifende Behandlungsverfahren wie die nächtliche Beatmung oder Operationen werden v. a. bei Schlafapnoepatienten mit einer Hypersomnie eingesetzt, die zumeist schwerer erkrankt sind als Patienten mit einer Insomnie. Der praktische Arzt kann unter bestimmten Voraussetzungen einen Behandlungsversuch einleiten. In der Therapie kann pragmatisch vorgegangen werden, wenn neben Atemstillständen Ein- oder Durchschlafstörungen die einzigen Symptome sind, keine apnoetypischen Begleiterkrankungen (z. B. arterielle Hypertonie, Herzrhythmusstörungen) auftreten und keine anderen Herz-, Lungen-, oder Kreislauferkrankungen vorhanden sind.

Pragmatisches Vorgehen bei einer Insomnie infolge eines Schlafapnoesyndroms

1. Hypersomnische Symptomatik ausschließen (Befragung nach unwillkürlichem Einnicken am Tage).
2. Schlafapnoetypische Begleiterkrankungen (Bluthochdruck, Herzrhythmusstörungen) und andere Herz-, Lungen- und Kreislauferkrankungen ausschließen.
3. Bei Vorliegen der unter 1. und 2. genannten Symptome/Erkrankungen: Patienten an einen Schlafspezialisten überweisen, dem Meßsysteme zur Schlafapnoediagnostik zur Verfügung stehen.
4. Bei Adipositas bereits mit längerfristiger Perspektive Gewichtsabnahme auf Normalgewicht anstreben (Diät).
5. Schlafhygienische Maßnahmen anwenden, wie regelmäßige und ausreichende Schlafzeiten und abendliche Alkoholkarenz.
6. Retardierte Theophyllinpräparate (z. B. Theophyllin retard ratiopharm, Duraphyllin retard, Euphyllin CR, Euphyllin retard N) 125–150 mg zur Nacht, ggf. steigern bis 500 mg/Nacht.
7. Seiten- und 30°-Oberkörperhochlage während des Schlafens.
8. Patienten HNO-Arzt und/oder Kieferchirurg vorstellen, bei operationswürdigem anatomischem Befund die Atmungsobstruktion polysomnographisch absichern.
9. Bei bleibender Symptomatik (Ein- oder Durchschlafstörungen und nächtliche Atempausen) nach 14 Tagen konservativer Therapie
- zumindest ambulante technische Apnoediagnostik einleiten (Apnoescreeningsysteme). Patienten mit leichten Störungen in den Aufzeichnungen konservativ weiterbehandeln, solche mit schweren Störungen an Schlafspezialisten verweisen;
- falls kein Apnoescreeeningsystem verfügbar ist, Patienten beim Schlafspezialisten zur Polysomnographie vorstellen.

FAZIT Eine Insomnie kann die Folgeerscheinung zahlreicher körperlicher Erkrankungen, eine Medikamentennebenwirkung bzw. das Ergebnis eines Substanzmißbrauchs oder die Äußerung bestimmter organisch bedingter Schlafstörungen (z. B. eines Schlafapnoesyndroms) sein.

> Vor dem Therapiebeginn, v. a. chronischer Insomnien, müssen organische Ursachen gesichert oder ausgeschlossen werden. Primär wird die Grunderkrankung behandelt, flankierend werden insomniebezogene Maßnahmen eingesetzt.

Insomnie im Rahmen einer anderen psychischen Störung

Diese Krankheitsgruppe umfaßt Patienten, deren Insomnie in Verbindung mit einer anderen psychiatrischen Erkrankung auftritt (APA 1987).

Ursachen. 31–35% aller Insomnien liegen psychiatrische Erkrankungen zugrunde. Weitere 7–12% der Insomnien sind im Zusammenhang mit der Einnahme psychotroper Substanzen zu sehen (Coleman et al. 1982; Coleman 1983; Jacobs et al. 1988). Etwa 70% der psychiatrisch kranken Patienten klagen über Schlafstörungen, überwiegend über Insomnien (Dilling 1985; Gnirss et al. 1978; Rudolf 1985). Bei diesen Patienten stellt die Insomnie zumeist ein Symptom oder eine Zusatzdiagnose dar (APA 1987). Diesen Zusammenhang zwischen psychischer Erkrankung und Insomnie unterstreicht, daß mehr als 80% der Patienten mit schweren Insomnien eine diagnosewürdige psychische Störung nach den Kriterien der DSM-III-R-Klassifikation aufweisen sollen (Hermann-Maurer et al. 1990; Tan et al. 1984).

Zahlreiche psychiatrische Erkrankungen verursachen Insomnien (Nofzinger et al. 1993; Gierz et al. 1987; Soldatos et al. 1987; Benca et al. 1992; Vogel et al. 1989; Kupfer u. Reynolds 1992). Patienten mit *affektiven Psychosen*, d. h. Depressionen und Manien (Gillin et al. 1984; Hudson et al. 1988; Linkowski et al. 1986; Reynolds u. Kupfer 1987; Reynolds 1989) oder mit Psychosen des *schizophrenen Formenkreises* (Ganguli et al. 1987; Zarcone 1989) und v. a. Patienten mit *psychogen-psychoreaktiven* Erkrankungen sind die häufigsten Symptomträger (APA 1987; ASDC 1979; Hermann-Maurer et al. 1990; Rudolf 1985; Tan et al. 1984). Insomnische Beschwerden treten außerdem gehäuft bei *Angsterkrankungen* (Dube et al. 1986; Hauri et al. 1989; Sussman 1988), *Zwangserkrankungen* (Insel et al. 1982; Rapaport et al. 1981) und *Eßstörungen* auf (Levy et al. 1988; Walsh et al. 1985) (Tabelle 5.3). Insomnien bei *Mißbrauch oder Abhängigkeit von Substanzen* (Drogen, Alkohol) lassen sich auch den psychiatrisch bedingten Insomnien zurechnen, werden hier in Anlehnung an DSM-III-R jedoch unter den körperlich begründbaren Insomnien abgehandelt (s. S. 63). Die psychogen-psychoreaktive Insomnie ist eine Insomnie, die man der Gruppe der Insomnien im Rahmen einer anderen psychischen Störung zuordnen, aber auch unabhängig davon als eigenständige Insomnie sehen kann (s. S. 84).

Charakeristika. Insomnien im Rahmen einer anderen psychischen Störung zeigen vielfältige Veränderungen im Schlafablauf (siehe auch Nofzinger et al. 1993). Die einzelnen Veränderungen werden in den Kapiteln der Erkrankungen beschrieben.

**Leitsymptome (nach APA 1987) der häufigsten Insomnien
im Rahmen einer anderen psychischen Störung**

- **Depression:** Depressive Verstimmung, Verlust an Interesse, verminderte Freude an Aktivitäten, Gewichtsverlust oder -zunahme, psychomotorische Unruheoder Hemmung, Gefühl der Wertlosigkeit, Schuldgefühle, eingeschränktes Denkvermögen, Entscheidungsunfähigkeit, Todesgedanken oder Suizidideen.
- **Manie:** Abnorm gehobene, expansive oder reizbare Stimmung, gesteigertes Selbstwertgefühl, Größenideen, Redseligkeit, Ideenflucht, Gedankenjagen, Ablenkbarkeit, Aktivitätssteigerung, psychomotorische Unruhe, ausufernde Aktivitäten mit negativer Konsequenz (sexuelle Indiskretion, törichte geschäftliche Aktivitäten).
- **Schizophrenie:** Wahn, Halluzinationen (v.a. akustisch), Zerfahrenheit, Denkstörung, Assoziationen, katatones Verhalten (Stupor, Negativismus, Rigidät, Erregung, Stereotypien), Autismus, flacher und inadäquater Affekt, Leistungsverfall in Arbeit, Beziehung und Selbstständigkeit.
- **Angststörung:** Unrealistische oder übertriebene Angst oder Besorgnis bezüglich bestimmter Lebensumstände, Verbindung mit motorischer Spannung, vegetativer Überregbarkeit, Hypervigilität oder erhöhter Aufmerksamkeit; Panikattacken (mit Atemnot, Dyspnoe, Gefühl der Unsicherheit oder Benommenheitsgefühl, Palpitationen, Tachykardie, Zittern, Beben, Schwitzen, Erstickungsgefühle, Übelkeit, abdominelle Beschwerden, Depersonalisation, Derealisation, Parästhesien, Hitzewallungen, Kälteschauer, Furcht zu sterben oder verrückt zu werden, Angst vor Kontrollverlust), Phobie (z.B. Soziophobie, Agoraphobie), Vermeidungsverhalten von Situationen die Angst auslösen, Zwangshandlungen oder Zwangsgedanken.
- **Eßstörung:** Anorexia nervosa mit Gewichtsverlust, Angst vor Gewichtszunahme, Störung der Körperwahrnehmung hinsichtlich Gewicht, Größe oder Form, Aussetzen von Menstruationszyklen, ungewöhnliche Eßgewohnheiten (exzessive Diät), Erbrechen, Laxantienabusus.
- **Demenz:** Störungen von Gedächtnis, des abstrakten Denkens und Urteilsvermögens, Verwirrtheit, Persönlichkeitsveränderungen, Störungen höherer kortikaler Funktionen (z.B. Aphasie, Apraxie, Agnosie). Beeinträchtigung von Arbeit, sozialer Alltagsaktivitäten oder persönlicher Beziehungen.

**Häufige Veränderungen des Schlafmusters bei Insomnien
im Rahmen einer anderen psychischen Störung.**

- **Depression:** Durchschlafstörungen, Früherwachen, auch Einschlafstörungen, verminderter Tiefschlaf, verkürzte REM-Schlaf-Latenz, erhöhte REM-Dichte, selten hypersomnische Zustände.

- **Manie:** Ein- und Durchschlafstörungen, erheblich verkürzte Gesamt-schlafzeit.
- **Schizophrenie:** große Variabilität der Schlafkontinuität, Ein- und Durch-schlafstörungen, verminderter Tiefschlaf.
- **Angststörungen:** Einschlafstörungen, Durchschlafstörungen, verminderte Gesamtschlafzeit, nächtliches Angsterwachen (Panikattacke), auch ab-norm tiefer Schlaf (posttraumatische Belastungsstörung).
- **Eßstörungen:** keine charakteristischen Schlafanomalien.
- **Demenz:** abendliche („Sundown" Syndrom) und nächtliche Erregungs-zustände, Unterbrechungen der Schlafkontinuität, polyphasisches Schlaf-Wach-Muster mit Tages- und Nachtschlaf, Phasenverschiebung des Schlafes.

Therapeutische Besonderheiten. Die Behandlung der Grunderkrankung verbessert den Schlaf. Dieses selbstverständliche Therapieprinzip wird gern aus den Augen verloren, wenn die psychiatrische Grunderkrankung hinter einer massiven Insomnie versteckt bleibt. Vor allem leichte Depressionen und Angsterkrankungen werden übersehen, wenn die Schlafstörungen im Vordergrund steht.

Affektive Erkrankungen (Depression, Manie)

Schlafstörungen stellen das häufigste Initialsymptom depressiver Erkrankungen dar (Demel et al. 1980). Bei klinisch behandlungsbedürftigen Depressionen besteht fast ausnahmslos eine Schlafstörung (Gillin et al. 1984), bei etwa 80–90% eine Insomnie, bei 10–20% eine Hypersomnie (Garvey et al. 1984; Hawkins et al. 1985).

Ursachen und Charakteristika. Der Schlaf *depressiver Patienten* ist in seinem Ablauf und in der Struktur charakteristisch verändert (Berger u. Steiger 1992; Gillin et al 1984; Reynolds u. Kupfer 1987). Die Patienten schlafen schlecht ein und erwachen häufiger. Wiedereinschlafstörungen mit einem Stimmungstief in den frühen Morgenstunden gelten als typisch für schwere Depressionen (Haider 1968; Hauri et al. 1974) und werden gern als diagnostisches Kriterium für eine Depression verwendet. Der REM-Schlaf tritt im Schlafablauf früher als bei Gesunden auf, ist verlängert, und die Anzahl schneller Augenbewegungen („REMs") ist erhöht. Der Hauptteil des Tiefschlafs tritt dementsprechend verspätet auf (Kupfer et al. 1986 b, 1990) (Abb. 5.6). Widersprüchlich sind die Befunde zu der Frage, ob Depressive weniger tief schlafen als Gesunde (Reynolds u. Kupfer 1987; Lauer et al. 1989).

Auch *manische Patienten* können ausgeprägte Ein- und Durchschlafstörungen haben (Linkowski et al. 1986). Vor allem während akuter Manien mit starker Antriebssteigerung können mehrere schlaflose Nächte in Serie vorkommen. Die Daten zum REM-Schlaf sind widersprüchlich (Berger et al. 1990; Hudson et al. 1988; Linkowski et al. 1986), da Manien wesentlich seltener als Depressionen untersucht wurden.

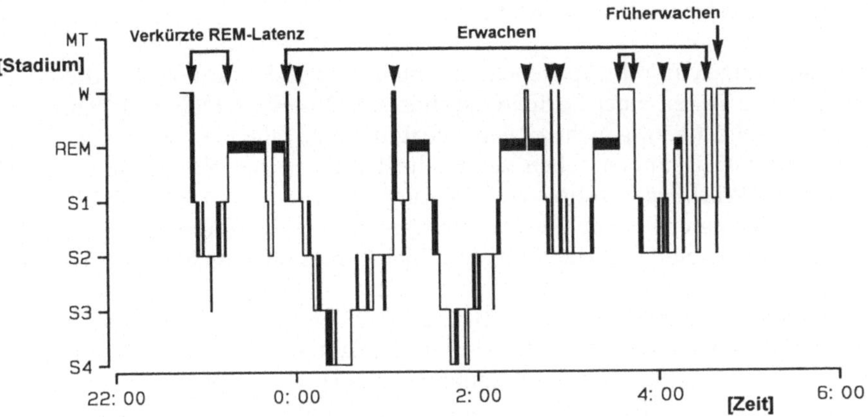

Abb. 5.6. Schlafprofil einses Insomniepatienten mit einer Depression

Dem rhythmischen Wechsel von REM- und NREM-Schlaf wird eine reziproke Interaktion von cholinergen einerseits und noradrenergen und serotonergen Neuronen andererseits zugrunde gelegt (Hobson et al. 1986). Die Desinhibition des REM-Schlafes beim Depressiven wird daher als eine Störung der zentralnervösen aminerg-cholinergen Transmitterbalance (Janowsky et al. 1972) mit einem relativen Überwiegen der cholinergen Aktivität verstanden (Berger 1987; McCarley 1982). Auch werden eine Phasenverschiebung innerer Uhren (Wehr et al. 1979; Wehr u. Wirz-Justice 1981) und Veränderungen homöostatischer Schlafanteile (Borbély 1984 c) als Ursachen diskutiert.

Therapeutische Besonderheiten. Bei Schlafstörungen im Rahmen einer Depression sind sedierende Antidepressiva wie z. B. Amitriptylin, Doxepin oder Trimipramin mit einer Betonung der abendlichen Dosis das Mittel der ersten Wahl (s. S. 167). Diese Antidepressiva wirken nicht nur schlafverbessernd, sondern noch am folgenden Tag stimmungsaufhellend, angstlösend und beruhigend. Deshalb können auch Schlafgestörte mit psychogen-psychoreaktiven oder psychophysiologischen Insomnien und einer ängstlichen oder depressiven Begleitsymptomatik davon profitieren (Hippius u. Rüther 1977). Bei depressiven Patienten bessert sich die Schlafstörung mit leichter zeitlicher Verzögerung auch durch nichtsedierende Antidepressiva, z.B. aus der Gruppe der Serotoninwiederaufnahmehemmer. Allerdings kann es dann notwendig werden, den Zeitraum bis zu einer Schlafverbesserung mit Schlafmitteln aus der Gruppe der Benzodiazepine (s. S. 156) oder neuen Nichtbenzodiazepinhypnotika (Cyclopyrrolone, Imidazopyridine; s. S. 164) zu überbrücken (Rüther u. Hajak 1991).

Manische Patienten mit Insomnien sollten nicht mit klassischen Schlafmitteln, sondern mit antipsychotisch wirkenden Substanzen, d. h. vor allem Neuroleptika behandelt werden. Bei ausgeprägten nächtlichen Unruhezuständen können neben hochpotenten Neuroleptika (z. B. Haloperidol, Fluphenazin) zusätzlich niederpotente Neuroleptika mit starker sedierender Komponente (z. B. Levomepromazin; s. S. 172) eingesetzt werden.

Schizophrenie und schizoaffektive Psychose

Untersuchungen an schizophrenen Patienten deuten darauf hin, daß diese Patienten in den Zeiten einer floriden Psychose regelmäßig schlafgestört sind. Eine Insomnie gehört häufig nicht zu den sofort ins Auge fallenden Symptomen einer Schizophrenie. Dennoch geben zahlreiche Patienten bei Nachfrage an, durch nächtliches Wachliegen gestört zu sein. Auch umgekehrt verbirgt sich hinter den Beschwerden einer Insomnie unter Umständen eine Schizophrenie, deren Symptome (z. B. Wahn, Halluzinationen) auf den ersten Blick nicht erkennbar sind.

Ursachen und Charakteristika. Der Schlaf des Schizophrenen weist eine gestörte Schlafkontinuität, eine reduzierte Gesamtschlafzeit und einen verminderten Tiefschlaf auf (Feinberg u. Hiatt 1978; Ganguli et al. 1987; Kempenaers et al. 1988; Zarcone et al. 1987; Hiatt et al. 1985; Keshavan et al. 1990). Weniger konsistent sind Befunde veränderten REM-Schlafes, v. a. verkürzter REM-Schlaf-Latenzen (Benca et al. 1993; Nofzinger et al. 1993). Die REM-Schlaf Veränderungen sollen dabei mit der Negativsymptomatik positiv korrelieren (Tandon et al. 1988, 1992) und auf einer gegenregulatorischen Erhöhung der cholinergen Rezeptoraktivität oder einer Supersensitivität muskarinischer Rezeptoren beruhen (Tandon u. Greden 1989). Langzeitstudien zum Schlaf Schizophrener zeigen eine bemerkenswerte Variabilität des Schlafes im Verlauf ihrer psychotischen Episoden (Kupfer et al. 1970). Zum Schlaf schizoaffektiver Patienten liegen wenige Studien vor, die v. a. über verkürzte REM-Latenzen berichten (Reich et al. 1975; Zarcone et al. 1987).

Therapeutische Besonderheiten. Antipsychotisch wirkende Substanzen, d. h. Neuroleptika, sind die Mittel der ersten Wahl. Ähnlich der Behandlung manischer Patienten können bei starken Schlafstörungen neben hochpotenten, überwiegend antipsychotisch wirkenden Neuroleptika (z. B. Haloperidol, Fluphenazin) zusätzlich niederpotente Neuroleptika mit ausgeprägter sedierender Komponente (z. B. Levomepromazin) eingesetzt werden. Sehr gut sedierend wirkt Clozapin. Dieses atypische Neuroleptikum ist aufgrund gefährlicher Nebenwirkungen ein Mittel der zweiten Wahl und darf nur unter besonderen Vorsichtsmaßnahmen eingesetzt werden (s. S. 172).

Angststörungen

Es besteht ein Zusammenhang zwischen Angst und gestörtem Schlaf. In testpsychologischen Untersuchungen von gesunden Studenten (Blankstein et al. 1990) und Normalpersonen einer mittleren Bildungsstufe (McCann u. Stewin 1987) war der Grad meßbarer Ängstlichkeit negativ mit der Schlaflänge bzw. positiv mit dem Ausmaß von Schlafproblemen korreliert. Selbst wenn einzelne Autoren normale Schlafzeiten bei Angstpatienten messen konnten, lag eine negative Korrelation zwischen der Selbstbeurteilung der Angstintensität und der Schlafdauer vor (Uhde et al. 1984). Vor diesem Hintergrund ist es nicht verwunderlich, daß zahlreiche Patienten mit Angsterkrankungen an Ein-, v. a. aber an Durchschlafstörungen leiden (Hajak u. Bandelow 1993). Angststörungen, die zur einer Insomnie führen können, sind v. a. die Panikstörung, die generalisierte Angststörung und die posttraumatische Belastungsstörung.

Charakteristika. Es wurde bei zahlreichen Untersuchungen im Schlaflabor gesichert, daß Angstpatienten länger als Gesunde zum Einschlafen brauchen und eine geringere Schlafeffizienz aufweisen. Dies gilt für Patienten mit *Panikstörungen* (Munby et al. 1980; Uhde et al. 1984; Hauri et al. 1989; Mellman u. Uhde 1989 b; Pecknold u. Luthe 1990), *generalisierter Angststörung* (Akiskal 1983; Rosa et al. 1983; Reynolds et al. 1983) und *posttraumatischer Belastungsstörung* (Schlossberg u. Benjamin 1978; Lavie et al. 1979; Kramer u. Kinney 1988). Andererseits kann angstbesetztes Erleben direkt im Schlaf auftreten und den Schlafenden wecken. Man beobachtet dies v. a. bei *Panikstörungen* (Uhde et al. 1984; Mellman u. Uhde 1989 a, b, 1990). Mehr als die Hälfte aller Panikpatienten erleidet Attacken während des Schlafes (Uhde et al. 1984; Hauri et al 1985; Mellman u. Uhde 1989 a, 1990). Die häufigsten Symptome nächtlicher Panikattacken sind Palpitationen, die von Atemnot, Schwindelgefühl, Erröten, Zittern und Schwitzen begleitet werden (Mellman u. Uhde 1989 b, 1990). Nächtliche Panikattacken stören erstaunlicherweise bei vielen Patienten die Schlafstruktur verhältnismäßig wenig. Zwar sind Einschlaflatenz und Schlafeffizienz bei Panikpatienten schlechter als bei Gesunden, die Gesamtschlafzeit, die Anzahl der Aufwachvorgänge und die Anteile der einzelnen Schlafstadien entsprechen jedoch weitgehend dem von gesunden Schläfern (Munby et al. 1980; Uhde et al. 1984; Hauri et al. 1989; Pecknold u. Luthe 1990; Abb. 5.7).

Patienten mit *generalisierter Angststörung* leiden mehr oder weniger ständig unter unrealistischer oder übertriebener Angst, verbunden mit Anspannung, Reizbarkeit, Unruhe und den physiologischen Korrelaten der Angst. Dieser Zustand überträgt sich auf den Schlafablauf, der neben einer verlängerten Einschlafzeit und verminderten Schlafeffizienz vermehrt Aufwachvorgänge und einen Verlust an Tiefschlaf aufweist (Rosa et al. 1983; Reynolds et al. 1983). Patienten mit einer *posttraumatischem Belastungsstörung* zeigen im Vergleich zu den beschriebenen Syndromen ein buntes Bild. Alptraumerwachen, Schreckhaftigkeit, ein Erstarren der Reagibilität auf Umweltanforderungen, Konzentrationsbeschwerden und Agressionsausbrüche kennzeichnen das klinische Syndrom. Es entwickelt sich nach einem psychisch traumatisierenden Ereignis, das außerhalb der üblichen menschlichen Erfahrung liegt (z. B. Kriegserlebnisse, Naturkata-

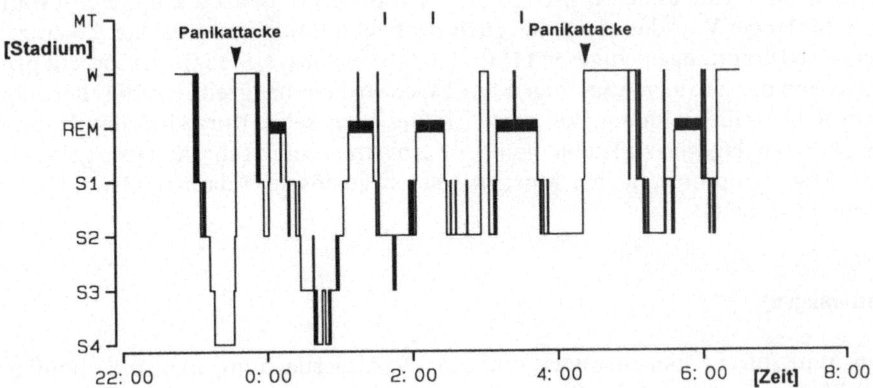

Abb. 5.7. Schlafprofil eines Insomniepatienten mit Panikstörung

strophen, Vergewaltigung, Folterung) (APA 1987; Dreßing u. Berger 1991). Zahlreiche Untersuchungen bestätigen das Auftreten von Ein- und Durchschlafstörungen bei diesen Patienten (Lavie et al. 1979; Hefez et al. 1987; Schlossberg u. Benjamin 1987; Kramer u. Kinney 1988; Lavie u. Kaminer 1989). Die Patienten entwickeln trotz ihrer Schlafstörungen auffallend viel Tiefschlaf und weisen sogar eine erhöhte Weckschwelle für Weckreize auf (Schoen et al. 1984; Dagan et al. 1991). Der REM-Schlaf Angsterkrankter ist normal (Roth u. Mountjoy 1982; Reynolds et al. 1983; Akiskal et al. 1983, 1984; Dube et al. 1985, 1986). Auch *Zwangstörungen* (APA 1987) können den Schlaf verschlechtern (Walsleben et al. 1990; Hohagu et al. 1994). Es ist allerdings umstritten, ob sie wie Depressionen die REM-Latenzen verkürzen (Insel at al. 1982; Gaillard et al. 1984). Bei Patienten mit *isolierten sozialen Phobien* beeinflußt angstbesetztes Erleben den Schlaf nicht (Uhde et al. 1991).

Therapeutische Besonderheiten. Die Behandlung der Grunderkrankung steht im Vordergrund. Dabei haben sich v. a. *verhaltenstherapeutische Verfahren* und *Psychopharmaka* als erfolgreich erwiesen (Bandelow u. Rüther 1992; Bandelow et al., im Druck). Der Beginn einer Therapie angstbesetzter Aufwachvorgänge erfordert den differentialdiagnostischen Ausschluß organischer Erkrankungen wie z. B. von Herzrhythmusstörungen oder Schlafapnoen. Patienten mit chronischen oder therapieresistenten nächtlichen Angstsyndromen sollten daher vor einer Therapie einer ausführlichen organischen Diagnostik, ggf. unter Einbeziehung eines Schlaflabors, zugeführt werden. Nach einem Erwachen auftretende Symptome wie beispielweise Beklemmungsgefühle in der Brust, Atemnot oder Herzrasen dürfen andererseits nicht isoliert als Anzeichen organischer Erkrankungen verstanden und so behandelt werden.

Die Behandlung von Angstpatienten muß bei Anwendung *psychotherapeutischer Verfahren* zum Abbau abendlicher Ängste, nächtlichen angstbesetztem Wachliegens und von Ängsten vor dem nächsten Tag führen. Die in der Insomnietherapie verwendeten verhaltenstherapeutischen Techniken (s. S. 114) können abends erfolgreich eingesetzt werden. Für die medikamentöse Behandlung bieten sich Antidepressiva mit sedierender Komponente an (s. S. 167). Für diese Präparate wurden zum einen anxiolytische Wirkungen nachgewiesen (Bandelow u. Rüther 1992), zum anderen wirken sie schlaffördernd. Benzodiazepine mit mittlerer bis langer Wirkdauer werden auch zur Behandlung insomnischer Störungen bei Ansterkrankungen eingesetzt (Lund u. Rüther 1984; s. S. 162). Der Patient profitiert von der Anxiolyse am folgenden Tage, wird bei Langzeittherapie allerdings dem Risiko einer Abhängigkeitsentwicklung ausgesetzt. Kurzwirksame Hypnotika können dagegen zu Problemen beim Angstpatienten führen, da sie gelegentlich Angstsymptome in den Morgenstunden auslösen (Adam u. Oswald 1989; Moon et al. 1985).

Eßstörungen

Ein- und Durchschlafstörungen und eine Schlafverflachung sieht man häufiger bei Eßstörungen, v. a. der *Anorexia nervosa* (Levy et al. 1987; Neil et al. 1980; Lauer et al. 1989). Bei dieser Erkrankung wurden auch verkürzte REM-Latenzen gefunden, was möglicherweise auf eine gleichzeitige depressive Verstimmung zurückzuführen ist (Katz et al. 1984; Neil et al. 1980; Walsh et al. 1985). Der Schlaf bulimischer Patienten ist demgegenüber ungestört (Hudson et al. 1987; Levy et al. 1987; Walsh et al. 1985). Die Therapie zielt auf die Grundstörung und besteht hauptsächlich in Psychotherapie durch einen kompetenten Fachmann. Die Verabreichung von Schlafmitteln zur Behandlung sekundärer Schlafstörungen ist bei Eßgestörten zu vermeiden.

Demenz

Demenzen sind gekennzeichnet durch *Störungen des Gedächtnisses und der Orientierung*. Das abstrakte Denken und das Urteilsvermögen sind beeinträchtigt, es treten Persönlichkeitsveränderungen und Störungen höherer kortikaler Funktionen auf (z. B. Aphasie, Apraxie, Agnosie; vgl. APA 1987). Im fortgeschrittenen Stadium sind Schlafstörungen typische Symptome einer Demenz. Diese Schlafstörungen sind ein Hauptkriterium für die Heimunterbringung von Patienten mit einer senilen Demenz durch ihre Angehörigen (Rabins et al. 1982).

Ursachen und Charakteristika. Bereits die Akzentuierung der im physiologischen Alterungsprozeß auftretenden Veränderungen des Schlafmusters (s. S. 13) kann zu Ein- und Durchschlafstörungen im Sinne einer Insomnie führen. Eine Entwicklung dieser Art findet sich bei altersbedingten hirnorganischen Prozessen, wie sie v. a. die senile Demenz vom Alzheimer-Typ darstellt. Sie ist unter der Vielzahl der Ursachen einer Hirnleistungsschwäche im Alter mit 70% die häufigste Form, gefolgt von der Multiinfarktdemenz. Beide Formen der Demenz und Mischsyndrome aus beiden machen ca. 90% aller senilen Demenzen aus. Schon zu Beginn der Erkrankung ist der Tiefschlaf verringert, der Schlaf ist fragmentiert und durch häufige Aufwachvorgänge unterbrochen (Feinberg et al. 1967; Allen et al. 1983, 1987; Vitiello u. Prinz 1989; Prinz et al. 1982). Die für die Patienten charakteristischen Ein- und Durchschlafstörungen mit nächtlichen Verwirrtheits-, Erregungs- und Unruhezuständen sowie Schläfrigkeit tagsüber (Prinz u. Raskind 1978) spiegeln eine mit zunehmender Krankheitsprogression auftretende Destruktion des Schlaf-Wach-Rhythmus wider. Ein arrhythmisches Muster von Schlafperioden und Wachphasen findet sich dann v. a. bei schwer dementen „institutionalisierten" Patienten (Prinz et al. 1982; Jacobs et al. 1989; Allen et al. 1983, 1987; Vitiello u. Prinz 1989). Die bei Dementen beschriebene vollständige Tag-Nacht-Umkehr hat sich in neueren Untersuchungen nicht bestätigt (Abb. 5.8). Das Aktivitätsprofil der Patienten über 24 h ist gegenüber nichtdementen älteren Menschen abgeflacht, doch ist ein 24-h-Aktivitätsprofil mit der Hauptaktivität am Tag und und weniger Aktivität in der Nacht auch bei ihnen zu erkennen (Allen et al. 1987).

Die offensichtliche *Abnahme der zirkadianen Rhythmizität* bei senilen Demenzen vom Alzheimer-Typ findet ihr neuroanatomisches Korrelat in der vorwiegend cholinergen Degeneration im Bereich des Nucleus suprachiasmaticus (Swaab et al. 1985), einem Kernareal, welches als maßgebliches Organ biologischer Uhren angesehen wird. Auswirkungen auf autonome Prozesse der Schlaf-Wach-Regulation sind die Folge. So ist die vom internen Schrittmacher und ex-

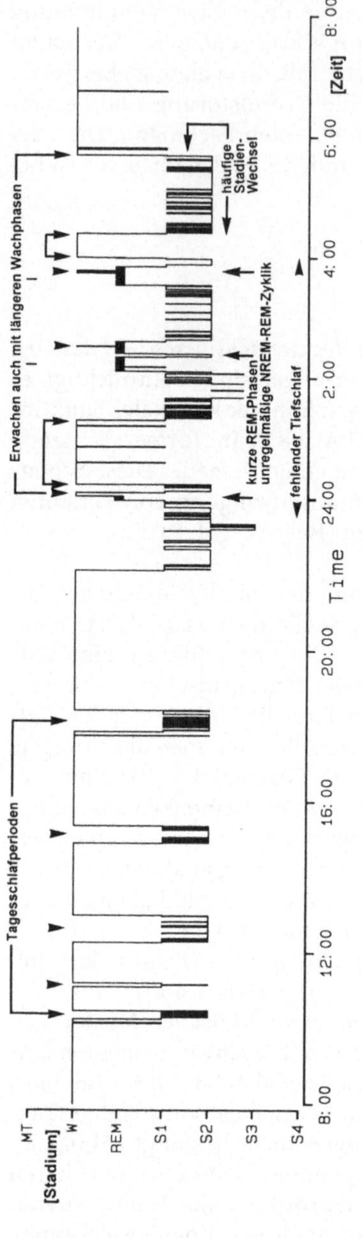

Abb. 5.8. Tag-/Nachtschlafprofil eines Insomniepatienten mit Demenz

ternen Signalen (v. a. Licht) gesteuerte Sekretion des Epiphysenhormons Melatonin bei degenerativen Demenzen (Sandyk 1990) und auch bei chronischen Insomnien (Hajak et al. eingereicht) abgesenkt. Melatonin ist ein Indikator der Hell-dunkel-Adaption (Brainard et al. 1988) hat eine sedierende Wirkung (Waldhauser et al. 1990), vermittelt den schlafanstoßenden Effekt serotonerg wirkender Pharmaka (Hajak et al. 1991) und moduliert neuroendokrine Prozesse (Reiter 1991). Veränderte Plasmaspiegel des Melatonins sind damit möglicherweise ein

Marker der gestörten Tag-Nacht-Rhythmik von Dementen. Eine Reduktion des schlafmodulierenden „delta-sleep-inducing-peptide" bei Alzheimer-Patienten (Minthon et al. 1990) könnte zudem die Beeinträchtigung des Tiefschlafs bei diesem Krankheitsbild erklären. Auch findet sich bei Alzheimer-Patienten eine Phasenvorverlegung der für die Schlafregulation bedeutsamen Körpertemperatur (Weitzman et al. 1982; Zepelin u. McDonald 1987). Die gestörte Temperaturregulation (Szymosiak u. Satinoff 1985) oder auch Anzeichen einer autonomen sympathischen kardialen Dysfunktion bei senilen Demenzen (Franceschi et al. 1986) sind Hinweise dafür, daß insomnische Beschwerden bei diesen Patienten die Folge tiefgreifender biologischer Veränderungen sind.

Therapeutische Besonderheiten. Bei der Therapie sind v. a. die erhöhte Inzidenz organischer Ursachen, vor allem von Schlafapnoensyndromen (Reynolds et al. 1985) (s. S. 69) und periodischen Bewegungen im Schlaf (s. S. 65) zu berücksichtigen. Soziale Zeitgeber, wie gezielt angebotene Tagesaktivitäten, sind ein entscheidender Faktor zur therapeutischen Beeinflussung des gestörten zirkadianen Rhythmik. Die Abhängigkeit der Melatoninsekretion von Dunkelheit und seine Suppression unter Lichteinfluß eröffnet interessante Therapiemöglichkeiten. Lichtapplikationen von mehr als 2500 Lux rhythmisieren bei Gesunden und Schlafgestörten den Melatoninausstoß und stabilisieren die Schlafperiode (s. S. 129). Eine an den Tag-Nacht-Rhythmus gekoppelte Lichtexposition von Dementen hat aus diesen Gründen bereits in einigen Institutionen Einzug gehalten. Schlafmittel können zeitlich befristet eingesetzt werden. Hierbei muß die für ältere Patienten übliche Vorsicht aufgrund verändertem Metabolismus, Medikamenteninteraktionen und Ausschlußkriterien walten. Inwieweit die anticholinerge Wirkung der Antidepressiva zur Verschlechterung der Gedächtnisfunktion beiträgt, ist bisher nicht geklärt (Richardson et al. 1994).

Pragmatische Therapie von Insomnien im Rahmen einer anderen psychischen Störung

1. Primär psychische Grunderkrankung behandeln.
2. Für das weitere Procedere klären, ob eine pharmakologische Behandlung der Insomnie dem Therapieplan zur Behandlung der Grundstörung zuwiderläuft (z. B. einer aufdeckenden Psychotherapie).
3. Bei den Psychopharmaka zur Behandlung der Grundstörung solche mit sedierender Komponente einsetzen.
4. Hauptdosis der sedierenden Psychopharmaka abends verabreichen.
5. Bei bleibenden Schlafstörungen sedierende Psychopharmaka des jeweiligen Krankheitsgebietes zusätzlich 30 min vor dem Zubettgehen einnehmen lassen (Cave: spezifische Nebenwirkungen beachten, zulässige Gesamtdosis nicht überschreiten):
- Depression: sedierende Antidepressiva, z. B. Amitriptylin, Doxepin, Trimipramin oder Mianserin (z. B. Saroten, Aponal, Stangyl, Tolvin), 25–25 mg, ggf. steigern bis 200 mg, u. U. auch höher.
- Manie, Schizophrenie: niederpotente Neuroleptika, z. B. Levomepromazin, Thioridazin, Promethazin, Pipamperon, Melperon (z. B. Neurocil, Melleril, Atosil, Dipiperon, Eunerpan), 10–50 mg, ggf. steigern bis 200 mg, u. U. auch höher.

- Angststörungen: sedierende Antidepressiva ggf. Anxiolyta.
- Demenzen: Niederpotente Neuroleptika und bei schweren Störungen Hypnotika und ggf. Clomethiazol (Distraneurin), sonst v. a. Tagesaktivierung und biologische Zeitgeber wie Lichttherapie.
6. Bei Therapieresistenz klassische Schlafmittel einsetzen, maximal 1 Tbl zur Nacht, z. B. Benzodiazepine, Cyclopyrrolone, Imidazopyridine (*Cave:* besondere Therapierichtlinien aufgrund von Abhängigkeitspotential beachten).

FAZIT *Insomnien bei psychiatrischen Erkrankungen treten v. a. bei Depressionen, Manien, Schizophrenien, Angststörungen und Demenzen auf.*
Die Therapie der Grunderkrankung verbessert die Insomnie. Insomniebezogene Therapiemaßnahmen berücksichtigen die Therapie der Grunderkrankung (z. B. Einbinden des Themas Schlaf in die Psycho- und Verhaltenstherapie oder Erhöhung der vorhanden Psychopharmakadosis in der Nachtdosierung). Die Anwendung schlaffördernder Substanzen ist auf die psychiatrische Grunderkrankung ausgerichtet (z. B. sedierende Antidepressiva bei Depressionen, niederpotente Neuroleptika bei Schizophrenien). Bei Demenzen sind eine Tagesaktivierung und Verstärkung externer Zeitgeber (z. B. Licht) wichtig.

Sonderform: psychogen-psychoreaktive Insomnie

Die psychogen-psychoreaktive Insomnie übernimmt eine Schlüsselrolle für die Entwicklung chronischer Insomnien. Hier liegt eine Sonderform bei einer psychischen Störung vor, bei der die Insomnie vom Symptom in eine eigene Erkrankung überleiten kann. Sie beschreibt *Schlafstörungen infolge emotionaler Belastungen und einer individuell gestörten Erlebnisverarbeitung* (Schubert 1986). Der Begriff der psychogen-psychoreaktiven Insomnie findet sich nicht in dem vom amerikanischen Schrifttum geprägten Klassifikationsschemata der Insomnien (APA 1987; ASDA 1990; ASDC 1979). Er ist dem deutschen Verständnis psychiatrischer Begriffe nahe und wird deshalb hierzulande vielfach eingesetzt.

Ursachen. Die Schlafstörung kann in Zusammenhang mit Reaktionen auf einfache situative Belastungen beginnen (Knab 1989; Schubert 1986). Dies sind z. B. psychosoziale Stressoren, insbesondere berufliche Anspannung, Zukunftsängste, familiäre Konflikte aber auch die Erwartung eines positiven Ereignisses. Der Auslöser der Schlafstörung ist anfangs zumeist bewußt und offenkundig. Das amerikanische Schrifttum benutzt hier den Begriff der *Insomnie bedingt durch Anpassungschwierigkeiten* (s. S. 93). Diese häufig auftretende Störung beschreibt Reaktionsweisen des Menschen auf Belastungssituationen und hat nicht grundsätzlich Krankheitswert.

In späteren Phasen der Erkrankung werden die Ursachen der Erkrankung oft nicht mehr erinnert. Eine Störung der Persönlichkeitsstruktur, ein gestörtes frühkindliches Erleben und chronische Belastungssituationen greifen in die Krankheitsentstehung ein. Von leichten Reaktionsbildungen können daher fließende Übergänge zu schweren psychischen Erkrankungen auftreten, bei denen die Insomnie als Begleitsymptom auftritt. Die Schlafstörung steht dann nicht selten im Zusammenhang mit unbewußten seelischen Konflikten. Vielfach ist die oben beschriebene Entstehungsgeschichte der Insomnie für den Arzt nicht nachvollziehbar. Er erkennt jedoch ein psychosomatisches Krankheitsbild mit vermutlich tiefenpsychologischem Hintergrund.

Charakteristika. Dem Arzt zeigt sich ein *komplexes Symptombild,* in dem die Schlafstörung oft einer anderen psychischen Erkrankung zuzuordnen ist. Als korrespondierende Diagnosen erscheinen bei Patienten mit psychogen-psychoreaktiver Insomnie v. a. „Neurosen", „reaktive" Erkrankungen, z. B. reaktive Depression, Angst- und Zwangserkrankungen (Insel et al. 1982), Hypochondrien, Phobien und Persönlichkeitsstörungen (ASDC 1979; Hermann-Maurer et al. 1990; Tan et al. 1984).

Ein- und Durchschlafstörungen unterschiedlicher Intensität gehen einher mit einer unspezifischen Destruktion der Schlafarchitektur, mit nächtlichen Aufwachvorgängen, häufigem Wechsel der Schlaftiefe und einer Schlafverflachung. Die Aufwachvorgänge können an REM-Phasen gekoppelt sein (ASDC 1979; s. S. 42). Ein Teil der Patienten erlebt ein Alptraumerwachen und starke Angstgefühle. Die Symptomatik kann nächtlichen Panikattacken ähneln (s. S. 79).

Für das REM-Erwachen der Insomniepatienten läßt sich als Ursache eine psychische Aktivierung im Traum diskutieren, welche die Weckschwelle durchbricht. Als Ursache hierfür wäre eine erschöpfte Verabeitungskapazität für Trauminhalte denkbar. Im psychoanalytischen Verständnis soll das nächtliche Erwachen aus dem Schlaf mit unverarbeiteten unbewußten Spannungen verbunden sein (Hoffmann 1975). Es herrscht auch die Vorstellung, daß Abwehrmechanismen die Auseinandersetzung mit belastenden Trauminhalten verhindern (Erman et al. 1993). Der Schlafende flüchtet ins Wachsein (eine „abwehrbedingte Progression ins Wachbewußtsein"). Er erinnert sich dann typischerweise nicht an seinen Traum, ein Befund, der häufig bei diesen Patienten im Schlaflabor zu erheben ist. Charakteristisch für das Erwachen aus dem REM-Schlaf ist ein Aufschrecken des Schlafenden in einem erhöhten Erregungszustand. Während die Trauminhalte verblassen, werden die physiologischen Anteile des REM-Schlafs wie Unruhe, Hezkopfen oder Herzrasen nach dem Erwachen intensiv weitererlebt. Aufwachvorgänge mit diesem Hintergrund können auch aus dem NREM-Schlaf heraus auftreten (s. S. 42), einem Schlafstadium, in dem ebenfalls eine, wenn auch weniger ausgestaltete, Traumaktivität stattfindet.

Leitsymptome der psychogen-psychoreaktiven Insomnie

- In der psychiatrischen Exploration finden sich unbewußte seelische Konflikte als Krankheitsursache.
- Die Schlafstörungen können in ein komplexes Bild verschiedener psychiatrischer Symptome eingebunden sein (z. B. Angst, affektive Labilität, Depression, Versagenszustand).
- Nächtliche Aufwachvorgänge können physiologische Kennzeichen eines Traumerwachens zeigen (z. B. abrupt vorhandenes, absolutes Wachheitsgefühl, Unruhe, Herzrasen, kognitive Überaktivität); der Patient erinnert sich in der Regel nicht an den Trauminhalt.

Therapeutische Besonderheiten. Die diagnostische Zuordnung und das ärztliche Verständnis der individuell vorliegenden Krankheitsform bestimmt v. a. die Schule des Therapeuten, und sie ist häufig therapiebestimmend. Sie entscheidet nicht selten zwischen einer ursachenbezogenen psychotherapeutischen oder einer symptomorientierten medikamentösen Therapie. Die Patienten sind überwiegend über mehrere Jahre schlafgestört. Wenn keine aufdeckende Psychotherapie angestrebt wird, können die Patienten wie psychophysiologische (s. S. 87) oder chronische Insomnien (s. S. 105) und im Sinne eines multimodalen Therapiekonzepts (s. S. 110) behandelt werden.

Primäre Insomnie

Der folgende Abschnitt beschreibt eine Gruppe von Insomnien, die in der DSM-III-R-Klassifikation (APA 1987) zum Begriff der primären Insomnie zusammengefaßt, in der ICSD-Klassifikation (ASDA 1990) dagegen genauer differenziert werden. Zum Teil überschneiden sich die Entwicklung und Symptomatik der einzelnen Subtypen der primären Insomnie; dies gilt in weiten Teilen auch für die psychogen-psychoreaktive Insomnie.

Grenzbereich zwischen psychogen-psychoreaktiver, primärer und psychophysiologischer Insomnie

Psychogene Ursachen werden auch bei Insomniepatienten diskutiert, die keine offensichtliche psychische Auffälligkeit zeigen. Die psychogene Insomnie geht dabei phänomenologisch ohne klare Grenze in die primäre, dabei v. a. primärpsychophysiologische Erkrankungsform über. Die hierbei entstehende *begriffliche Grauzone spiegelt verschiedene diagnostische Denkkategorien wider:*

1. Während *„psychophysiologisch"* (ASDA 1990; ASDC 1979) mehr deskriptiv eigenständige Krankheitscharakteristika erfaßt und
2. *„primär"* (APA 1987) das Fehlen eindeutiger ursächlicher Krankheitsformen bezeichnet,
3. beschreibt *„psychogen"* (Berti u. Hoffmann 1990; Engel u. Knab 1985; Hoffmann 1980) eher verhaltens- und kognitionstheoretische sowie psychodynamische Grundlagen eines psychosomatisch verstandenen Krankheitsbildes.

Dabei hat das neuere amerikanische Schrifttum seine psychophysiologische Begriffsform (Hauri u. Fisher 1986) inhaltlich vielfach dem Begriff der psychogenen angeglichen. In der Praxis hilft es, solche Insomnien als psychogen zu verstehen, bei denen eine aktuelle psychogene Problematik mit Krankheitswert und eigenem Diagnoseverlauf vorhanden ist. Bei dieser Zuordnung können sie als eine Insomnie bei einer anderen psychischen Störung (APA 1987) aufgefaßt werden (s. S. 74).

Zur Unterteilung der primären Insomnie

Die primäre Insomnie umfaßt eine weites Feld von Subtypen der Insomnie, welchem aus der Klassifikation der American Sleep Disorders Association (ASDA 1990) *mehrere Erkrankungsformen zugeordnet* werden können:

1. Die *psychophysiologische Insomnie* entspricht im klinischen Bild am meisten der Charakterisierung der primären Insomnie (APA 1987) und umfaßt den größten Teil der Patienten mit primärer Insomnie (s. unten);
2. die *idiopathische Insomnie* hat eine, der psychophysiologischen Insomnie vergleichbare Symptomatik, die Patienten datieren den Erkrankungsbeginn allerdings in die Kindheit (s. S. 90);
3. die *Fehlwahrnehmung des Schlafzustands* ist eine Sonderform der Insomnie mit dem Empfinden eines gestörten Schlafs ohne technisch meßbares Korrelat (s. S. 91) und
4. die *exogen bedingte Insomnie* (s. S. 93) umfaßt mehrere Formen, von denen v. a. die *Insomnie bedingt durch Anpassungsschwierigkeiten* (s. S. 93) und die *Insomnie bedingt durch falsche Schlafhygiene* (s. S. 94) von Bedeutung sind; sie sind keine „echten" primären Insomnien, zeigen aber wesentliche Charakteristika der primären Insomnie und werden deshalb in dieser Gruppe abgehandelt.

Primär-psychophysiologische Insomnie

Definition. Hauptmerkmal der *primären Insomnie* ist ein gestörter Schlaf, dessen Andauern nicht direkt mit einer anderen psychischen Störung oder einer organischen Erkrankung in Beziehung steht (APA 1987; Hauri 1989 a). Die Bezeichnung *psychophysiologische Insomnie* beschreibt einen Subtyp der primären Insomnie und ein klinisch vergleichbares Krankheitsbild, welches jedoch einem anderen Klassifikationsystem entstammt (ASDA 1990). Die Bedeutung der Begriffe überschneidet sich weitgehend (Reynolds et al. 1991).

Ursachen. Primär-psychophysiologische Insomnien zeigen wesentliche Charakteristika chronischer Insomnien, sie sind zum Teil sogar kaum von diesen zu unterscheiden (s. S. 105). Die *psychophysiologische Insomnie* ensteht aus einem Zusammenwirken eines psychophysiologischen „*Hyperarousals*" mit einem *gelernten Fehlverhalten* (Hauri 1983, 1989; Hauri u. Fisher 1986). Es wird angenommen, daß zum einen eine *gestörte Erregungsbalance* („Arousal") die Schlafstörung bedingt (Buysse u. Reynolds 1990; Mendelson 1987 a). Gründe der Erregungsstörung können physiologischer, kognitiver oder emotionaler Art sein. Auf der physiologischen Ebene können sowohl eine Über- als auch eine Untererregung autonomer Funktionen mit einer Insomnie assoziiert sein. Zu den kognitiven Faktoren gehören das Nichtabschaltenkönnen und die Konditionierung schlafstörender Verhaltensweisen (Lichstein u. Rosenthal 1980; Sanavio 1988). Emotionale Störfaktoren erwachsen entweder aus Persönlichkeitszügen (Anspannung, Ängstlichkeit) oder sind reaktiv bedingt (Konflikte, Streß).

Die Schlafproblematik bei einer psychophysiologischen Insomnie kann seit vielen Jahren bestehen (Hauri u. Olmstead 1980) und hierbei einen Übergang zur idiopathischen Insomnie markieren (s. S. 90). Meist lassen sich in der Lebensgeschichte soziale, *psychische oder physische Stressoren* identifizieren. Typischerweise finden sich erste Symptome einer Insomnie in einer Lebensperiode mit starker psychischer Anspannung (z. B. Prüfungssituation, Berufsbelastung, Partnerkrise). Nicht selten besteht zu Beginn der Erkrankung eine manifeste psychische Problematik mit Schlafbeschwerden als Randsymptom eines mehrschichtigen Syndroms wie einer Depression oder einer Angsterkrankung. Damit liegt zu Beginn der primär-psychophysiologischen Insomnie nicht selten eine psychogen-psychoreaktive Insomnie vor (s. S. 84).

Die resultierende Art der Störung löst durch ihre physische und psychische Belastung Angst vor anhaltenden Schlafstörungen aus. Eine hohe Variabilität des Schlafvermögens, die Unvorhersagbarkeit der Schlafqualität und eine unrealistische Erwartung bezüglich des Schlafbedarfs vermitteln dem Patienten zudem den Eindruck vollkommener Hilflosigkeit, eines Ausgeliefertseins und eines Versagens und erhöhen das Angstniveau (van Egeren et al. 1983). Dies bedingt das Enstehen von *Circuli vitiosi*. Die Angst vor dem Nichteinschlafenkönnen erzeugt eine erhöhte Erregungsbereitschaft und vegetative Labilisierung und damit wieder eine Schlafstörung. Der Mißbrauch von Alkohol und Schlafmitteln kann die vegetative Labilisierung verstärken. Nach einer längeren Krankheitsphase veranlassen Müdigkeit, Adynamie und Leistungsschwäche am Tage die Patienten, den Schlaf aktiv erzwingen zu wollen. Dieses verzweifelte und angespannte Suchen des Schlafes erhöht das autonome Arousal und läuft der gewünschten schlaffördernden Entspannung und Reduktion des Vigilanzzustandes entgegen (Shaffer et al. 1985; Abb. 5.9).

Häufig wirkt bereits die Schlafumgebung über den Weg einer *klassischen Konditionierung* schlafstörend. Für viele Insomniepatienten entwickelt sich das Schlafzimmer zum Signal für Schlaflosigkeit, Ärger und Enttäuschung, d. h. zu einem Ort erlernter Wachheit (Bootzin et al. 1991). Kommen schlafstörende Verhaltensweisen (Arbeiten im Bett, gedankliches Durchgehen der Tagesprobleme, zu frühes Zubettgehen) und andere Komponenten einer fehlerhaften Schlafhygiene (s. S. 94) hinzu, bekommt die gewohnte Schlafsituation die Rolle eines aversiven Reizes und verstärkt das Arousal des Patienten. Gerade diese krankheitsverstärkenden Faktoren determinieren eine für chronische Insomnien typische Verhaltensstörung des Patienten und sind der Ansatzpunkt für verhaltenstherapeutische Maßnahmen (Spielman u. Glovinsky 1991; Morin 1993). Möglicherweise persistieren die Schlafbeschwerden v. a. bei Menschen mit einem labilen Schlaf-Wach-System als chronische Erkrankung.

Charakteristika. Klagen über Schlaflosigkeit beherrschen in erheblichem Maße den Lebenslauf der Betroffenen. Ihre allabendlichen Anstrengungen, besser zu schlafen, sind vergeblich und führen zur Angst vor jeder bevorstehenden Nacht, zu innerer Anspannung und nächtlichem Angst- und Ärgergefühl. Nächtliche Wachphasen sind von kognitiver Hyperaktivität, körperlicher Unruhe und vegetativer Begleitsymptomatik wie z. B. Herzklopfen oder Tachykardien begleitet. In schweren Fällen verschlechtert sich die Tagesbefindlichkeit durch Müdigkeit, bei gleichzeitiger Unfähigkeit zu schlafen. Es treten dysthyme Stimmungsveränderungen und Einschränkungen der Konzentrations- und Leistungsfähigkeit auf. Paradoxerweise kann sich der Schlaf verbessern, wenn das Einschlafen nicht bewußt gesucht wird (z. B. beim Fernsehen) oder wenn die Schlafumgebung nicht die gewohnte ist (z. B. im Urlaub; Hauri 1989 a). Die Verbindung psychischer und körperlicher Komponenten hat auch zur Bezeichnungsform *psychophysiologische Insomnie* geführt.

Die Patienten zeigen während des Einschlafens ein sichtbar erhöhtes Aktivierungsniveau. Sie sind unruhig, sorgenvoll, angespannt, ängstlich und kreisen

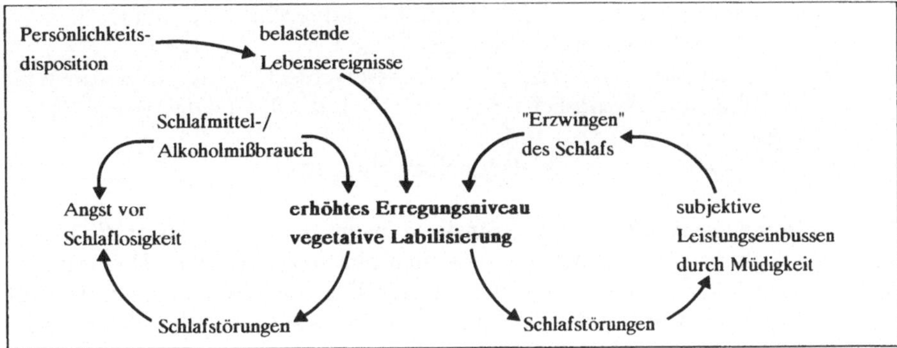

Abb. 5.9. Circuli vitiosi bei chronischer Insomnie

in ihren Gedanken um anstehende, unerledigte Alltagsprobleme (Berti u. Hoffmann 1990). Erhöhte Werte für physiologische Parameter wie die Herzschlagrate, Muskelspannung, Körpertemperatur und die Sekretion kataboler Hormone wie Adrenalin oder Kortikosteroide spiegeln den Grad der Aktivierung wider (Adam 1984; Pelzer et al. 1984). Sie könnten eine mangelnde Erholsamkeit des Schlafes erklären.

Die Schlafstörung kann von leichten bis zu schweren Formen reichen und als Ein- oder Durchschlafstörung in Erscheinung treten (Hauri 1989 a). Gelegentlich ist die Schlafarchitektur weitgehend unauffällig und führt zur Verdachtsdiagnose einer Fehlwahrnehmung des Schlafzustands (ASDA 1990). Zumeist finden sich jedoch deutliche Störungen im Schlafprofil mit Unterbrechungen der Schlafkontinuität und einer Schlafverflachung. Die Feinstruktur des Schlafes zeigt α- oder β-Wellen-Einstreuungen im EEG oder eine Erhöhung des Muskeltonus (Hauri 1989 a). Im allgemeinen ist die primär-psychophysiologische Insomnie chronifiziert und weist daher auch die Kennzeichen der chronischen Insomnie auf (s. S. 105).

Leitsymptome der primär-psychophysiologischen Insomnie

- Klagen über Schlaflosigkeit stehen im Vordergrund des Beschwerdebildes.
- Die Schlafstörung und der angestrengte Versuch zu Schlafen beherrschen in erheblichem Maße das Leben der Betroffenen.
- Ein erhöhter Erregungszustand („Hyperarousal") verhindert ein Einschlafen und führt zu nächtlichem Erwachen.
- Die Schlafumgebung (z. B. Schlafzimmer, Liegen im Bett) kann bereits schlafstörend wirken. Das Einschlafen gelingt gelegentlich, wenn der Schlaf nicht aktiv gesucht wird (z. B. vor dem Fernseher).
- Nächtliches Wachliegen ist mit emotionaler Erregung (z. B. Ängste, Ärger), kognitiver Überaktivität (z. B. Gedankenkreisen, pausenlos einschießenden Gedankenspots), körperlicher Anspannung (z. B. Muskel-

verspannung, Unruhe) und/oder mit vegativer Stimulierung (z. B. Herzrasen, Schwitzen) verbunden.
● Müdigkeit und Adynamie, Stimmungsverschlechterung, Reizbarkeit, Konzentrations- und Leistungsschwäche beeinflussen das Tagesbefinden.
● Die Schlafstörung ist im allgemeinen chronifiziert.

Therapeutische Besonderheiten. Gerade für diese Insomnieform ist das große Instrumentarium pharmakologischer und v. a. nichtpharmakologischer Therapien erstellt worden. Die Patienten sind i. allg. chronisch erkrankt; die Behandlung muß wie bei chronischen Insomnien (s. S. 105) – im Sinne eines multimodalen Therapiekonzepts (s. S. 110) – durchgeführt werden.

Idiopathische Insomnie

Die idiopathische Insomnie (ASDA 1990) wird auch *„Insomnie mit Beginn in der Kindheit"* genannt (ASDC 1979) und kann als Sonderform der primären Insomnie verstanden werden. Sie unterscheidet sich von der primären und psychophysiologischen Insomnie durch den Beginn der Schlafbeschwerden in der frühen Kindheit (ASDA 1990; Hauri u. Olmstead 1980). Sie ist nicht selten durch mangelnde Schlafhygiene oder eine Fehlkonditionierung des Schlafverhaltens im Sinne einer psychophysiologischen Insomnie überformt und daher schwer zu diagnostizieren.

Ursachen und Charakteristika. Klinisch und schlafpolygraphisch zeigen diese Patienten ihr Leben lang Kennzeichen einer chronischen Insomnie. Im Vergleich zur psychophysiologischen Insomnie sollen vermehrt abnorme schlafpolygraphische Befunde, eine verminderte Augenbewegungsdichte im REM-Schlaf und eine erhöhte Prävalenz unspezifischer neurologischer Befunde vorkommen (Hauri u. Olmstead 1980; Hauri 1983). Als Ursachen der Erkrankung vermutet man eine neurologische oder neurochemische Störung in den Zentren der Schlaf-Wach-Regulation (Hauri u. Olmstead 1980; Regestein u. Reich 1983). Bei Kindern sollte diese Diagnose nur mit größter Vorsicht gestellt werden. In dieser Altersstufe überwiegen bei klinisch manifesten Insomnien psychische Probleme bei weitem. Nicht alle Autoren unterstützen die Abgenzung von psychophysiologischer und idiopathischer Insomnie, da nach ihrer Ansicht zu wenige Studien diese Trennung wissenschaftlich stützen und Einflußfaktoren der psychophysiologischen Insomnie auch bei Patienten mit seit der Kindheit bestehenden Schlafstörungen wirksam werden (Reynolds et al. 1991).

Leitsymptome der idiopathischen Insomnie

● Die Klagen über Schlaflosigkeit bestehen seit der Kindheit.
● Die Symptome entsprechen weitgehend der primär-psychophysiogischen Insomnie.

Therapeutische Besonderheiten. Diese schwer zu behandelnde Störung erfordert ein individuelles und auf den einzelnen Patienten abgestimmtes therapeutisches Konzept. Die therapeutischen Standardverfahren müssen vielfach z. B. durch atypische Medikamente modifiziert werden, um einen Erfolg zu ermöglichen (Regestein 1987). Die Therapie auch dieser Insomnie orientiert sich am multimodalen Therapieansatz (s. S. 110) und den Kriterien zur Behandlung chronischer Insomnien (s. S. 107).

FAZIT *Psychogen-psychoreaktive und primär-psychophysiologische Insomnien, weniger die idiopathische Insomnie, sind klinisch bedeutsame Formen der Insomnie.*
Es sind die „eigentlichen" Insomnieformen, bei denen die Schlafstörung vor allen anderen Beschwerden des Patienten im Vordergrund steht. Dem Arzt und dem Patienten sticht auf den ersten Blick zumeist kein Erklärungsmodell für die Beschwerden ins Auge. Dies liegt an der komplexen Entstehungsgeschichte mit Einwirkung mehrerer, zum Teil unbewußter Ursachen und daran, daß diese Formen von Schlafstörungen in vielen Fällen chronifiziert sind. Überwiegend leiten psychogene Ursachen mit Störungen der Erlebnisverarbeitung oder der Erregungsbalance in diese Insomnieformen über. Sie werden durch Konditionierung der erlebten Schlafstörung an die Schlafsituation und ein Fehlverhalten des Schlafgestörten im Umgang mit seinem Schlaf verstärkt. Diese für primär-psychophysiologische Insomnien typischen Einflußfaktoren können auch bei Insomnien infolge organischer oder psychiatrischer Erkrankungen wirksam werden und das Krankheitsbild überformen. Psychotherapie, Verhaltenstherapie und Schlafmitteleinnahme müssen die zumeist bestehende Chronifizierung dieser Insomnieformen berücksichtigen.

Fehlwahrnehmung des Schlafzustands

Patienten mit einer *Fehlwahrnehmung des Schlafzustands* (ASDA 1990) klagen unbeirrbar über schlechten Schlaf, obwohl Messungen im Schlaflabor normale Befunde oder höchstens leichte Abweichungen von altersentsprechenden Durchschnittswerten zeigen (s. unten: Leitsymptome). Das hat auch zur Bezeichnung *„Schlafbeschwerden ohne objektivierbaren Befund"* (ASDC 1979) und zum heute nicht mehr gebräuchlichen Begriff der *„Pseudoinsomnie"* geführt (ASDA 1990; ASDC 1979; Mendelson 1987 a; Parkes 1985).

Ursachen und Charakteristika. Die Patienten zeigen häufig die Kennzeichen eines unerholsamen Schlafes mit erhöhter Tagesmüdigkeit, in ihrer Leistungsfähigkeit fühlen sie sich herabgesetzt (Sugarman et al. 1985). Häufig eliminieren Hypnotika die Schlafbeschwerden, allerdings auch Placebopräparate. Es ist daher spekulativ, ob eine Fehlwahrnehmung des Schlafzustands hypochondrischen Neurosen (Hohagen u. Berger 1989) zuzuschreiben ist. Als Ursache der Störung wurde u. a. eine erhöhte kognitive Aktivität im Schlaf vermutet (Parkes 1985). Möglicherweise ist bei diesen Patienten auch die für die Insomnie typische Fehleinschätzung des Schlafzustands und der Schlaffähigkeit (Carskadon et al. 1976,

Coates et al. 1983; Frankel et al. 1976) besonders stark ausgeprägt. Zudem soll ein mangelndes Zeitgefühl bzw. ein Mangel an Wahrnehmungsfähigkeit für den eigenen Bewußtseinszustand vorliegen (ASDC 1979; Mendelson 1987 a). Die Entität der Diagnose ist daher umstritten (Trinder 1988; Reynolds et al. 1991). Es ist denkbar, daß die Fehlwahrnehmung des Schlafzustands ein Charakteristikum der Insomnie an sich ist, und am Ende eines Kontinuums der Insomnie liegt (Reynolds et al. 1991). Zum anderen kann eine unzureichende Meßmethodik der Polysomnographie nicht immer ausgeschlossen werden. Es wurde über die Existenz von Mikroaufwachvorgängen bis hin zur bewußten Fehlangabe spekuliert (ASDC 1979). Insomniepatienten zeigen im Schlaflabor vielfach einen guten Schlaf, möglicherweise im Sinne einer paradoxen Intention durch die Laborsituation (de la Pena et al. 1977). Auch können durch die Einteilung des Schlafes in Stadien (Rechtschaffen u. Kales 1968) Störungen in der Feinstruktur des Schlafablaufs übersehen werden. Mikroarousal (s. S. 35), d. h. kurze Aufwachvorgänge im Sekundenbereich (Carskadon et al. 1976, 1982; Hayashi et al. 1979; Prinz 1977; Spiegel et al. 1986; Webb u. Campbell 1980), werden als ein polysomnographisches Korrelat dieser Schlafstörung diskutiert. Letztendlich werden sowohl bei Insomnien als auch mit zunehmendem Alter des Menschen häufige Wechsel der Schlaftiefe (Spiegel 1981), ein reduzierter Tiefschlaf (Feinberg et al. 1983; Reynolds et al. 1985) und eine Zunahme des Übergangsschlafstadiums zwischen Wachen und Schlafen beschrieben (Agnew et al. 1967; Steinberg et al. 1987; Williams et al. 1974). Die genannten Veränderungen könnten sowohl die Schlafqualität reduzieren als auch ein Fehlerleben des Schlafes begünstigen (Faust u. Hole, 1980; Spiegel 1981).

Von der Fehlwahrnehmung des Schlafzustands abzugrenzen ist der sogenannte *Alpha-Delta-Schlaf*. Hierbei ist ein häufiges Auftreten von schnellen α-Wellen im Schlaf-EEG (Hauri u. Hawkins 1973) unübersehbar und vielfach mit Schlafbeschwerden verbunden. Für diese, der Fehlwahrnehmung des Schlafzustands manchmal ähnlichen Schlafstörung, sind zumeist körperliche Erkrankungen und Medikamentenmißbrauch verantwortlich (Fredrickson u. Krüger 1989).

Leitsymptome der Fehlwahrnehmung des Schlafzustands

- Es bestehen unbeirrbar Klagen über schlechten Schlaf.
- Der Bettpartner berichtet von einem ungestören Schlaf des Betroffenen.
- Messungen im Schlaflabor zeigen normale Befunde oder höchstens leichte Abweichungen von altersentsprechenden Durchschnittswerten.

Therapeutische Besonderheiten. Generell ist bei Patienten mit einem Mißverhältnis von subjektivem Schlafempfinden und objektiven Schlafparametern ein sensibler Zugang des Arztes erforderlich. Nicht selten liegt dem Befund eine psychosomatische Symptombildung oder eine zwanghafte, hypochondrische Beschäftigung mit dem Nichtschlafenkönnen zugrunde. Auch kann gelegentlich eine sog. larvierte Depression, ein verschwiegener Alkoholmißbrauch oder z. B. eine Hebephrenie mit psychotischer Fixierung auf das Nichtschlafenkönnen diagnostiziert werden (ASDC 1979; Lund u. Rüther 1985).

Die Therapie von Insomnien mit Fehlwahrnehmung sollte dem Prinzip „Beschwerde vor Befund" folgen. Nimmt der Arzt die Beschwerden des Patienten ernst, so verhindert er die Frustration des Patienten durch den Arzt und eine ungesteuerte Eigentherapie mit Schlafmitteln. Noch sorgfältiger als bei anderen Insomnieformen muß das Behandlungskonzept der Persönlichkeit und den Beschwerdecharakteristika des Patienten angepaßt werden. In der Praxis wird v. a. bei Medikamenten Zurückhaltung gezeigt, die deutliche Nebenwirkungen haben oder aber zur Abhängigkeit führen können.

Sonderform: exogen bedingte Insomnie

In Anlehnung an die International Classification of Sleep Disorders (ASDA 1990) werden hier mehrere Insomnieformen zusammengefaßt. Die Ursache dieser Insomnien liegt in der Störung des Schlafenden durch die Umwelt oder seinen Umgang mit dem Schlaf in bezug zu den Umweltanforderungen. Häufig finden sich die Kennzeichen dieser Insomnien bei anderen Insomnieformen, z. B. der primär-psychophysiologischen Insomnie. Die bei diesen Insomnien beschriebenen Einflußfaktoren sind auch bei der Entstehung von chronischen Insomnien von großer Bedeutung. Nicht alle Autoren sehen daher in diesen Störungen eine eigene nosologische Entität. Auch in diesem Buch werden die Kennzeichen exogener Insomnien als für primäre Insomnien typische Einflußfaktoren aufgefaßt und – wenn auch nicht ganz korrekt – im Kapitel primäre Insomnie abgehandelt.

Insomnie bedingt durch Anpassungsschwierigkeiten

Diese Insomnieform wird durch akuten *Streß, Belastungssituationen oder einfache Änderungen der Schlafgegebenheiten* ausgelöst (ASDA 1990; Cartwright u. Wood 1991); sie gehört zu den häufigsten Ursachen von Ein- und Durchschlafstörungen. Schlafstörendes Moment ist ein Erregungszustand infolge einer emotionalen Reaktion auf erlebte oder bevorstehende Ereignisse. Die Beschwerden der Patienten verschwinden, wenn der Stressor vorüber ist oder sich der Betreffende daran gewöhnt hat. Jeder kennt diese Situation, z. B. bei Trauer über den Verlust einer Bezugsperson, der Anspannung einer bevorstehenden Prüfung oder dem Mißempfinden in einem fremden Hotelbett zu schlafen.

> **Leitsymptome der Insomnie bedingt durch Anpassungsschwierigkeiten**
>
> - Meist transiente Insomnie oder Kurzzeitinsomnie.
> - Akute Streßsituation, aktueller Konflikt oder Änderungen der Lebenssituation mit Auslösung emotionaler Anspannung und Erregung („Arousal").
> - Sistieren oder Abnahme der Schlafstörung bei Verschwinden des Stressors.
> - Begleitsymptome wie Lethargie, Müdigkeit, lange Bettliegezeiten, Angst, Reizbarkeit, körperliche Beschwerden (z. B. Schmerzen) und depressive Reaktionen.

Gefühlsmäßig belastende Erlebnisse wie Scheidungen oder der Tod eines Ehepartners sind exogene Einflüsse, die nachweislich zu Schlafstörungen führen, welche bei fast der Hälfte der Betroffenen länger als ein Jahr anhalten (Cartwright

1983; Clayton et al. 1972). Reaktionsweisen dieser Art können die Entwicklung einer psychogen-psychoreaktiven Insomnie (s. S. 84) und einer primär-psychophysiologischen Insomnie (s. S. 87) bahnen. Häufig besteht ein fließender Übergang der Insomnie bei Anpassungsstörungen zu diesen Insomnieformen, der eine Abgrenzung von diesen erschwert. Eine Behandlung ist bei einem hohem Leidensdruck der Betroffenen, bei über mehrere Wochen lang anhaltenden Beschwerden und bei Patienten mit geringer emotionaler Stabilität und Belastungsfähigkeit oder mangelnder sozialer Kompensationsfähigkeit erforderlich. Dann ist zumindest eine stützende oder verhaltenstherapeutisch ausgerichtete nicht-pharmakologische Therapie das Mittel der Wahl. Schlafmittel finden einen zeitlich befristeten Einsatz, wenn Müdigkeit, Reizbarkeit und Minderung der Leistungsfähigkeit die Tagesbefindlichkeit beeinflussen.

Insomnie infolge falscher Schlafhygiene

Eine Insomnie infolge falscher Schlafhygiene erwächst aus *Verhaltensweisen, welche auf Dauer den Schlaf beeinträchtigen.* Das soziale Umfeld in den westlichen Industriegesellschaften hat die Einstellung der Menschen zum Schlaf verändert. Der Schlaf stellt immer weniger einen Genuß für den Schlafenden dar, sondern soll allenfalls die Leistungsfähigkeit am nächsten Tag sicherstellen. Ein unaufmerksamer und wenig reflektierter Umgang des Menschen mit seinem Schlaf-Wach-System ist die Folge. Ein abrupter Wechsel von abendlicher Arbeit zum Zubettgehen, spätabendlicher Koffein- und Alkoholgenuß, kognitiv aktivierende oder emotional anregende Tätigkeiten zur Bettgehzeit oder der erleuchtete Wecker erschweren das entspannte Versinken in den Schlaf. Ebenso verkürzen unregelmäßige Schlafzeiten oder langes abendliches Fernsehen die Schlafzeit (ASDA 1990). Bei älteren Menschen spielen auch eine das notwendige Schlafmaß überschreitende Bettliegezeit und Tagesnickerchen eine Rolle. Auf Dauer kann der Schlaf von Menschen mit einem labilen Schlaf-Wach-System darunter leiden, und nicht selten wirkt gerade eine fehlende Schlafhygiene bei chronisch Schlafgestörten krankheitserhaltend (Lacks u. Rotert 1986).

Leitsymptome und Verhaltensweisen bei einer Insomnie bedingt durch falsche Schlafhygiene

- Schlafperioden am Tage.
- Stark variierende Zubettgeh- und Aufstehzeiten.
- Ausgedehnte und lange Liegezeiten im Bett.
- Gewohnheitsmässiger Konsum von Alkohol, Tabak oder Koffein vor dem Zubettgehen.
- Körperliche Anstrengungen kurz vor dem Schlafengehen.
- Gefühlsmässig aufregende oder die Konzentration stark fordernde Tätigkeiten kurz vor dem Schlafengehen und Weiterführen solcher geistigen Aktivitäten im Bett.
- Häufiges Benutzen des Bettes für nicht für dieses Umfeld geeignete Tätigkeiten (z. B. Arbeiten, Abendessen, Fernsehen).

● Schlafen in einem ungemütlichen Bett (z. B. durchgelegene Matratze, zu kurze Bettdecke).
● Schlafen in einem hell erleuchten (z. B. durch fehlende Vorhänge), überhitztem oder eiskaltem, stickigem, durch Lärm überfluteten oder in einer anderen Weise angenehme Schlafbedingungen verhindernden Schlafzimmer.

Die Aufklärung des Patienten, Schlafhygiene (s. S. 118) und eine Verhaltensänderung stellen therapeutisch das Mittel der Wahl dar. Hierbei ist zu berücksichtigen, daß Insomniepatienten über schlafhygienische Maßnahmen i. allg. gut informiert sind, sie aber bezüglich z. B. des Nikotin-, Schlafmittel-, und Alkoholgebrauchs weniger konsequent einsetzen als Schlafgesunde (Lacks u. Rotert 1986). Daraus wurde gefolgert, daß mangelnde Schlafhygiene möglicherweise weniger primäre Ursache einer Insomnie ist, sondern eher eine Rolle bei deren Exazerbation spielt (Reynolds et al. 1991). Therapeutische Erfolge werden auch von der Schlafrestriktionstherapie, d. h. der Beschränkung der Bett- und Schlafzeit auf ein minimales Maß, berichtet (Spielman et al. 1987 b).

Weitere exogen bedingte Insomnien

Die *umweltbedingte Insomnie* beschreibt Ein-und Durchschlafschwierigkeiten durch *schlafstörende Außeneinflüsse* (ASDA 1990): z. B. Hitze oder Kälte, zu helles Licht, eine laute Umgebung, ein schnarchender oder unruhig schlafender Bettpartner, aber auch ein Aufmerksamkeit verlangender Säugling oder ein krankes Kind (Cantrell 1974; Haskell 1981; Roth et al. 1972; Thiessen et al. 1983). Vor allem Lärm kann den Schlaf der Menschen nahezu jeden Alters erheblich stören (Roth et al. 1972; Thiessen u. Lapointe 1983). Die Betroffenen sind häufig trotz ihrer Schlafstörung an das Schlafen unter erhöhtem Lärmpegel gewohnt (z. B. durch jahrelanges Leben in Flugplatznähe). Ihnen ist der schlafstörende Umstand dann selten bewußt, weshalb schlafstörende Umwelteinflüsse gezielt exploriert werden müssen. Praktisch kann die Schlafstörung durch eine Änderung der Schlafsituation mit ensprechendem Schutz vor den Außeneinflüssen behoben werden. Die Beseitigung der Störfaktoren, z. B. überhöhte Raumtemperatur (Haskell et al. 1981) oder etwa das Einrichten getrennter Schlafzimmer bei einem schnarchenden Partner, bringen in diesen Fällen eine Verbesserung.

Eine *erziehungsbedingte Insomnie* (ASDA 1990) kann z. B. auftreten, wenn Kindern kein fester Schlafrhythmus beigebracht wird. Andererseits hat eine überregulierte Schlaferziehung nicht selten Strafcharakter und stört im weiteren Leben den unvoreingenommenen Umgang des Schlafenden mit seinem Schlaf.

Manche Kinder, aber auch Erwachsene, schlafen nur ein, wenn gewisse Vorbedingungen erfüllt sind, z. B. wenn das Kleinkind in den Armen der Mutter liegt. Derartige Schlafstörungen durch *Einschlafassoziationsprobleme* (ASDA 1990) können am ehesten durch die gewünschten Einschlafbedingungen behoben werden.

Auch *nächtliches Essen und Trinken* kann zu den für das Einschlafen nötigen Verhaltensweisen gehören und wird wie eine kleine Reihe weniger wichtiger Schlafstörungen (z. B. höhenbedingte Schlafstörung) in die Rubrik *exogen bedingte Insomnie* aufgenommen (ASDA 1990).

Im Extremfall eines Fehlverhaltens verursacht der Patient selbst eine zu kurze Schlafzeit. Das nicht so seltene *Syndrom der unzureichenden Schlafzeit* (AS-DA 1990) ist zumeist sozial bedingt. Klinisch leiden die Betroffenen v. a. an Einbußen der Tagesbefindlichkeit (Roehrs et al. 1983), auch mit Schlafdrang, d. h. hypersomnischen Symptomen. Im engeren Sinne liegt deshalb keine Insomnie vor.

FAZIT *Die Fehlwahrnehmung des Schlafzustands und exogen bedingte Insomnien sind weniger Raritäten als eng umschriebene Insomniesubtypen, die sich auch bei anderen Insomnieformen wiederfinden.*
Diagnostische Probleme bereitet die Fehlwahrnehmung des Schlafzustands; sie stellt den Arzt vor das kaum lösbare Problem, technische Befunde des Schlafes gegenüber subjektiven Angaben des Patienten abzuwägen.

Insomnie als Begleitsymptom anderer Schlafstörungen

Störungen des zirkadianen (Schlaf-Wach-)Rhythmus

Es besteht eine Diskrepanz zwischen dem eigenen und dem im Umfeld des Betroffenen bestehenden Schlaf-Wach-Rhythmus, die sich im Sinne einer Insomnie und/oder Hypersomnie äußert (APA 1987). Praktisch weicht das Schlafmuster des Patienten von dem ab, welches als soziale Norm angesehen oder gewünscht wird (ASDA 1990). Hier liegt eine eigene Entität von Schlafstörungen vor (APA 1987; ASDA 1990; Mendelson 1987 a; Knauth u. Ruthenfranz 1992; Wagner 1990). Die für eine Insomnie typischen Ein- und Durchschlafschwierigkeiten sind auch Kardinalsymptome dieser Störung. Im Unterschied zur üblichen Insomnie ist hier nicht grundsätzlich die Menge des Schlafes vermindert, sondern der Schlaf zeitlich in den Tag oder in den Abend verschoben. Insomnische Beschwerden auf der Grundlage von Störungen des zirkadianen Schlaf-Wach-Rhythmus treten häufig auf und sind daher für den Arzt von erheblicher Relevanz.

Die meisten Patienten können den Zeitpunkt ihres Einschlafens und morgendlichen Wachwerdens sicher angeben. Für die Diagnosestellung entscheidend ist daher eine exakte Anamnese, die die Zeit der Schlafperiode und das Schlafverhalten am Tage erfragt. Des weiteren werden eingesetzt: Schlaf- und Tagesprotokolle, schlafpolygraphische 24-h-Untersuchungen mit drahtlosen Geräten (Telemetrie oder Kassettensysteme) und v. a. die Aufzeichnung des Ruheaktivitätsmusters mittels eines Bewegungsmessers am Handgelenk (Handgelenksaktograph) (s. S. 38).

Leitsymptome der Insomnie infolge von Störungen des zirkadianen Rhythmus

- Schlaflosigkeit in der Nacht ist mit einem verstärkten Schlafdrang zu bestimmten Zeiten des Tages verbunden („neben Insomnie auch Hypersomnie").
- Die Menge des Schlafes pro 24 h ist nicht grundsätzlich vermindert, der Schlaf tritt nur nicht zur gewünschten Zeit auf.

Syndrom des Zeitzonenwechsels („jet lag")

Ein- und Durchschlafprobleme, die durch einen schnellen Wechsel der Zeitzonen bei Flugreisen entstehen (*„jet lag"*), kennen auch Schlafgesunde. Die dadurch entstandene Verschiebung zwischen der inneren Uhr und den äußeren Zeitgebern vermindert die Schlafeffizienz, gelegentlich auch den Tiefschlaf. Die Störung ist mit einer verminderten Leistungsfähigkeit, allgemeinem Unwohlsein und gastrointestinalen Beschwerden am Tage verbunden (ASDA 1990; Sasaki et al. 1986; Winget et al. 1984). Die Beschwerden sind individuell sehr unterschiedlich ausgeprägt (Sasaki et al. 1986), nehmen mit dem Alter der Reisenden (Suvanto u. Ilmarinen 1987) und der Zahl der überflogenen Zeitzonen zu (Suvanto et al. 1990) und sind bei Flugreisen in östlicher Richtung schlimmer als in westlicher Richtung (Graeber et al. 1986; Dement et al. 1986; Suvanto et al. 1990). Die Störung ist passager und sistiert im allgemeinen innerhalb von Tagen nach Synchronisation der inneren und äußeren Rhythmen (ASDA 1990).

Therapeutische Besonderheiten. Für Vielflieger und Dienstreisende sind einige Hilfestellungen möglich, die die Beschwerden lindern können. Dabei werden auch Schlafmittel mit kurzer Wirkdauer zeitlich befristet eingesetzt. Sie sollen v. a. das Einschlafen erleichtern. Die biologische Synchronisation innerer und äußerer Rhythmen durch Verstärkung äußerer Zeitgeber ist therapeutisch besonders sinnvoll. Eine entscheidende Rolle spielt hier die Applikation von hellem Licht (durch Lichttherapie oder einfacher durch Sonnenlicht) nach einem Zeitzonenwechsel (s. S. 129). Im experimentellen Stadium – und erfolgversprechend – sind Behandlungsversuche mit Melatonin, einem eng an den Hell-Dunkel und Schlaf-Wach-Rhythmus gekoppelten Hormon der Zirbeldrüse (s. S. 182).

Pragmatische Maßnahmen zur Linderung von Schlafstörungen nach einem Zeitzonenwechsel („jet lag")

1. Schlafdefizite vor dem Flug vermeiden.
2. Schlaf- und Wachzeiten 2 Tage vor dem Flug um 1–2 h in Richtung der neuen Zeit verschieben (bei Flug nach Westen später, bei Flug nach Osten früher ins Bett gehen).
3. Lebensweise im Flugzeug auf die neue Uhrzeit einstellen (Armbanduhr umstellen, nicht grundsätzlich schlafen).
4. Im Flugzeug nur wenig Alkohol und koffeinhaltige Getränke zu sich nehmen, keine Schlafmittel.
5. Sofort nach Ankunft Schlaf-Wach-Rhythmus des Zielortes annehmen, morgens pünktlich aufstehen.
6. Biologische Synchronisation nutzen, d. h. möglichst lange im Sonnenlicht aufhalten, um den eigenen Rhythmus umzustellen.
7. Arbeitstermine in Räumen, wenn möglich, erst nach einem Adaptationstag wahrnehmen. Bei der Terminvereinbarung die Leistungskurve der alten Zeit berücksichtigen (wichtige Termine nicht in die gewohnte Schlafzeit legen).
8. Beim Zubettgehen schlafhygienische Maßnahmen (auch im Hotel) anwenden (s. S. 118).

9. Bei ausgeprägten Beschwerden medikamentöse Hilfen nutzen, wie ein kurz- bis mittellang wirksames Schlafmittel, z. B. Triazolam (z. B. Halcion), Zolpidem (z. B. Stilnox, Bikalm), Lormetazepam (z. B. Noctamid) oder Zopiclone (z. B. Ximovan) zur Nacht, maximal über 3 Tage.
10. Bei kurzen Aufenthalten von einem Tag kann versucht werden, den ursprünglichen Rhythmus des Heimatortes für diese Zeit aufrechtzuerhalten.

Schichtarbeit

Eine Verschiebung der Arbeitszeit in die Nacht und des Schlafes auf den Tag gelingt nicht jedem Menschen ohne Probleme. Zum einen haben zahlreiche Menschen Probleme, ihren Schlafrhythmus auf Verlangen umzustellen, zum anderen ist der Schlaf am Tage nach einer Nachtschicht i. allg. kürzer und schlechter. Über die Hälfte der Schichtarbeiter mit Nachtschichten und damit etwa 2–5 % der Bevölkerung (ASDA 1990) klagen über Schlafstörungen mit Symptomen einer Insomnie, aber auch Hypersomnie (Knauth u. Ruthenfranz 1992; Wagner 1990). Früh- und Spätschichten, vor allem Nachtschichten und der Wechsel zwischen den Schichten, können derartige Schlafstörungen auslösen. Die daraus erwachsenden Gesundheitsprobleme umfassen neben chronischen Ein- und Durchschlafproblemen Tagesmüdigkeit, hohe Verletzungsraten bei der Arbeit, Herzerkrankungen oder Geschwüre der Magenschleimhaut (Angersbach et al. 1980; Folkard 1981; Koller 1983; Roehrs et al. 1989).

Therapeutische Besonderheiten. Allmählich im Uhrzeigersinn wechselnde Schichten, d. h. in der Reihenfolge von Frühschicht, dann Spätschicht und als nächstes Nachtschicht, haben sich als verträglichste Rotationsform erwiesen (Czeisler et al. 1982). Auch einzeln eingestreute Nachtschichten, sehr lange (>14 Tage) oder aber kurze Nachtschichtperioden von maximal 3 Tagen (Knauth u. Schönfelder 1990; Williamson u. Sanderson 1986) können das Problem gelegentlich entschärfen. Risikopatienten mit körperlichen Erkrankungen müssen dennoch von der Schichtarbeit ausgeschlossen werden (*Arbeitsmed Sozialmed Präventivmed* 1986). Bei nicht wenigen Schichtarbeitern führt eine Selbsttherapie zum Mißbrauch von Schlafmitteln oder Stimulanzien, v. a. von Alkohol. Die Empfehlung, eine Schlafmitteleinnahme zu vermeiden (Jamieson u. Becker 1992; Wagner 1990), ist daher grundsätzlich richtig; sie geht allerdings meist an der Realität vorbei. Zahlreiche Betroffene setzen erfolgreich kurzwirksame Hypnotika ein, und zwar zeitlich befristet, in den ersten 1–3 Tagen nach einem Schichtwechsel. In kontrollierten Studien wurde ein Therapieerfolg solcher Maßnahmen auch zur Verbesserung von Tagesschlaf nach Nachtschichten bestätigt (Bonnet et al. 1986; Walsh et al. 1984). Es ist nicht geklärt, ob dies daran liegt, daß kurzwirksame Benzodiazepinhypnotika im Tierversuch eine Phasenverschiebung des Schlafes im zirkadianen System bewirken können (Turek 1988; Turek u. Losee-Olson 1986). Ärztlich gesteuert ist eine intermittierende und zeitlich eng begrenzte Tabletteneinnahme u. U. die einzige, wenn auch im Prinzip unerwünschte Möglichkeit, dem Patienten zu helfen, ohne ihn beruflich zu gefährden.

Pragmatische Maßnahmen zur Linderung von Schlafstörungen bei Schichtarbeit

1. Im Uhrzeigersinn wechselnde Schichten durchführen (Frühschicht–Spätschicht–Nachtschicht).
2. Einzeln eingestreute oder kurzdauernde (3 Tage) Nachtschichten anstreben. Dabei den normalen Schlaf-Wach-Rhythmus soweit möglich beibehalten (nur kurzer Tagesschlaf, nachts wenig stimulierende Substanzen wie z. B. Kaffee zu sich nehmen und den Rhythmus beeinflussende Zeitgeber wie z. B. helles Licht am Tage anwenden; s. S. 129).
3. Alternativ lange Nachtschichtperioden von wenigstens 2 Wochen anstreben. Dabei den Schlaf-Wach-Rhythmus soweit möglich umstellen (am Tage ungestörte Schlafperiode durch regelmäßige Bettzeiten und Lärm- und Lichtabschirmung gewährleisten, Schlaf-Wach-Rhythmus während des Nachtdienstes durch Zeitgeber wie helle Beleuchtung stabilisieren).
4. Keine alkohol- und koffeinhaltigen Getränke zu sich nehmen.
5. Beim Zubettgehen schlafhygienische Maßnahmen anwenden (s. S. 118).
6. Nur bei ausgeprägten Einschlafbeschwerden medikamentöse Hilfen nutzen, wie kurz- bis mittellang wirksame Schlafmittel, z. B. Triazolam (z. B. Halcion), Zolpidem (z. B. Stilnox, Bikalm), Lormetazepam (z. B. Noctamid) oder Zopiclone (z. B. Ximovan) zur Nacht, maximal über 3 Tage.
7. Bei bleibenden Beschwerden ist eine Freistellung von der Schichtarbeit manchmal unabdingbar.

Schlafphasenvorverlagerung und Schlafphasenverzögerung

Das *„advanced sleep phase syndrome"* und das *„delayed sleep phase syndrome"* sind Störungen bei denen Schlafbeginn und -ende gegenüber normalen Schlafzeiten beträchtlich vorgezogen bzw. verzögert sind (APA 1987). Der Schlafablauf ist zumeist ungestört. Einschlafstörungen und Tagesschläfrigkeit am Morgen kennzeichnen die *Schlafphasenverzögerung,* frühes abendliches Einschlafen und Durchschlafstörungen mit Früherwachen die *Schlafphasenvorverlagerung.* Die Patienten sind in der Praxis schwer von Morgen- bzw. Abendtypen abzugrenzen, einer normalen Variante des Schlafens (s. S. 13).

Beim *„phase delay"* bzw. der *Verzögerung der Schlafphase* folgt auf mehrstündige Einschlafstörungen ein weitgehend geregelter Schlafablauf (Abb. 5.10). Der Erholungswert des Schlafes sinkt, wenn der Schlafende morgens pünktlich aufstehen muß. Ein Fehlverhalten im Umgang mit der Einschlafzeit (z. B. bei Studenten), Schichtarbeit und noch nicht bekannte biologische Faktoren sind die häufigsten Ursachen dieser Störung. Viele der Patienten mit einer *Schlafphasenverzögerung* sind Jugendliche (Pelayo et al. 1988), bei denen ein Fehlverhalten im Umgang mit dem Schlaf diese Störung begünstigt hat. Sie dekompensieren nicht selten dann, wenn sie in den normalen Arbeitsprozeß eingegliedert werden. Ein Krankheitswert entsteht, wenn der Schlafrhythmus den gewünschten oder sozial geforderten Schlafzeiten zuwiderläuft (ASDA 1990). Als Folge treten Einschlafstörungen auf; die Betroffenen haben Schwierigkeiten morgens aufzuwachen und ihre täglichen Aufgaben wahrzunehmen (Weitzman et al. 1981).

Ein *„phase advance" bzw. eine Vorverlagerung der Schlafphase* kennzeichnet frühabendliches Zubettgehen und Früherwachen (ASDA 1990; APA 1987). Dies ist häufig bei älteren Menschen zu beobachten, deren Schlafprofil dann zusätzlich durch die alterstypischen Veränderungen gekennzeichnet ist (Abb. 5.11). Zu frühes Zubettgehen führt zu einem Früherwachen, welches nicht selten als Durchschlafstörung empfunden wird. Zur Diagnostik ist eine genaue Exploration des Schlafverhaltens erforderlich. Eine „chronische Durchschlafstörung" mit Erwachen gegen 4 Uhr morgens erfolgt bei diesen Patienten nicht selten trotz einer ausreichenden Schlafperiode von 7 h, wenn sie gegen 21 Uhr zu Bett gehen.

Therapeutische Besonderheiten. Eine schrittweise Vorverlegung der Einschlafzeit bei Schlafphasenverzögerung ist auch unter Zuhilfenahme kurzwirksamer Schlafmittel nicht immer möglich; es gelingt leichter, wenn die Vorverschiebung der Einschlafzeit über eine längere Zeit mit einem kompletten Schlafentzug in der Nacht zuvor kombiniert wird (z. B. am Wochenende; Thorpy et al. 1988). Eine chronotherapeutische Behandlung (s. S. 130) verschiebt die Zeit des Zubettgehens und Aufstehens täglich um 3 h nach hinten; bis die gewünschte Einschlafzeit erreicht ist (Czeisler et al. 1981). Auch Lichttherapie (s. S. 129) mit hellem Licht über 1–2 h in den Morgenstunden kann die Schlafperiode der Patienten nach vorn ziehen (Czeisler et al. 1989; Rosenthal et al. 1990; Joseph-Vanderpool et al. 1988). Unterstützend soll hierbei die Einnahme von Vitamin B_{12} wirken (Takahashi 1992), der Effekt ist allerdings nicht sehr ausgeprägt (Maeda et al. 1992). Im experimentellen Stadium ist auch die Anwendung des Pinealishormons Melatonin (s. S. 182), von dem gute therapeutische Erfolge bei Schlafphasenverzögerung mitgeteilt wurden (Dahlitz et al. 1991).

Auch bei Schlafphasenvorverlagerung kann Lichttherapie die Schlafperiode erfolgreich nach hinten verschieben, wenn sie am Abend angewendet wird (Czeisler et al. 1989). Eine aktive Abendgestaltung genügt manchmal schon, um älteren Menschen zum richtigen Schlaf-Wach-Rhythmus zu verhelfen. In Einzelfällen war die chronotherapeutische Behandlung erfolgreich, die die Zeit des Zu-

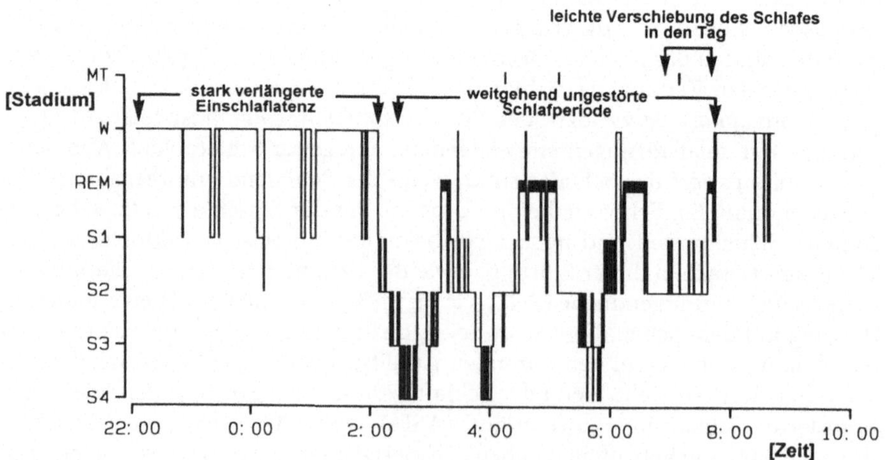

Abb. 5.10. Schlafprofil eines Insomniepatienten mit Schlafphasenverzögerung

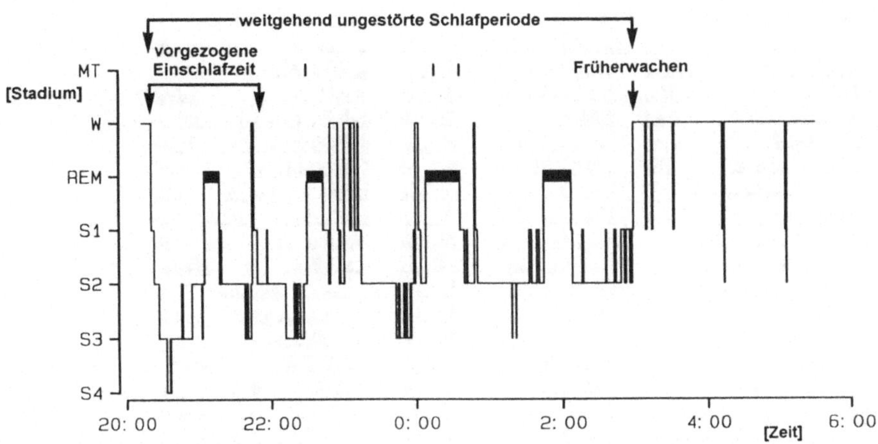

Abb. 5.11. Schlafprofil eines Insomniepatienten mit Schlafphasenvorverlagerung

bettgehens und Aufstehens täglich um 3 h nach vorn verschiebt, bis die gewünschte Einschlafzeit erreicht ist (Moldowsky et al. 1986).

Sonderformen von Schlaf-Wach-Rhythmusstörungen

Patienten mit einem *Nicht-24-h-Schlaf-Wach-Syndrom* leben nach ihrer inneren Uhr und nicht nach den Zeitgebern ihrer Umwelt (ASDA 1990). Da der innere Rhythmus des Menschen meist etwas länger als der 24-h-Tag ist, verschieben sich die Zeiten des Schlafbeginns und des Aufwachens täglich um etwa 1–2 h nach hinten. Komplett schlaflose Nächte mit Schlaf am Tage lösen sich mit Perioden normalen Schlafes ab (Abb. 5.12). Die Patienten haben Phasen mit Insomniebeschwerden und Phasen mit Hypersomniebeschwerden. Vor allem Blinde sind hiervon betroffen; es gibt aber auch Berichte über normale Personen mit dieser Störung (Weber et al. 1980; Okawa et al. 1987). Die Störung ist medikamentös schwer behandelbar. Therapeutische Zielsetzung ist daher v. a. die Verstärkung externer Zeitgeber. Dies gelang in Einzelfällen mit Lichttherapie, wobei die gleichzeitige Gabe hoher Dosen von Vit-amin B_{12} die Ansprechbarkeit des zirkadianen Systems verbessern soll (Honma et al. 1987, 1992; Hajak et al. 1993 c; Kamgar-Parsi et al. 1983; Sugita et al. 1987, 1988; Ohta et al. 1991). Zur Therapie sollten solche Patienten einem Schlafspezialisten vorgestellt werden.

Eine Verstärkung externer sozialer (sinnvolle Beschäftigung) und biologischer Zeitgeber (Licht) ist auch die Therapie der Wahl bei Patienten mit *irregulärem Schlaf-Wach-Muster*. Man findet sie v. a. bei geriatrischen Patienten (Allen et al. 1987), betont bei solchen mit Demenzen (Wagner 1984; s. S. 81) und bei Personen mit Hirnschäden (Okawa et al. 1986).

Parasomnie

Parasomnien sind *abnorme Ereignisse,* die entweder während des Schlafs oder an der Schwelle zwischen Wachsein und Schlafen auftreten. Als Hauptbeschwerde nennt der Patient dieses Ereignis, nicht seine Auswirkungen auf den Schlaf oder

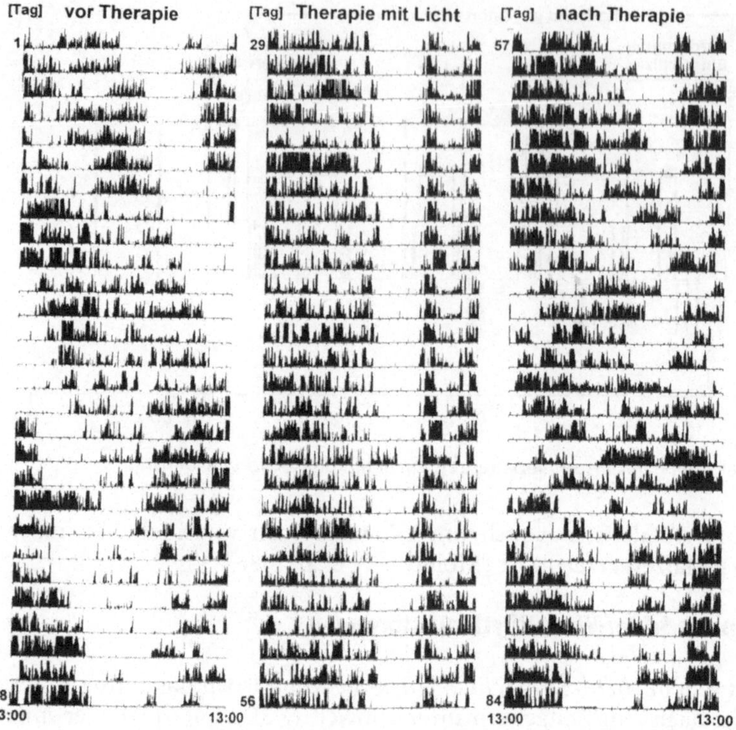

Abb. 5.12 a–c. Ruheaktivitätsprofil eines Patienten mit einem Nicht-24-h-Schlaf-Wach-Syndrom (Aufzeichnung mittels Handgelenkaktograph); **a** Vor Therapie, **b** unter Lichttherapie, **c** nach Absetzen den der Lichttherapie

das Wachsein (APA 1987). Dennoch können ausgeprägte Formen auf Dauer zu regelmäßigen Schlafunterbrechungen im Sinne einer Durchschlafstörung und damit zu einer Insomnie führen (Thorpy 1990).

Charakteristika. Von den verschiedenen Formen von Parasomnien (ASDA 1990) werden hier nur einige vorgestellt, die gelegentlich von den Symptomen einer Insomnie begleitet sind. Die Kardinalsymptome der jeweiligen Parasomnieform tragen zur Abgrenzung von den üblichen Insomnien bei (Riemann 1992; ASDA 1990). Die insomnischen Beschwerden entstehen sekundär als Folge eines durch die Parasomnie bedingten Erwachens oder als Reaktion auf das mit der Parasomnie verbundene Erleben (z. B. verhindert Angst vor einem Wiederauftreten der Parasomnie das Weiterschlafen).

Patienten mit *Schlaftrunkenheit* wachen aus dem Tiefschlaf mit Desorientiertheit und Verwirrung auf. Sie erscheinen verlangsamt, sind kognitiv eingeschränkt und in der Reaktion auf Ansprache wenig flexibel (Broughton 1968; Roth et al. 1981). Patienten mit *Schlafwandeln* oder der abortiven Form des *Sprechens im Schlaf* können ebenfalls das Bild einer nächtlichen Durchschlafstörung zeigen (Broughton 1968; Oswald u. Evans 1985; Gottlieb et al. 1986). Eine Diagnosesicherung ist durch eine exakte Exploration des Bettpartners, ggf. durch die Beobachtung des Schlafenden oder eine polygraphische Untersuchung des Schlaf-

Leitsymptome (nach ASDA 1990) von Insomnien infolge von Parasomnien

- **Schlaftrunkenheit:** Verwirrung, zeitliche und örtliche Desorientierung, motorische und kognitive Verlangsamung nach einem Erwachen aus dem Tiefschlaf, über Minuten bis Stunden anhaltend, Amnesie für das Ereignis
- **Schlafwandeln:** Komplexe Verhaltensweise im Schlaf, von einfachem Aufsetzen bis zu z.B. Tätigkeiten im Haushalt, beginnend im Tiefschlaf, schwere Erweckbarkeit während der Episode, Amnesie für das Ereignis
- **Pavor nocturnus:** Abruptes nächtliches Aufschrecken aus dem Tiefschlaf mit massivem Angstaffekt, z.T. mit initialem Schrei, autonomer Aktivation mit Schwitzen, Gesichtsröte, Tachypnoe, Tachykardie und Midriasis, keine Reaktion auf Ansprache, verwirrt und desorientiert, weitgehende Amnesie für das Ereignis am nächsten Morgen
- **Jactatio capitis nocturna:** Rhythmische stereotype Bewegungen, gewöhnlich des Kopfes und Nackens, im Übergang vom Einschlafen zum leichten Schlaf
- **Einschlafmyoklonien:** Plötzliche, kurze Bewegungen der Beine, manchmal auch der Arme und des Kopfes während des Einschlafens
- **Nächtliche Beinkrämpfe:** Schmerzhafte Empfindungen von muskulärer Anspannung, v. a. in den Waden, die sich v. a. durch Massage, Bewegung oder Wärme bessern
- **Alptraumerwachen:** Relativ langes, angstbesetztes Traumerleben im REM-Schlaf, zunehmende Beängstigung gegen Ende des Traumes, plötzliches Erwachen aus dem REM-Schlaf mit einer angstvollen Traumerinnerung
- **Schlafparalyse:** Unfähigkeit zur willkürlichen Körperbewegung während des Einschlafens oder nach einem Erwachen in der Nacht oder am Morgen
- **Schlafbezogene schmerzhafte Peniserektionen:** Erwachen mit schmerzhaften Peniserektionen, aus dem REM-Schlaf, z.T. mit Traumerinnerung
- **REM-Schlaf Verhaltensstörung:** Umfangreiche motorische Aktivitäten im REM-Schlaf in Verbindung mit Traumerlebnissen, bei Aussetzen der üblichen Atonie der Muskulatur im REM-Schlaf
- **Bruxismus:** Rhythmische Aktivität der Kaumuskulatur mit Aufeinanderpressen und Verschieben der oberen und unteren Zahnreihen, z.T. mit lauten Mahlgeräuschen
- **Enuresis nocturna:** Wiederholtes, unwillkürliches Einnässen v. a. im NREM-Schlaf und im Schlaf-Wach-Übergang

Die Hauptbeschwerde der Patienten sind abnorme Ereignisse während des Schlafes oder an der Schwelle zwischen Wachsein und Schlafen, nicht eine unter Umständen daraus resultierende Einschlafstörung oder Schlafunterbrechung oder die Unfähigkeit zum Wiedereinschlafen.

ablaufs möglich. Zu Verwechslungen von insomnischen Zuständen bei Parasomnien können nächtliche *Verwirrtheitszustände* führen, wie sie besonders bei dementiellen Syndromen des älteren Menschen vorkommen (Prinz et al. 1982; Evans 1987). Eine Unterscheidung ist v. a. bezüglich *epileptischer Anfälle* im Schlaf zu treffen (Montplaisir 1990), die am besten elektroenzephalographisch von den Parasomnien abzugrenzen sind.

Bei einem abruptem nächtlichen Erwachen mit Angst und vegetativer Begleitsymptomatik ist an den *Pavor nocturnus* zu denken. Der Patient schläft zumeist nach wenigen Minuten wieder ein, erinnert sich am nächsten Tag nur selten an den Vorfall (Fisher et al. 1973 a, b; Cameron u. Thyer 1985). Insomnien aus dieser Ursache heraus sind daher selten. Panikattacken mit Insomnie im Rahmen einer Angststörung unterscheiden sich vom Pavor nocturnus durch die erhaltene Orientierung des Patienten nach dem Erwachen und deutlich mehr Schwierigkeiten des Patienten, wieder einzuschlafen. In ihrer intellektuellen Funktion sind auch Patienten mit *Alptraumerwachen* nicht eingeschränkt. Die Traumerinnerung, das Erwachen aus dem REM-Schlaf vorzugsweise in der 2. Nachthälfte und eine geringere Intensität der Angst und Begleitsymptomatik erleichtern die Abgrenzung von anderen, u. U. in eine Insomnie führenden Störungen mit Angsterwachen (Fisher et al. 1970; Hartman 1984). Da mehr als 75% aller Kinder häufig und etwa die Hälfte aller Erwachsenen gelegentlich Alpträume haben (ASDA 1990), ist ein fließender Übergang dieser Störung zu einem physiologischen Schlaferleben zu vermuten. Auch *nächtliches Zähneknirschen (Bruxismus)* oder *Einnässen (Enuresis nocturna)* sowie eine Reihe weiterer Parasomnien können gelegentlich Insomniebeschwerden verursachen (ASDA 1990).

Therapeutische Besonderheiten. Gelegentlich auftretende Parasomnien werden i. allg. nicht behandelt (Riemann 1992). Führt eine Parasomnie zu einer Insomnie, liegt eine schwerwiegende Störung der Schlaffunktion vor. Die Patienten sollten in einem Schlaflabor oder zumindest bei einem Schlafexperten vorgestellt werden, um die Diagnose zu überprüfen und eine Abgrenzung von organischen Erkrankungen vorzunehmen zu lassen. Es bedarf auch Spezialisten, um nichtmedikamentöse Verfahren wie die Verhaltenstherapie (Ecker et al. 1991), Psychotherapie, Hypnose (Reid 1981) oder Entspannungsverfahren zielgerecht einzusetzen. Der Einsatz von Schlafmitteln und Tranquilizern (Reid u. Gutnik 1980), Antidepressiva (Mikkelsen et al. 1980; Rapoport 1980) oder Antiepileptika (Pedley u. Guilleminault 1977) sollte bei diesen Patienten in der Hand des Spezialisten bleiben.

Hypersomnie

Hypersomniepatienten können im Rahmen ihrer Erkrankung Einschlafschwierigkeiten und Unterbrechungen der Schlafkontinuität zeigen. Dies betrifft v. a. Patienten mit einem *Schlafapnoesyndrom* (s. S. 69), *periodischen Bewegungen der Beine* (s. S. 65) oder einer *Narkolepsie* (Meier-Ewert 1989). Alle genannten Erkrankungen können sowohl im Rahmen einer Insomnie als auch Hypersomnie auftreten. Das Krankheitsbild wird bei Vorliegen eines *hypersomnischen Syndroms* (s. S. 7) von Tagesschläfrigkeit mit unwillkürlichen Einschlafattacken dominiert. Dies erleichtert die Abgrenzung von Insomnien mit im Vordergrund stehenden Ein- und Durchschlafstörungen und Tagesmüdigkeit ohne unfreiwilligen

Tagesschlaf. Patienten mit einer Hypersomnie müssen vor einer Therapie in der Regel von einem Schlafspezialisten gesehen und ggf. polysomnographisch untersucht werden. Im Schlaflabor wird dann das therapeutische Konzept festgelegt.

> FAZIT *Ein- und Durchschlafstörungen und unerholsamer Schlaf treten nicht nur bei „reinen" Insomnien sondern auch bei Störungen des Schlaf-Wach-Rhythmus, bei Parasomnien und sogar bei Hypersomnien auf.*
> Die Therapie dieser Begleitinsomnien zielt auf die Grundstörung; symptomatische Ansätze mit Schlafmitteln sind weniger gut geeignet. In der Behandlung gestörter Schlaf-Wach-Rhythmen werden erfolgreich chronotherapeutische Verfahren (z. B. gezielte Phasenverschiebung) und biologische Verfahren (z. B. Lichttherapie) eingesetzt. Die Therapie insomnischer Beschwerden, die bei Patienten mit Parasomnien oder Hypersomnien auftreten, gehört in die Hand eines erfahrenen Schlafmediziners; zu groß ist sonst die Gefahr, daß schwerwiegende organische Grunderkrankungen übersehen oder die Grundstörung verschlimmernde Therapieverfahren (z. B. Benzodiazepinrezeptoragonisten bei einem Schlafapnoesyndrom) versucht werden.

Problemfeld chronische Insomnie

Der *Begriff der chronischen Insomnie* orientiert sich an der Definition einer mindestens 3wöchigen (ASDC 1979) oder 4wöchigen (APA 1987) Dauer der Beschwerden. Als weitere Kriterien der Chronifizierung diskutiert man eine Persistenz der Schlafbeschwerden trotz Wegfall der ehemaligen Störfaktoren (Lund u. Rüther 1985) oder ein zu den auslösenden Ursachen unangemessenes Verhältnis von Dauer und Ausmaß der Schlafstörung (Finke u. Schulte 1979). Zudem kann als definitorisches Charakteristikum gelten, daß eine Verselbstständigung der Erkrankung zum einen insomnietypische Krankheitscharakteristika bedingt, zum anderen allein ursachenbezogene Behandlungsformen meist scheitern läßt (Hajak u. Rüther 1991 b). Patienten mit chronischen Insomnien stellen in überwiegenden Anteilen das Kontingent behandlungsbedürftiger Insomnien. Die durchschnittliche Erkrankungsdauer beträgt 14 Jahre, wenn Patienten eine Schlafklinik aufsuchen (Kales et al. 1984; Stepanski et al. 1989).

Kriterien der chronischen Insomnie

- Beschwerdedauer mehr als 3 Wochen (ASDC 1979) bzw. 4 Wochen (APA 1987),
- Persistenz der Schlafbeschwerden trotz Wegfall der ehemaligen Ursachen,
- Dauer und Ausmaß der Schlafstörung stehen in unangemessenem Verhältnis zur Ursache,
- neben einer ursachenbezogenen Therapie sind insomniebezogene Therapieverfahren zur suffizienten Behandlung erforderlich.

Ursachen und Charakteristika. Chronische Schlafbeschwerden sind selten die Folgen einer einzigen Ursache. Zumeist entsteht eine chronische Insomnie aus einer komplexen Interaktion von physiologischen, kognitiven und verhaltensmedizinischen Faktoren (Espie 1991). Auf Dauer werden überwiegend Pathomechanismen der psychogen-psychoreaktiven (s. S. 84) und primär-psychophysiologischen Insomnie (s. S. 87) wirksam und bestimmen die Symptomatik und Krankheitscharakteristika.

Unterschiedlichste Belastungen in der Lebensgeschichte (z. B. Partnertrennung, Arbeitslosigkeit, Todesfall, Versorgung von Kindern, Berufsstreß) können eine Schlafstörung auslösen. Tatsächlich ist in der Lebensgeschichte von Insomniepatienten die Zeit, in der Schlafstörungen erstmals auftreten, häufig von Belastungen geprägt (Cernovsky 1984; Healey et al. 1981). Es ist aus zahlreichen älteren Studien bekannt, daß psychische Stressoren den Schlaf verschlechtern, v. a. wenn sie beim Patienten Unsicherheit und Ängste auslösen. Dies gilt sogar für einfache Stressoren wie beispielsweise das Sehen spannender Filme vor dem Zubettgehen (Baekland et al. 1968), die erste Nacht in einem Schlaflabor (Bonnet u. Webb 1976), die Nacht vor einem Examen (Lester et al. 1967) oder den Schlaf vor dem ersten Sprung mit einem Fallschirm (Beaumaster et al. 1978). Das Schlafmuster erscheint damit als sensibler Seismograph menschlicher Ängste, Belastungen und Probleme. Noch ausgeprägter ist dieser Zusammenhang bei lange andauernden Streßsituationen. Dauerstreß und anhaltenden Belastungen werden heute allgemein eine bedeutsamere Rolle bei der Ausbildung und Aufrechterhaltung von psychophysiologischen Erkrankungen zugesprochen als einzelnen Vorfällen in der Lebensgeschichte, selbst wenn diese sehr einschneidend sind (Monroe 1983). Die Existenz chronischer Stressoren erscheint daher als Teil des Pathomechanismus einer Schlafstörung.

Ein verbreitetes Modell der Krankheitsentstehung chronischer Insomnien ist das Zusammenwirken eines aus Dauerbelastungen und Streß erwachsenden *psychophysiologischen Hyperarousals* mit einem *gelernten Fehlverhalten,* wie es für die psychophysiologische Insomnie beschrieben wurde (s. S. 87; Hauri 1983, 1989; Hauri u. Fisher 1986). Die Theorie des Hyperarousals beschreibt eine auch nach dem Wegfallen von zugrundeliegenden Ursachen bleibende Disposition zur permanten Streßreaktion. Dies äußert sich in einem erhöhten Erregungszustand des Nervensystems, entweder körperlich (Muskelanspannung, Ruhelosigkeit; Haynes et al. 1985) oder geistig (Ärger, Problemgrübeln, pausenlos einschiebende Gedanken; Lichtstein u. Rosenthal 1980), wobei v. a. letzteres mit dem Schweregrad der Schlafstörung korreliert (Coren 1988; Nicassio et al. 1985; White u. Nicassio 1990). Das chronische Arousal stellt eine anhaltende Prädisposition für die Entwicklung einer chronischen Insomnie dar (Coren 1988). Bagatellbelastungen können dann zu jeder Zeit die Symptomatik auslösen. Die Entwicklung der chronischen Insomnie wird durch den ängstlichen, perfektionistischen Lebensstil mancher Insomniepatienten (Borkovec 1982; Kales et al. 1984; Lacks 1987; van Oot et al. 1984) und ihre Tendenz zur Internalisierung und Somatisierung bei belastenden Lebensereignissen verstärkt (Hauri u. Fischer 1986).

Polysomnographische Charakteristika. Die Beschwerden chronisch Schlafgestörter werden in der Schlafpolygraphie i. allg. durch verkürzte Schlafzeiten abgebildet, wenn auch nicht bei allen Patienten. Charakteristische Befunde im Schlafablauf

(s. S. 40 ff.) ergeben sich v. a. für Patienten mit chronischen primären, psychophysiologischen oder psychogenen Insomnien:

In der Einschlafphase gelingt chronischen Insomniepatienten das Abgleiten in tiefe Schlafphasen schlecht (Carskadon et al. 1976). Sie pendeln zwischen Wachsein und Leichtschlaf und erreichen stabile Schlafphasen später als Gesunde (Hauri u. Olmstead 1983). Auch der weitere Schlafablauf ist zumeist unruhiger und zeigt häufige Wechsel der Schlaftiefe. Insomniepatienten, die häufige nächtliche Wachphasen aufweisen, fühlen sich in ihrer subjektiven Schlafqualität erheblich beeinträchtigt. Diese Wachphasen sind u. U. auf einige Sekunden beschränkt („Mikroarousal"), treten aber alle paar Minuten auf (ASDC 1979; s. S. 35). Manchmal erscheinen sie in der Hirnstromkurve als isolierte Beschleunigung der Wellenfrequenz (Freedman 1986). Sie vermindern damit die Gesamtschlafdauer weniger als sie die Schlafarchitektur und Kontinuität beeinträchtigen. Vom Insomniepatienten kann dies als durchgängige Wachzeit erlebt werden (Knab u. Engel 1988). Hier liegt vielfach die Ursache für diskrepante Beobachtung des Bettpartners gegenüber den Klagen des Patienten. Sehr häufig ist die Dauer des Tiefschlafs verkürzt oder er fehlt vollständig (Sewitch 1987). In Kombination mit häufigen Aufwachvorgängen kann daraus eine Auflösung geordneter Schlafzyklen und eine vollkommene Zerstörung des Schlafprofils resultieren (Hoff et al. 1983).

Aus spezifischen Charakteristika resultierende therapeutische Besonderheiten. Chronische Insomnien sind der Prototyp der Insomnien, für den die komplexen nichtmedikamentösen Behandlungsverfahren und differenzierten Empfehlungen zur Schlafmitteltherapie dieses Buches zusammengestellt wurden. Einige Besonderheiten der chronischen Insomnie bedürfen besonderer Aufmerksamkeit:

1. *„Chronifizierte akute" Insomnie.* Prinzipiell können alle Insomnieformen chronifizieren. Dies reicht von einer chronisch vorhandenen, aber akuten Problematik einer psychogenen Insomnie über ein seit Jahren vorhandenes Herzleiden bis hin zu einer andauernden Ruhestörung durch das Wohnen in der Nähe eines Flugplatzes. Die ständige Aktualität der auslösenden Ursache läßt diese Insomnieformen eher als „chronifizierte akute" Insomnien erscheinen. Manchmal kann bei diesen Insomnieformen eine gezielte Behandlung der Hauptursache , z. B. durch Psychotherapie, eine kardiologische medikamentöse Einstellung bzw. der Einbau schalldichter Fenster Abhilfe schaffen. Insomnietherapien werden nur ergänzend eingesetzt. Man sollte diese Insomnieform von der typischen chronischen Insomnie unterscheiden, obwohl sie den zeitlichen Kriterien der Definition genügen. Insgesamt trägt das zeitliche Kriterium der Definition daher wenig zum Verständnis der Ursachen und Eigenarten der chronischen Insomnie bei.
2. *Unterschiedlichste Ursachen.* Die Beschwerden von chronischen Insomniepatienten basieren auf den unterschiedlichsten pathophysiologischen Mechanismen, die dem Patienten zumeist nicht bewußt sind. Insbesonders symptomarme organische Störfaktoren einer Insomnie müssen diagnostisch miterfaßt werden (z. B. periodische Bewegungen, Apnoen, Herzrhythmusstörungen). Hier liegt ein wesentliches Einsatzgebiet der Polysomnographie vor Therapiebeginn.

3. *Multiple Ursachen.* Nicht selten liegen gleichzeitig mehrere Ursachen für die Insomnie vor, die alle für sich jeweils ein therapeutisches Konzept erfordern.

4. *Symptomvariabilität.* Es besteht eine hohe Variabilität von Schlaffähigkeit und Insomniebeschwerden innerhalb von Monaten, manchmal sogar von Nacht zu Nacht. Stationäre Untersuchungen sollten daher mindestens 2 Nächte Polysomnographie umfassen. Der diagnostische und therapeutische Prozeß erfordert eine genaue Langzeitanalyse des Schlafbefindens, ggf. den Einsatz eines Schlafprotokolls oder eines Handgelenkaktographen. Die Unvorhersehbarkeit der Schlafqualität der jeweils folgenden Nacht hat außerdem Bedeutung für das Ausmaß des subjektiven Leidens (Engel u. Knab 1985; Hauri 1979). Dies sollte therapeutisch bearbeitet werden.

5. *Psychische Auffälligkeiten.* Bei über 80% der Patienten mit schweren chronischen Schlafstörungen liegen psychische Auffälligkeiten vor, die einen eigenen diagnostischen Wert haben (Hermann-Maurer et al. 1990). Der diagnostische und therapeutische Prozeß muß daher systematisch und fächerübergreifend neben somatischen v. a. psychische Aspekte erfassen.

6. *Vorbehandlung.* Die Patienten sind größtenteils medikamentös vorbehandelt oder setzen Alkohol als Schlafmittel ein (Hermann-Maurer et al. 1990; Steinberg et al. 1987). Dies verschleiert die Symptomatik und den Schweregrad der Insomnie. Eine genaue Schlaf- und Genußmittelanamnese ist hier eine Voraussetzung für die Wahl der weiteren Therapieform.

7. *Verselbständigung.* Selbst bei Identifizierung einer den Schlafbeschwerden ehemals zugrundeliegenden Ursache hat sich die Schlafstörung nicht selten verselbständigt. Sie unterliegt damit eigengesetzlichen Kriterien. Die gewählte Behandlungsform sollte daher das multimodale Therapieschema berücksichtigen (s. S. 110), welches die Vorbehandlung berücksichtigt und sowohl insomniebezogene als auch ursachenbezogene Maßnahmen umfaßt.

8. *Langzeitkonzept.* Therapeutische Erfolge sind nicht in kurzer Zeit zu erwarten. Der behandelnde Arzt muß bereit sein, einen längeren Therapieweg gemeinsam mit dem Patienten durchzuhalten.

FAZIT *Die chronische Insomnie ist ein multikausales, in der klinischen Ausprägung vielschichtiges Syndrom, welches ein strukturiertes therapeutisches Langzeitkonzept verlangt.*
Chronische Insomnien sind komplexe Erkrankungen. Psychogene und organische Ursachen sind durch konditionierende Faktoren und fehlgeschlagene Behandlungsversuche überformt worden. Eine einfache Therapieempfehlung ist nicht möglich, vielmehr müssen aus dem Behandlungsangebot die Verfahren ausgewählt werden, die bei dem jeweiligen Patienten als umsetzbar erscheinen.

Therapeutische Richtlinien

Für den Patienten mit einer Insomnie ist die Nacht durch das quälende und belastende Erleben seiner Schlaflosigkeit gekennzeichnet. Dieses quälende Erleben breitet sich auch beim behandelnden Arzt aus, denn zumeist bringt der Patient diesen in eine Zwickmühle. Einerseits vermittelt die Symptomschilderung des Schlafgestörten den Eindruck eines leicht behandelbaren Symptoms. Andererseits bringt eine gezielte Exploration meist zutage, daß die Erkrankung bereits chronifiziert ist und daher schwer therapierbar erscheint. Hinzu kommt, daß der Patient nicht selten fordernd auftritt: er möchte sein Symptom Schlaflosigkeit mit einer einzigen, einfachen und wirksamen Methode behandelt haben. Dabei versteht er seine Beschwerden zunächst als somatische Störung und sieht psychische Alterationen höchstens als Folge derselben an. Dies bedeutet, daß von ihm Fragen zu seelischen Hintergründen der Lebenssituation als indiskret oder zumindest als irrelevant beurteilt werden.

Diese Situation verführt den Arzt dazu, eine zu Beginn meist sogar erfolgreiche symptomatische Therapie einzuleiten. Nicht selten bahnt dieses Vorgehen den Weg zur Chronifizierung der Insomnie, zum dauerhaften Schlafmittelgebrauch – bis zum Schlafmittelabusus. Der Therapeut wird auch dem ärztlichen Anspruch untreu, ursachenorientiert zu behandeln. Im *Vorfeld der Behandlung* eines Insomniepatienten sind daher einige *Grundlagen zu beachten:*

1. Der Arzt muß syndromgenetische und dabei ursachenorientierte sowie symptomatische Einsatzbereiche seiner Therapiemaßnahmen voneinander abgrenzen.
2. Er muß die Vor- und Nachteile einer symptomatischen Therapie mit Schlafmitteln abwägen und eine Reihe von Grundvoraussetzungen vor deren Verschreibung erfüllen.
3. Der Einsatz von nichtmedikamentösen und medikamentösen Therapieverfahren erfolgt nach gezielter Indikation unter Berücksichtigung eines multimodalen Therapieansatzes.

Die Einzelheiten dieser Behandlungsprinzipien werden in den folgenden Abschnitten beschrieben.

Multimodales Therapiekonzept

Multiple Ursachen

Mehrere Ursachen können unabhängig voneinander bei der Entstehung einer Insomnie wirksam werden. Jede einzelne der Ursachen kann einen spezifischen Therapieansatz erfordern (Buysse u. Reynolds 1990). Patienten des Labors für Schlafmedizin der Universität Göttingen wiesen in 45% der Fälle gleichzeitig mehrere Ursachen auf, die eine Insomnie verursachen konnten. Entsprechend war es möglich, mehrere Diagnosen zu stellen. Häufige Kombinationen von Diagnosen waren psychogen-psychoreaktive Insomnien mit einer Abhängigkeitsentwicklung bei Benzodiazepineinnahme. Psychogene und psychophysiologische Insomnien wurden nicht selten durch ein Restless-legs-Syndrom und periodische Bewegungen der Beine überlagert. Auch zeigten Schlafapnoepatienten mit Durchschlafstörungen gelegentlich Symptome einer psychophysiologischen Insomnie, die für sich allein Krankheitswert hatte und den Patienten in einen Schlafmittelabusus trieben.

Aufgrund der möglichen Kombinationen verschiedener Auslöser der Insomnie bei einem Patienten müssen ggf. mehrere Therapieverfahren auf jede der einzelnen Ursachen der Schlafstörung ausgerichtet sein.

Chronizität

Faktoren, die eine Insomnie verursachen, und Faktoren, die die Insomnie erhalten, können sich unterscheiden. Die Schlafstörung kann dabei trotz Wegfall der ehemaligen Störfaktoren weiterbestehen (Lund u. Rüther 1985). Diesem Sachverhalt entspricht, daß die Ätiologie der Erkrankung in späteren Entwicklungsphasen häufig nicht mehr bekannt ist (Steinberg et al. 1987). Die Schlafstörung hat sich verselbständigt und ihr Weiterbestehen unterliegt eigengesetzlichen Kriterien. Diese Entwicklung beschreibt die Chronifizierung einer Insomnie (s. S. 2 und S. 105).

Die Verselbständigung der Insomnie hat zur Folge, daß ausschließlich ursachenbezogene Behandlungsformen meist scheitern (Hajak u. Rüther 1991 b). Der Eigengesetzlichkeit der chronischen Insomnien werden insomniebezogene Therapieansätze gerecht. Dies sind spezielle Anwendungskonzepte für Schlafmittel (s. S. 145) und nichtpharmakologische Therapieverfahren (s. S. 114).

Hypnotikarelevante Symptomspezifika

Insomnien können von Einzelsymptomen und komplexen Symptomkombinationen begleitet sein. Einschlafstörungen treten zu Durchschlafstörungen, sekundenlanges Kurzerwachen existiert neben stundenlangem Wachliegen, und gelegentliche Schlafprobleme sind neben täglicher fast vollständiger Schlaflosigkeit zu beobachten. Nächtliche Unruhezustände, vegetative und kognitive Hyperaktivität können mit, aber auch ohne Angstsymptomatik und Depressionen auftreten, sich auf die Nacht beschränken und/oder die Tagesbefindlichkeit beeinträchtigen. Der therapeutische Effekt des gewählten Schlafmittels sollte möglichst viele Symptome abdecken. Die Hypnotikawahl ist daher von besonderer Bedeutung für die Therapie. Die Symptomspezifika der einzelnen Insomnieformen und die Konstellation verschiedener Symptome bestimmen die Auswahl des Schlafmittels. Kriterien hierfür sind z. B. die hypnotische Potenz, die Wirkdauer und/oder die Wirksamkeit auf Begleitsymptome wie z. B. Angst und Depression (s. S. 139).

Vormedikation

Transiente Insomnien und Kurzzeitinsomnien unterliegen meist einer Erstbehandlung und lassen dem Therapeuten große Entscheidungsfreiheit bei der Auswahl eines Schlafmittels. Bei chronischen Insomnien werden dagegen die Symptomatik und der Schweregrad überwiegend durch eine nicht mehr ausreichend wirksame Vormedikation verschleiert. Daten aus der Münchner Schlafambulanz (Nedopil u. Rüther 1984; Steinberg 1989) beschreiben die extrem hohe Frequenz des Hypnotikagebrauchs bei Patienten mit chronischen Schlafstörungen. Beim Erstkontakt nahmen immerhin 81% der 283 Patienten wegen persistierender Schlafbeschwerden mindestens ein Schlafmittel ein. 17% verwendeten regelmäßig ein und 32% mehrere Hypnotika. Eine Kombination von Hypnotika mit Alkohol setzten 19 % als Schlafhilfe ein. Hypnotika und andere Psychopharmaka benutzten 13%. Eine erhebliche Zahl der Patienten (21%) nahmen eine höhere Dosierung, als von ihren Ärzten verordnet worden war. In den meisten Fällen chronischer Insomnie muß daher eine Medikamentenumstellung erfolgen. Dies kann auch ein Medikamentenentzug, ein Präparatewechsel, eine Dosisanpassung oder ein besonderes Therapieregime sein (z. B. Intervalltherapie, Kombinationstherapie; s. S. 145).

Die multiplen Ursachen, die aus der Chronizität erwachsende Eigengesetzlichkeit von Insomnien, die individuellen für die Wahl eines Schlafmittels relevanten Symptomspezifika und das Problem der Vormedikation der Patienten werden durch ein multimodales Therapiekonzept aufgefangen. Dieses umfaßt ursachenbezogene Therapieansätze, insomniebezogene Maßnahmen, eine gezielte Stoffgruppenselektion und ggf. eine Umstellung der Medikamente (Abb. 6.1). Ein eingleisiges therapeutisches Verfahren ist zum Scheitern verurteilt, wenn die Fokussierung auf einen einzigen Therapieansatz wichtige Kofaktoren vernachlässigt. Für einen Insomniepatienten kann es beispielsweise bedeuten, daß er neben einer konfliktzentrierten interaktionellen psychotherapeutischen Behandlung intensiv schlafhygienische Verfahren ebenso wie eine Entspannungstechnik erlernen muß. Zusätzlich hilft der Arzt, den akuten Leidensdruck mit einer individuell ausgerichteten Pharmakotherapie zu reduzieren.

Fazit *Die Behandlung der Insomnie folgt einem multimodalen Therapiekonzept.* Zumeist liegen mehrere Ursachen der Insomnie vor, von der jede einzelne behandelt werden muß. Selbst bei erfolgreicher Ursachentherapie verlangt eine chronische „verselbständigte" Insomnie insomniebezogene Therapieansätze wie z. B. Schlafhygiene oder psychotherapeutische Verfahren. Die Schlafmittelverschreibung darf nie ohne die beiden erstgenannten Therapien erfolgen. Sie orientiert sich an der Symptomkonstellation, der Persönlichkeit und der Medikamentenvorgeschichte des Patienten.

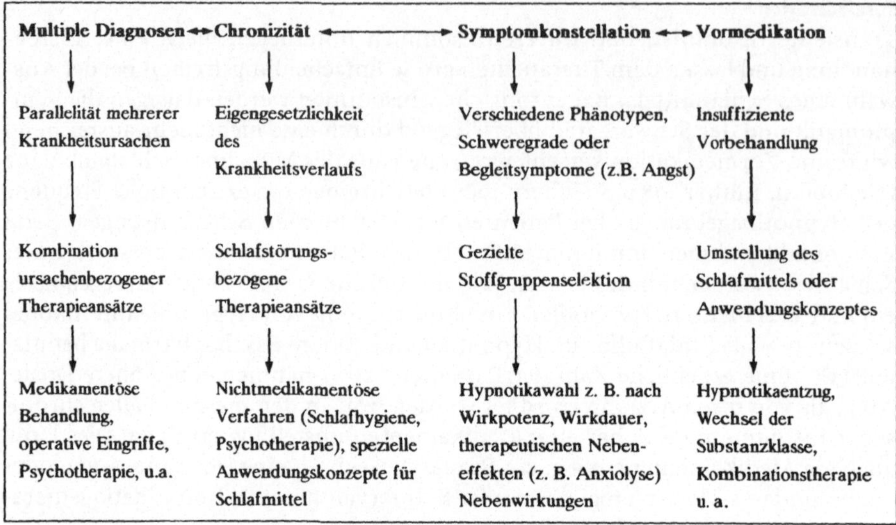

Abb. 6.1. Multimodales Konzept der Therapie chronischer Insomnien

Spektrum der Therapieverfahren

Ein umfangreiches *Angebot pharmakologischer und nichtpharmakologischer Therapiemaßnahmen* spiegelt die vielfältigen Entstehungsmechanismen und Ausprägungen der Insomnie wider. Es ist leider auch ein Hinweis dafür, daß bei Fachleuten Unsicherheiten darüber bestehen, wie es um die Effektivität und Praktikabilität einzelner therapeutischer Verfahren bestellt ist. Die Auswahl geeigneter Therapieverfahren setzt voraus, daß dem behandelnden Arzt nicht nur das Krankheitsbild sondern, auch die Persönlichkeit des Patienten bekannt ist. Es ist nicht empfehlenswert, ein Stufenschema von wenig eingreifenden Therapiemaßnahmen – wie einer Beratung – bis hin zu eingreifenden Verfahren wie der Verschreibung von Schlafmitteln – durchzuführen. Der Arzt muß abschätzen, ob der Patient dem einzusetzenden Verfahren gegenüber zugänglich und in der Lage ist, die therapeutischen Konsequenzen zu tragen: Ist er für eine aufdeckende Psychotherapie geeignet? Kann er seine Selbstmedikation mit Alkohol unterlassen? Hält er eine zeitlich befristete Medikamenteneinnahme von Präparaten mit Abhängigkeitspotential ein? Solche und ähnliche Fragen bestimmen neben der Beurteilung des Schweregrades und der Ursachenbestimmung der Erkrankung die Therapieauswahl. Der Pharmakotherapie steht dabei ein komplexes Angebot nichtpharmakologischer Therapiemaßnahmen zur Seite.

Grundlagen

Eine Schlafmitteleinnahme bringt Patienten mit einer Insomnie durchaus Linderung ihrer Beschwerden. Ein langfristiges pharmakologisches Behandlungskonzept ist durch das Abhängigkeitspotential zahlreicher Schlafmittel allerdings nicht immer umzusetzen. Zudem werden ein für die Entstehung zahlreicher Insomnieformen bedeutsames Fehlverhalten im Umgang mit dem Schlaf (s. S. 94) und konditionierende Faktoren durch Schlafmittel nicht beeinflußt. Nichtmedikamentöse Therapieverfahren sind schon aus diesen Gründen ein unverzichtbares Element jeder Insomnietherapie (Tabelle 7.1); sie umfassen neben der *Aufklärung* und *Beratung* des Patienten über den Schlaf *verhaltenstherapeutische Techniken, Entspannungstherapien* und verschiedene *Psychotherapieformen*. Verhaltenstherapeutische Techniken werden am häufigsten eingesetzt (Borkovec 1982; Buysse u. Reynolds 1990; Cleghorn et al. 1983; Killen u. Coates 1984; Knab 1989; Mendelson 1987 a; Nicassio et al. 1985; Nicassio u. Buchanan 1981; Schindler u. Hohenberger 1985; Spielman et al. 1987). Dank psychotherapeutischer Verfahren kann es sogar möglich sein, an die syndromgenetischen Faktoren der Insomnieentstehung zu gelangen und Heilungsansätze zu bewirken. Zahlreiche Publikationen geben einen Überblick über Techniken, Indikationen und den therapeutischen Erfolg der einzelnen Therapieverfahren (z. B. Lacks u. Morin 1992; Durand u. Mindell 1990; Lacks u. Powlishta 1989; Lacks u. Rotert 1986; Morin u. Kwentus 1988; Spielman 1986; Sanavio et al. 1990; Engle-Friedman et al. 1992; Espie et al. 1989; Espie 1993). Buchartikel und Monographien beschreiben grundlegende Techniken (Davis et al. 1988; McKay et al. 1981; Meichenbaum 1987) und geben detaillierte Anwendungsempfehlungen für Insomnien (Hauri 1982, 1989, 1991; Espie 1991; Kales u. Kales 1984; Knab 1989; Morin 1993; Lacks 1987; American Medical Association 1984; Spielman et al. 1987).

Nichtmedikamentöse Therapieverfahren können bei fast allen Patienten mit Insomnie angewendet werden, auch bei Kindern (Cashman u. McCann 1988; Coates u. Thoresen 1981; Durand u. Mindell 1990) und älteren Patienten (Friedman et al. 1991; Morin u. Azrin 1988; Morin et al. 1993; Puder et al. 1983). Die Wirksamkeit nichtmedikamentöser Therapieverfahren ist unbestritten. Übereinstimmend zeigen mehrere Studienanalysen, daß etwa 66% der Patienten geholfen werden kann (Lacks u. Morin 1992; Espie et al. 1989; Morin et al. 1991), wenngleich Erfolge hinsichtlich eines kompletten Sistierens der Symptomatik nur als mäßig eingestuft werden können (Lacks u. Morin 1992).

Probleme bereitet in der Praxis sowohl die Auswahl des geeigneten Verfahrens als auch die Frage, ob der gleichzeitige Einsatz mehrerer Verfahren sinnvoll ist. Multimodale Therapieansätze, die Kombination mehrerer psychothera-

Tabelle 7.1. Nichtpharmakologische Therapieverfahren

Therapieverfahren		Behandlung
Basisverfahren	Aufklärung und Beratung	Vermindert Ängste vor der Insomnie und Fehlvorstellungen über den Schlaf durch Information über Schlaffunktion, normale Schlafdauer sowie Ursachen und Folgen der Erkrankung
	Patientenbeteiligung	Erzieht den Patienten vom Opfer der Schlaflosigkeit zum Gestalter seines Schlafes durch Mitarbeit in Diagnostik und Therapie
Verhaltenstherapeutische Techniken	Schlafhygiene und Schlafhilfen	Verändert Umweltbedingungen, Verhaltensweisen und Gewohnheiten, die schlechten Schlaf verursachen; intensivieren schlaffördernde Verhaltensweisen
	Stimuluskontrolle	Verstärkt die Rolle von Bett und Schlafzimmer als Stimulus für den Schlaf durch Begrenzung von schlafstörenden Verhaltensweisen, die an die Schlafsituation konditioniert wurden
	Schlafrestriktion	Verbessert die Schlafeffizienz, indem durch eine Begrenzung der Bettliegezeit der Schlafdruck erhöht wird und angestrengte Einschlafversuche unterbleiben
	Paradoxe Intention	Vermindert übertriebene Versuche einzuschlafen und das angstbesetzte Erleben des Einschlafvorgangs durch die Aufforderung wachzubleiben
	Kognitive Fokussierung	Verdrängt Schlafängste durch Konzentration auf beruhigende Gedankenbilder
	Gedankenstopp	Unterbricht schlafstörendes Gedankenkreisen und Problemgrübeln
Entspannungstherapie	Progressive Muskelrelaxations	Bewirkt Entspannung durch das systematische Anspannen und Entspannen von Muskelgruppen
	Autogenes Training	Lehrt Entspannung durch Koppelung angenehmer visueller Vorstellungen mit entspannenden körperlichen Empfindungen wie Wärme oder Schwere
	Biofeedback	Vermittelt Entspannung durch Verstärkung spezifischer myographischer oder hirnelektrischer Meßparameter
	Yoga, Meditation	Vermittelt Entspannung und/oder eine Einstellungsänderung gegenüber Körper, Seele und Krankheitssymptomen
Psychologische Behandlung	Kognitive Therapie	Vermittelt rationale Alternativen zu den insomnieverstärkenden Annahmen und Vermutungen der Schlafgestörten über ihren Schlaf
	Individuelle Verhaltenstherapie	Verbessert den Umgang mit dem Schlaf durch Verhaltensanalyse und ein auf den einzelnen Patienten ausgerichtetes Verhaltenskonzept
	Psychotherapie	Bekämpft psychodynamische Ursachen der Erkrankung und psychische Verstärkungsmechanismen durch Bearbeitung psychologischer Konflikte, Copingtechniken und Verdrängungsmechanismen

peutischer Techniken (Hauri 1991 b; Woolfolk u. McNulty 1983; Morawetz 1989), wurden durchaus erfolgreich eingesetzt. Dies gilt auch für die Kombination nichtmedikamentöser Verfahren mit einer Schlafmitteleinnahme (Hauri 1989 c; Morin u. Kwentus 1988). Für den Praktiker ist dabei von Bedeutung, daß der kombinierte Einsatz mehrerer verhaltenstherapeutischer Verfahren nicht unbedingt bessere Erfolge bringen muß als die präzise Durchführung *einer* Technik (Lacks u. Morin 1992). Die Kombination eines verhaltenstherapeutischen Ansatzes mit einer medikamentösen Therapie, wie sie v. a. im Bereich niedergelassener Ärzte gern praktiziert wird, kann allerdings gut wirksam sein (Milby et al. 1993).

Inzwischen vertreten einige Autoren die Meinung, daß die einzelnen Therapiearten keine wesentlichen Unterschiede in ihrer therapeutischen Wirksamkeit zeigen (Lichstein u. Fischer 1985). Dennoch scheint v. a. die *Stimuluskontrolle* das günstigste Verhältnis von Aufwand und Erfolg zu erbringen (Engle-Friedman et al. 1992; Lacks u. Morin 1992). Der therapeutische Effekt nichtpharmakologischer Therapien ist v. a. dann gut, wenn die Patienten jung sind und wenig andere psychopathologische Auffälligkeiten zeigen. Dies gilt auch, wenn sie früh erkrankt sind, längere Zeit an ihrer Schlafstörung leiden (Lacks u. Powlishta 1989) und nicht medikamentös vorbehandelt sind (Morawetz 1989; Morin u. Azrin 1988). Den besten Erfolg haben erfahrene Therapeuten, die ihre Behandlung individuell auf den einzelnen Patienten ausrichten (Morin et al. 1989). Die Form (z. B. Ein- oder Durchschlafstörung; Morin u. Azrin 1988) oder der Schweregrad der Schlafstörung (Lacks et al. 1983) beeinflussen den Therapieerfolg nicht (Lacks u. Morin 1992). Letztendlich bestimmen das Persönlichkeitsprofil des Patienten, die Ausbildung des Therapeuten und zeitliche und organisatorische Möglichkeiten das individuelle Therapiekonzept.

Therapieziel

Nichtmedikamentöse Verfahren zur Behandlung von Insomnien zielen im wesentlichen auf *folgende Aspekte, die für einen guten Schlaf notwendig sind* (z. B. auch Stevenson u. Weinstein 1991):

1. die Auflösung von Angst, Felerwartung und Frustration über schlechten Schlaf (z. B. Aufklärung und Beratung),
2. eine positive Assoziation zwischen der Schlafumgebung und dem Schlaf (z. B. Einschlafrituale, Stimuluskontrolle, Schlafrestriktion),
3. die Fähigkeit zu entspannen und den geistigen und körperlichen Erregungszustand („Arousal") zu vermindern (z. B. Entspannungstraining, kognitive Umstrukturierung),
4. ein geregelter zirkadianer Schlaf-Wach-Rhythmus (z. B. Schlafplanung, Tagesaktivität),
5. das Erleben von Müdigkeit zum Zeitpunkt des Zubettgehens (z. B. Selbstbeobachtung, Stimuluskontrolle),
6. die Eliminierung innerer und äußerer schlafstörender Faktoren (z. B. Schlafhygiene).
7. die Umstellung von Wahrnehmung, Verhalten und Lebensgestaltung vor dem Hintergrund seelischer Konflikte und einem daraus resultierenden Fehlverhalten (z. B. Verhaltenstherapie) und

8. den Abbau psychogener Ursachen der Schlafstörung über Aufschlüsselung und Bearbeitung unbewußter seelischer Vorgänge und Konflikte (z. B. Psychotherapie).

Hierbei ist es nicht das therapeutische Ziel, den Schlaf zu erzwingen; vielmehr gilt es, den Zustand zu erreichen, der Schlaf ermöglicht, und die Kontrolle über die Einflußfaktoren zu bekommen, die den Übergang in diesen Zustand begünstigen.

FAZIT *Nichtmedikamentöse Therapieverfahren sind ein unverzichtbares Element jeder Insomnietherapie.*
Dies gilt im besonderen für chronische Insomnien. Die zur Verfügung stehenden Verfahren sind in ihrem therapeutischen Erfolg etwa gleichwertig, mit geringen Vorteilen für die Stimuluskontrolle. Patienten bevorzugen allerdings einfachere Verfahren wie Aufklärung, Entspannungsteckniken oder Schlafhygiene. Voraussetzung für die Wirksamkeit nichtmedikamentöser Therapieverfahren ist die konsequente Durchführung.

Verfahren

Aufklärung und Beratung

Die Grundlage einer Therapie ist die *Aufklärung* über den normalen Schlaf, die Funktion des Schlafes und die gesundheitlichen Folgen einer Schlafstörung. Insomniepatienten haben häufig völlig falsche und stark angstbesetzte Vorstellungen über ihren Schlaf (Morin et al. 1993; Schubert 1986). Sie sollten darüber informiert werden, daß allenfalls längerdauernde Insomnien zu körperlichen Dauerschäden führen und die notwendige Schlafdauer individuell sehr unterschiedlich ist. Sie müssen darauf aufmerksam gemacht werden, daß der Nachtschlaf mit zunehmendem Alter abnehmen kann und durch Tagesnickerchen ersetzt wird oder daß nächtliche Aufwachvorgänge nicht prinzipiell pathologisch sind. Nicht selten liegen Patienten länger als notwendig im Bett. Ihr Schlaf wird dadurch oberflächlicher, weniger erholsam und von Aufwachvorgängen durchsetzt. Ohne an dem Leidensbericht des Patienten zu zweifeln, ist es notwendig, ihn darüber aufzuklären, daß der physiologische Ablauf des Schlafes, und die Selbsteinschätzung des Schlafablaufs nicht so stark übereinstimmen, wie er meist annimmt.

Anwendungsempfehlungen. Führt man aufklärende Gespräche unter Berücksichtigung von Untersuchungsergebnissen, wie der Schlafpolygraphie, wird der Patient noch über Art, Schweregrad und Prognose seiner Erkrankung informiert. Dies kann zunächst eine Entlastung darstellen, wenn schwere körperliche Erkrankungen als Ursache ausgeschlossen wurden. Die Aufklärung verlangt dennoch ein hohes Maß an Sensibilität, insbesondere wenn der auf organische Ursachen fixierte Patient auf eine psychogene Beteiligung bei seinem Schlafproblem hingewiesen wird. Zudem muß der Arzt bei chronischen Insomniepatienten häufig eingestehen, daß er keine sicher definierbaren Ursachen gefunden und kein spezifisches Therapieverfahren zur Verfügung hat. In der Praxis sollte man mehr als ein therapeutisches Gespräch einplanen, um diese kritischen Punkte zu bearbeiten.

Pragmatische Informationen zur Aufklärung und Beratung von Insomniepatienten

1. Schlaf ist ein aktiver Prozeß. Aufwachvorgänge und Wechsel zwischen verschiedenen Schlafstadien kommen sowohl bei gesundem als auch bei krankem Schlaf vor.
2. Schlaf ist ein individuelles Phänomen. Schlafdauer und -qualität schwanken von Person zu Person und ändern sich mit zunehmendem Alter. Es gibt keine allgemeingültigen Normen, wie lange ein gesunder Schlaf dauern muß; auch kurzer Schlaf kann gesund sein.
3. Lange Bettliegezeiten können den Schlaf nicht prinzipiell verlängern.
4. Schlechter Schlaf wirkt sich zwar negativ auf Tagesleistung und Stimmung aus, umgekehrt aber können sich vor allem Stimmungsveränderungen und Tagesbelastungen in einer verminderten Schlafqualität widerspiegeln.
5. Die Eigeneinschätzung von Schlafdauer und Häufigkeit nächtlichen Erwachens stimmt selten genau mit der Wirklichkeit überein.
6. Anhaltend schlechter Schlaf beeinträchtigt die Lebensqualität zwar erheblich, eine direkte Lebensgefahr erwächst daraus jedoch nicht.
7. Jedes angestrengte Suchen des Schlafes verhindert Schlaf; Ärger und Verzweiflung über langes Wachliegen verschlimmern die Situation.
8. Gelegentlich schlechte Nächte gehören zu den normalen Reaktionsvarianten des menschlichen Organismus.

Patientenbeteiligung

Rollenwechsel: vom Opfer zum Kotherapeuten. Die Informationen und Ratschläge des Arztes gehen nicht selten an der individuellen Problematik des Schlafgestörten vorbei. Was dem einen hilft, kann die Schlafstörung des anderen verschlimmern. Es empfiehlt sich daher, das verhaltenstherapeutische Mittel (Meichenbaum 1979) einzusetzen, den Patienten als Mitarbeiter bzw. als Wissenschaftler in eigener Sache zu gewinnen (Hauri 1989). Er weiß häufig selbst am besten, welche Faktoren schlafstörend wirken, welche Therapien ihm helfen und welche er schon vergeblich versucht hat. Es kann hilfreich sein, wenn der Patient mitdiskutiert, was untersucht und mit welchem der angebotenen Therapieverfahren er behandelt werden sollte. Dabei sind das Schlafprotokoll (s. S. 27) und ein Tagebuch wichtige Werkzeuge. Im Schlafprotokoll beurteilt der Patient morgens die Qualität seines Schlafes und abends die daraus resultierende Tagesbefindlichkeit. Im Tagebuch notiert er abends solche Tagesereignisse, oder am nächsten Tag anstehenden Tätigkeiten, die seinen Schlaf beeinflussen könnten. Auch am nächsten Tag anstehende Probleme und deren Lösungsmöglickeiten werden in maximal zwei Din-A-5 Seiten notiert. Dies entlastet den Patienten von nächtlichem Grübeln und macht ihm dabei den Zusammenhang von Tagesereignissen und gestörtem Nachtschlaf bewußt. Er kann so die korrespondierenden Schlüsse für therapeutische Verhaltensänderungen besser verstehen, wird in die aktive Gestaltung seiner Therapie einbezogen und aus der Rolle des passiven Opfers gelöst.

> **Tagebuch für Patienten mit einer Insomnie**
>
> Folgende 3 Fragen zum Tagesgeschehen werden auf maximal 2 DIN-A5-Seiten beantwortet:
> 1. Welches Ereignis hat mich heute am meisten beeindruckt?
> 2. Welches Ereignis wird mich morgen vermutlich am meisten beeindrucken?
> 3. Wie werde ich morgen mein größtes Problem lösen?

Einstellungsänderung. Bei vielen Schlafgestörten ist der Schlaf in den Mittelpunkt des Lebensinteresses getreten; sie beobachten ihren Schlaf und den Einschlafvorgang angespannt und genau. Je verzweifelter sie sich dabei anstrengen einzuschlafen, desto weniger gelingt es ihnen. Die protokollarische Mitarbeit bei der Schlafbeurteilung kann bei diesen Patienten problematisch sein. Bei ihnen muß bereits im Sinne einer kognitiven Therapie die Auswahl der Wahrnehmungsbereiche umstrukturiert werden (Schubert 1986). Der Interessenschwerpunkt kann beispielsweise von der geminderten Schlafqualität auf das Tagesgeschehen, auf Lösungsmodelle für die hier vorherrschenden Probleme und auf die noch vorhandene Leistungsfähigkeit am Tage verschoben werden. Behandlungsziel: Aufbau einer unvoreingenommenen und gelassenen Haltung gegenüber dem Schlaf (Knab 1989). Das Gefühl, die Schlafstörung nicht mehr so ernst nehmen zu müssen und sie nicht im Lebensmittelpunkt zu sehen, ist dabei von entscheidender Bedeutung (Lacks 1987).

Schlafhygiene und Schlafhilfen

In Anlehnung an Verhaltenstherapien für Insomniepatienten umfassen die Regeln der *Schlafhygiene* einfache Empfehlungen zur Veränderung von Verhaltensweisen, die den Schlaf negativ beeinflussen (Hauri 1991). Sie sind vom Patienten allein leicht durchzuführen (Buysse u. Reynolds 1990; Hauri u. Orr 1982; Hauri 1989; Lacks 1987; Spielman et al. 1987; Thoresen et al. 1981 a). Größtenteils sind die Empfehlungen darauf ausgerichtet, die negative Konditionierung zwischen Müdigkeit und der Schlafumgebung zu reduzieren. Unter den nichtpharmakologischen Therapieformen ist die Schlafhygiene die am leichtesten einsetzbare. Chronische Insomniepatienten mit den unterschiedlichsten Krankheitsursachen können davon profitieren. Die Bedeutung dieser Verhaltensregeln ist nicht zu unterschätzen, da eine schlechte Schlafhygiene für sich allein Insomnien verursachen kann (ASDA 1990; s. S. 94). Schlafhygiene allein kann wirkungsvoll sein, wenn auch mit vergleichsweise weniger Erfolg als z. B. eine Stimuluskontrolltherapie (Schoicket et al. 1988), wobei dies bisher v. a. für Durchschlafstörungen gezeigt wurde. Schlafhygienetechniken lassen sich besonders gut in Kombination mit der Stimuluskontrolle anwenden (Hauri 1982, 1991).

Anwendungsempfehlungen. Die Regeln der Schlafhygiene sind ein elementarer Baustein der Insomnietherapie. Zahlreiche Pharmafirmen stellen dem Arzt auf Wunsch Patientenbroschüren zur Verfügung, in denen die wesentlichen Regeln in einfacher Form aufgeführt sind. Schlafhygiene sollte daher ein Basisbaustein der nichtpharmakologischen Therapie des Insomniepatienten in der allgemeinärztlichen Praxis sein. Obwohl Schlafgestörte die einzelnen Prinzipien dieser Therapie meist kennen, praktizieren sie sie deshalb nicht notwendigerweise (Haynes et al. 1982; Lacks u. Rotert 1986). Der Therapeut muß hier durch seine motivierende und dabei kontrollierende Mitarbeit bei der Umsetzung helfen.

Die *Regeln der Schlafhygiene* umfassen folgende Empfehlungen:

1. *Einhalten der individuell notwendigen Schlafmenge:* Der Schläfer soll den Zeitraum, den er im Bett verbringt, auf das Maß beschränken, das er von beschwerdefreien Zeiten kennt. Schläft er länger, wird der Schlaf oberflächlicher, weniger erholsam und häufiger von Erwachen durchsetzt.
2. *Einhalten regelmäßiger Schlafzeiten:* Regelmäßige Zeiten für das Zubettgehen und das morgendliche Aufstehen stabilisieren die Schlaffähigkeit und den Schlaf-Wach-Rhythmus. Insbesondere dürfen sich die Schlafzeiten auch am Wochenende und an Feiertagen, bzw. im Urlaub, nicht von denen der Arbeitswoche unterscheiden.
3. *Verzicht auf Tagesnickerchen:* Jeder Schlaf tagsüber würde den Schlafdruck verringern und dem Ziel entgegenlaufen, den Schlaf auf die Nachtstunden zu konzentrieren.
4. *Angenehme Schlafbedingungen:* Das Schlafzimmer sollte angenehm und schlaffördernd gestaltet sein, der Schläfer sich sicher und geborgen fühlen. Dazu gehören eine angenehme, meist leicht kühle Zimmertemperatur und eine weitgehende Licht- und Schallisolierung des Schlafzimmers. Dinge, die an den Beruf oder andere Stressoren erinnern – beispielsweise ein Schreibtisch oder das Bügelbrett –, gehören nicht in den Schlafraum eines Schlafgestörten. Manchmal muß auch der störende, weil z. B. schnarchende, Partner in ein getrenntes Schlafzimmer verbannt werden. Keinesfalls darf eine Uhr im Schlafzimmer sichtbar oder zu hören sein. Je mehr Zeit ohne Schlaf vergangen ist, desto aufgeregter und wacher würde der Schlafgestörte beim Blick auf die Uhr werden.
5. *Ausgeglichene Ernährung:* Sowohl Hunger als auch ein übervoller Magen stören den Schlaf. Große Portionen, fette und scharf gewürzte Speisen sind abends zu vermeiden. Ein leichter Imbiß vor dem Zubettgehen kann das Einschlafen verbessern, was neben physiologischen wohl auch psychologische Ursachen hat. Beschränkte Flüssigkeitsmengen reduzieren zudem den Harndrang.
6. *Koffeinkarenz:* Koffeingenuß stört den Schlaf selbst bei Menschen, die dies subjektiv nicht wahrnehmen (Nicholson u. Stone 1980). Vermeiden sollte der Insomniepatient daher den abendlichen Genuß von Kaffee, Cola und schwarzem Tee.
7. Alkohol- und Nikotinkarenz: Die schlafstörende Wirkung von Nikotin sollte zur Beschränkung des abendlichen Zigarettenkonsums führen. Obwohl abendlicher Alkoholgenuß das Einschlafen fördern kann, wird der Schlafablauf unruhiger und fragmentiert. Auch sollte man der Gefahr einer Abhängigkeitsentwicklung, bei oftmals guten Anfangserfolgen als Selbsttherapeutikum, vorbeugen.

8. *Körperliches Training:* Bei Schlafgestörten soll ein abgeflachter zirkadianer Rhythmus der Temperatur zum schlechten Schlaf beitragen. Körperbewegungen erhöhen die Körpertemperatur und intensivieren den Stoffwechsel. Etwa 4–6 h nach der Anstrengung, zeigen beide Parameter eine kompensatorische Gegenauslenkung. Die Veränderung der Körpertemperatur könnte erklären, daß Sport 4–6 h vor dem Zubettgehen den Schlaf fördern soll (Horne u. Reid 1985). Körperliche Aktivitäten kurz vor dem Schlafen sind für eine gegenteilige Wirkung bekannt. Vor allem die fitneßstärkende regelmäßige sportliche Tätigkeit verbessert den Schlaf (Shapiro et al. 1984). Intensives, aber nicht regelmäßiges Turnen hilft dagegen nicht (Hauri 1968).

9. *Entspannende Abendgestaltung:* Prinzipiell sind Tätigkeiten zu vermeiden, die eine innere Erregung oder körperliche Anstrengung verursachen. Viele Menschen haben zudem einen Lebensstil, der sie verleitet, abends später nach Hause zu kommen und zu später Stunde das Abendessen einzunehmen, wonach sie dann gezwungen sind, schnell einzuschlafen, um morgens frisch aufstehen zu können. Dieser Verlust entspannender Abendstunden kann das Einschlafen schwierig machen. Ein Insomniepatient sollte sich daher den Tag so einteilen, daß ihm abends ausreichende Zeit zur Erholung zur Verfügung steht.

10. *Individuell ausgerichtete Regelanwendung:* Es hat keinen Sinn, dem Patienten eine Liste mit den Regeln der Schlafhygiene zum Selbststudium mit nach Hause zu geben. Alle Maßnahmen müssen mit dem Patienten empirisch erprobt und den persönlichen Fähigkeiten zur Umsetzung angepaßt werden. So schlafen etwa 80% der Patienten nach einem Tagesnickerchen schlechter, etwa 20% jedoch nicht.

Pragmatische Tips zur Schlafhygiene

1. Bleiben Sie nicht länger als notwendig im Bett, d. h. liegen Sie nicht wach im Bett herum.
2. Gehen Sie jeden Tag zur gleichen Zeit ins Bett und stehen Sie morgens pünktlich auf, auch wenn Sie müde sind.
3. Tagsüber zu schlafen ist verboten.
4. Gestalten Sie Ihr Schlafzimmer so angenehm und gemütlich wie möglich.
5. Ein leichtverdauliches Abendessen ist schwer verdaulichen Speisen vorzuziehen.
6. Koffeinhaltige Getränke wie Kaffee oder Cola dürfen nicht nach 17 Uhr getrunken werden.
7. Abendlicher Alkoholgenuß ist verboten, Nikotingenuß sollte so weit wie möglich eingeschränkt werden.
8. Körperliches Training muß ein Teil des Lebens werden.
9. Tun Sie am Abend das, was Sie entspannt; aufregende Tätigkeiten oder solche, die an die Probleme des Tages erinnern, sollten vermieden werden.
10. Stellen Sie Ihr Leben gerade in denjenigen Punkten um, wo Sie am weitesten von den Empfehlungen abweichen.

Stimuluskontrolle

Die *Stimuluskontrolltherapie* bearbeitet die negative Konditionierung des Insomniepatienten zu seiner Situation im Bett (Bootzin 1972, 1991; Bootzin u. Nicassio 1978). Viele Schlafgestörte versuchen trotz innerer Anspannung und kognitiver Hyperaktivität verzweifelt oder vergeblich einzuschlafen. Aufgrund der wiederholt mit der Schlaflosigkeit verbundenen Frustrationen kann die Umgebung des Schlafzimmers auf dem Weg über einen bedingten Reflex Schlaflosigkeit verursachen. Bett und Schlafzimmer fungieren als Reize für Wachsein anstatt für Schlafen. Die Assoziation zwischen Schlafumgebung und Wachsein wird Dank der Stimuluskontrolle mit einer systematischen Desensibilisierung gelöst. Falsche Gewohnheiten werden abtrainiert, so daß der Patient die richtigen Zusammenhänge von Bett, Schlafzimmer und erholsamem Schlaf wieder erleben kann.

Pragmatische Regeln der Stimuluskontrolltherapie (mod. nach Bootzin u. Nicassio 1978)

1. Das Zubettgehen ist nur erlaubt, wenn man müde ist und glaubt, einschlafen zu können.
2. Das Bett ist nur zum Schlafen da. Es ist verboten zu essen, zu lesen oder fernzusehen. Einzige Ausnahme von der Regel sind sexuelle Aktivitäten.
3. Bei Einschlafproblemen muß sowohl das Bett als auch das Schlafzimmer wieder verlassen werden. Man sollte so lange aufbleiben, bis wieder echte Müdigkeit eintritt. Wenn sich der Schlaf dann dennoch nicht einstellt, muß man wieder aufstehen und diesen Prozeß so oft wie nötig wiederholen. Das Ziel ist es, den Stimulus „Bett" mit einem schnellen Einschlafen zu verbinden.
4. Das morgendliche Aufstehen erfolgt immer zur gleichen Zeit, unabhängig davon, wie gut oder schlecht der Schlaf war. Dieses Verhalten unterstützt die Ausbildung eines geregelten Schlaf-Wach-Rhythmus.
5. Tagesnickerchen sind verboten. Der Schlafdruck wird so auf den Nachtschlaf konzentriert.

In den ersten Nächten schlafen die Patienten gewöhnlich wenig. Für einige Zeit wechseln sich gute und schlechte Nächte ab, aber nach einigen Wochen schläft der Patient bedeutend besser.

Viele Untersuchungen haben die Wirksamkeit dieser Therapie nachgewiesen, wenn die Regeln konsequent befolgt werden (Lacks et al. 1983 a, b; Ladouceur u. Gros-Louis 1986; Morin u. Kwentus 1990; Puder et al. 1983; Zwart u. Lisman 1979). Dies gilt nicht nur bei Einschlafstörungen, sondern auch für Durchschlafstörungen (Bootzin et al. 1983; Lacks et al. 1983 b). Im Vergleich zu anderen Verhaltenstherapien wurden mit der Stimuluskontrolle die besten Effekte erzielt (Espie et al. 1989; Morin u. Azrin 1987, 1988; Puder et al. 1983; Schoicket et al. 1988). In der Kombination von Entspannungsverfahren mit der Stimuluskontrolltherapie sind besonders gute Therapieerfolge zu erzielen (Lacks 1987).

Anwendungsempfehlungen. Die Stimuluskontrolltherapie ist dem Patienten auch vom verhaltenstherapeutisch unerfahrenen Arzt zu vermitteln. Es ist eine Basistherapie sowohl im klinischen als auch ambulanten Bereich. Nicht sinnvoll ist es, dem Patienten kommentarlos eine Zusammenstellung von Regeln der Stimuluskontrolle oder Schlafhygiene mitzugeben. Vielmehr müssen im Gespräch die für den Patienten bedeutsamen Störfaktoren ermittelt werden. Im allgemeinen gelingt es, maximal 2–3 davon gezielt abzustellen. Es würde den Patienten überfordern, mehr als dies anzustreben. Ein Hauptproblem der Technik ist die häufig schwindende Motivation des Patienten, das Konzept über längere Zeit durchzuhalten. Hier ist die Hauptaufgabe des Arztes, den Patienten zum Durchhalten des begonnenen Therapiekonzeptes zu bewegen.

Fazit *Aufklärung, Beratung, Schlafhygiene und Stimuluskontrolle können von jedem Arzt beim Insomniepatienten angewendet werden.*
Viele Patienten kennen schlafhygienische Maßnahmen, praktizieren sie aber nicht unbedingt. Neben der Erweiterung des Wissens ist daher die Umsetzung der gelernten Verhaltensmaßregeln eine therapeutische Aufgabe. Die Stimuluskontrolle ist von guter therapeutischer Wirksamkeit und sollte in keinem Therapiekonzept fehlen. Die Konzentration des therapeutischen Prozesses auf maximal 2–3 den Schlaf beeinflussende Faktoren stellt sicher, daß der Patient nicht überfordert wird.

Schlafrestriktion

Die *Schlafrestriktionstherapie* (Spielman et al. 1983, 1987 b) nutzt die Notizen im Schlafprotokoll des Patienten, um das Mißverhältnis zwischen echter Schlafzeit und im Bett verbrachter Zeit therapeutisch einzusetzen. Sie zielt auf das häufig zu beobachtende Fehlverhalten von Insomniepatienten, länger als erforderlich im Bett zu liegen, um zu mehr Schlaf zu kommen (Glovinsky u. Spielman 1991). Der Insomniepatient wird dazu angehalten, seine Aufenthaltsdauer im Bett auf die Zeit zu begrenzen, die er glaubt, wirklich geschlafen zu haben; er darf aber zumindest $4^{1}/_{2}$ h schlafen. Nickerchen am Tage sind verboten. Daher nehmen anfangs die Müdigkeit und der Schlafdruck gewaltig zu. Abhängig vom Index der Schlafeffizienz (exakte Schlafzeit/Bettzeit · 100%) der vergangenen Woche wird die Bettzeit entweder um 15 min verlängert (Schlafeffizienz > 85%) oder verkürzt (< 85%). Wenn der Patient im Durchschnitt über mehrere Nächte wenigstens 85% der im Bett verbrachten Zeit schläft, darf er 15 min länger im Bett bleiben. Man fährt so lange fort, bis die individuell richtige Schlafzeit erreicht ist. Der Erfolg dieser Therapieform wurde in Studien nachgewiesen (Friedman et al. 1991; Spielman et al. 1987).

Anwendungsempfehlungen. Diese Methode kann v. a. bei schwer Schlafgestörten effektiv sein (Spielman et al. 1984, 1987 a), wenn die Patienten die ersten schweren Tage der Behandlung durchstehen.

Paradoxe Intention

Das Verordnen von „Wachbleiben" ist das Konzept der *paradoxen Intention,* einer kognitiven Behandlungsform der Insomnie (Ascher u. Turner 1979; Espie u. Lindsay 1985; Fogle u. Dyal 1978; Ladouceur u. Gros-Louis 1986; Rudestam 1980). Die Behandlung zielt weniger darauf ab, die Schlafdauer durch Schlafdeprivation zu verlängern, als durch den Abbau von Ängsten und angestrengten Schlafversuchen ein natürliches Einschlafen des müden Schlafgestörten zu erreichen (Espie 1991). Vor allem Patienten mit Angst vor dem Nichteinschlafenkönnen sollen von ihren schlafverhindernden Gedanken gelöst werden. Behandlungsstudien konnten den Erfolg dieser Verfahren nachweisen, wenngleich es sich nur in mittelgradigen Verbesserungen von Schlafparametern widerspiegelte (Ascher u. Turner 1979, 1980; Fogle u. Dyal 1983; Ott et al. 1983).

Anwendungsempfehlungen. Der Therapeut sollte beachten (Relinger u. Bornstein 1979): es sind v. a. solche Patienten für die Therapie geeignet, bei denen Angst die Schlafstörung erhält oder verschlimmert; die therapeutische Zielsetzung ist primär die Reduktion dieser Angst; das Therapieverfahren ist wenig geeignet, die ursächlichen Faktoren der Insomnie zu beseitigen, vielmehr werden störungserhaltende Faktoren bekämpft. Die paradoxe Intention erfordert erfahrene Therapeuten, da nur wenige Patienten für dieses Verfahren geeignet sind und eine enge Kontrolle des Patienten zur Motivationserhaltung erfolgen muß. Für den praktischen Arzt ist die paradoxe Intention daher kein Verfahren der ersten Wahl zur Behandlung der Insomnie.

> **Pragmatische Instruktionen zur Durchführung der paradoxen Intention bei Insomniepatienten (mod. nach Espie 1991)**
>
> 1. Nehmen Sie eine komfortable Liegeposition im Bett ein und schalten Sie das Licht aus.
> 2. Versuchen Sie die Augen offenzuhalten. Fallen die Augen zu, sagen Sie sich selbst, daß es gut wäre, sie noch eine kleine Weile offenzuhalten.
> 3. Beglückwünschen Sie sich im Laufe der Zeit, wenn es Ihnen gelingt, wach zu bleiben. Machen Sie sich klar, daß das gemütliche und entspannte Liegen im Bett gut für Sie ist, auch wenn Sie nicht schlafen.
> 4. Werden Sie im Laufe des Wachens ärgerlich oder besorgt, führen Sie sich den Kernsatz vor Augen: „Es geht mir gut, wenn ich den Plan verfolge, wachzubleiben."
> 5. Versuchen Sie wachzubleiben, solange Sie können.
> 6. Verwenden Sie keine aktiven Methoden wie Lesen oder Bewegungen, um wachzubleiben.

Andere kognitive Behandlungsverfahren

Kognitive Fokussierung
Dieses Verfahren (nach Rudestam 1980) arbeitet mit der Konzentration auf angenehme und beruhigende Gedankenbilder bei nächtlichem Wachliegen. Visuelles Fokusieren übertrifft u. U. den therapeutischen Erfolg von Entspannungsverfahren (Woolfolk u. McNulty 1983).

Gedankenstopp
Ähnlich der kognitiven Fokussierung werden mit dem Gedankenstopp (Kanfer u. Goldstein 1977) nächtliche Grübeleien bzw. bestimmte Gedankenbereiche durchbrochen.

Systematische Desensibilisierung
Hiermit wird versucht, belastende und schlafverschlechternde Situationen des Tages mit angenehmen und beruhigenden Vorstellungen zu verbinden, die der Patient von Entspannungsübungen her kennt (Buysse u. Reynolds 1990; Steinmark u. Borkovec 1954).

Anwendungsempfehlungen. Die kognitive Fokussierung ist für einige Patienten eine leicht zugängliche Methode; sie wird z. T. als angenehme „Wachträumerei" empfunden und in abgewandelter Form gern angewandt – oft bereits in Eigeninitiative. Solange keine „Traumgeschichte" den Patienten von Bild zu Bild führt und so das Einschlafen verhindert, können solche spontanen Tendenzen des Patienten für die Therapie aufgegriffen werden. Im allgemeinen sollte dies Verfahren von geübten Therapeuten eingesetzt werden, die dem Patienten die Inhalte der Techniken vermitteln können.

Entspannungstherapie

Entspannungstherapien sollen Anspannung und Angst vermindern (Buysse u. Reynolds 1990), die physiologische Erregungsbereitschaft herabsetzen und bestimmte psychische Funktionen verändern, z. B. die Vigilanz und die Störanfälligkeit durch äußere oder innere Reize reduzieren (Knab 1989). Unter allen Entspannungsverfahren (Zusammenstellung in Espie 1991) hat sich keine Technik als deutlich besser im Vergleich zu anderen erwiesen (Coursey et al. 1980; Freedman et al. 1978; Freedman u. Papsdorf 1976; Nicassio u. Bootzin 1974). Wichtig ist jedoch, daß die gewählte Methode unter Anleitung eines Fachmanns ausreichend erlernt wird. Die Therapieeffekte nehmen allerdings im Laufe längerer Behandlungszeiträume tendenziell ab (Lacks u. Morin 1992), möglicherweise weil die Verfahren nicht intensiv genug geübt werden.

Progressive Muskelrelaxation
Die kognitive Muskelrelaxation nach Jacobson (Jacobson 1938) ist ein systematisches Anspannen und anschließendes Lockerlassen einzelner Muskelgruppen (Goldfried u. Davison 1979). Die resultierende muskuläre Entspannung und die verbesserte Wahrnehmung der eigenen An- und Entspannung sind die tragenden

Elemente dieser vielfach geprüften Therapieform (Borkovec et al. 1975, 1979; Freedman u. Papsdorf 1976; Lichstein u. Fischer 1985; Nicassio et al. 1982; Turner u. Ascher 1979 Woolfolk u. McNulty 1983). Erstaunlicherweise sind viele Schlafgestörte muskulär nicht stärker verspannt als normale Schläfer (Borkovec 1982). Es wird deshalb diskutiert, daß weniger die muskuläre Entspannung therapeutisch wirksam sei als die Konzentration auf eine Aufgabe, welche das ängstliche Anstreben des Schlafes unmöglich macht. Der beste Therapieeffekt ist bei Patienten zu erzielen, die stark muskulär angespannt sind (Hauri 1981). Für Schlafgestörte, die sich problemlos entspannen können, aber dennoch nicht einschlafen, sind muskuläre Entspannungstherapien wertlos.

Autogenes Training

Dies ist eine komplexe Technik, die Aufmerksamkeit des Patienten auf verschiedene Teile seines Körpers zu richten und dies mit Selbstsuggestionen von z. B. Schwere und Wärme zu verbinden (Lindemann 1975; Nicassio u. Bootzin 1974). Es hat bei Schlafgestörten einen ähnlich guten Therapieerfolg wie andere Entspannungsverfahren (Coursey et al. 1980; Engel-Sittenfeld et al. 1980).

Biofeedback

Biofeedback eignet sich für Patienten die ihre eigene Anspannung nicht mehr spüren oder immer aufgeregter werden, je mehr sie versuchen sich zu entspannen (Coursey et al. 1980; Hauri 1981; Hauri et al. 1982; Nicassio et al. 1982). Beim EMG-Feedback wird die Muskelanspannung mit Elektroden gemessen und dem Patienten akustisch zurückgemeldet. Die Therapieform ist bei Insomniepatienten ähnlich gut wirksam wie die progressive Muskelrelaxation oder autogenes Training (Coursey et al. 1980; Freedman u. Papsdorf 1976; Hauri et al. 1982; Hauri 1981; Nicassio et al. 1982).

Grenzverfahren der Medizin

Dies sind meist Entspannungsverfahren. So werden *Yoga, Zwerchfellatmung, Meditation, Hypnose* und ähnliche Verfahren in der Therapie von Insomnien eingesetzt, obwohl für diese kaum kontrollierte Untersuchungen für diese Indikation vorliegen.

Anwendungsempfehlungen. Ein wesentlicher Vorteil der Entspannungstherapie ist, daß die Ausbildung hierfür von zahlreichen Institutionen (in Deutschland z. B. Krankenkassen, Fortbildungsinstitute) kostengünstig angeboten wird. Es ist daher auf jeden Fall hilfreich, den Patienten zur Teilnahme an solchen Kursen zu motivieren. Vor allem Einschlafgestörte profitieren davon. Dabei muß deutlich gemacht werden, daß 1) nur das perfekte Beherrschen der Technik therapeutischen Erfolg bringt, d. h. lange Übung derselben erforderlich ist, und 2) Entspannungstechniken keine direkt schlafanstoßenden Verfahren sind, sondern Körper und Geist beruhigen und so eher indirekt den Schlaf fördern. Zusätzlich ist zu berücksichtigen, daß nicht alle Insomniepatienten psychisch oder physisch angespannt sind (Hauri 1981). Bei Patienten, die zwar entspannt sind, aber trotzdem nicht schlafen, können Entspannungsverfahren zu einer Schlafverschlechterung führen (Hauri et al. 1982). Trotz der positiven allgemeinen Empfehlung sind Kontraindikationen für Entspannungsverfahren zu berücksichtigen: Bei Insomniepatienten können durch Entspannungsübungen Konfliktgefühle aktiviert werden, die zu erheblicher Unruhe und dadurch zu Schlafproblemen führen können. Deshalb ist die Empfehlung für Patienten, Entspannungsübungen zu erlernen, vor einer psychodynamischen Diagnostik nur mit Vorsicht zu handhaben.

Psychotherapie

Psychotherapie mit dem Schwerpunkt einer *aufdeckenden Konfliktverarbeitung* ist bei einer entsprechenden Problemlage des Insomniepatienten im Sinne einer ursachenorientierten Therapie einzusetzen. Diese Therapieform bietet sich insbesondere an, wenn die Schlafstörung nur ein Randsymptom eines weit komplexeren psychischen Krankheitsbildes ist.

Bei Psychotherapien von Schlafgestörten mit einer aufdeckenden Konfliktbearbeitung ist die Applikation von Medikamenten umstritten. Schlafanstoßende, sedierende, angst- und depressionslösende Präparate können den psychotherapeutischen Zugang erschweren. Die Meinung des Psychotherapeuten sollte daher berücksichtigt werden, wenn Schlafmittel eingesetzt werden sollen.

Bei offensichtlich psychischen Problemen kann bereits eine kurzfristige Psychotherapie den Patienten über ihre Schlafstörungen hinweghelfen (Karasu 1978), wobei generell eher kurze Therapiezeiträume von 3–6 Monaten bei Insomniepatienten empfohlen weden (Borson 1991; Zarcone jr. 1991). Eine direkte aktive Behandlung ist hier oft wirksamer als eine passive langfristige (Kales et al. 1974). Empfehlungen zur Psychotherapie bei Insomniepatienten (Berlin 1985; Kales et al. 1983 a) basieren auch auf der Vorstellung, hiermit persönlichkeitsbedingte Prädispositionen der Insomnie zu behandeln. Das Arbeitsziel dabei ist, den Patienten tagsüber von emotionaler Erregung zu entlasten, um eine Manifestation in Anspannung und Schlaflosigkeit während der Nacht zu verhindern (Buysse u. Reynolds 1990). Obwohl in der Praxis viele Patienten mit Insomnien psychotherapeutisch behandelt werden, gibt es keine kontrollierten Studien, die die Effizienz dieser Technik untersucht haben.

Für chronische Insomniepatienten wurden Sonderverfahren der Psychotherapie entwickelt. Hierzu gehört die Langzeit-Intervall-Psychotherapie (Tabelle 7.2).

Tabelle 7.2 Langzeit-Intervall-Psychotherapie für Insomniepatienten. (Nach Rüther 1982)

Dauer (Monate)	Häufigkeit (pro Monat)	Hauptthema
0–3	4mal	Schlafstörung als Erlebnis, Schlafpädagogik (z.B. Aufklärung, Schlafhygiene, Stimuluskontrolle)
4–5	–	Schlafhygienische Übungen
6–9	4mal	Lebenssituation, Umweltbezug, Problembewußtsein
10–11	–	Schlaftagebuch
12–14	2mal	Tagesprobleme
15–16	–	Traumtagebuch
18–20	4mal	Psychodynamik
21–23	–	Tagebuch
24–?	1mal	Realitäts- und Schlafkontrolle (ggf. Polysomnographie)

Anwendungsempfehlungen. Für einen Insomniepatienten besteht v. a. dann eine Indikation zur Psychotherapie, wenn ein therapeutisch angehbarer Konflikt die Symptomatik verursacht hat oder erhält. Dies gilt v. a. für psychogen-psychoreaktive Insomnien und Insomnien im Rahmen einer anderen psychischen Störung. Es existieren nur wenige ausführliche Überlegungen zur Indikation einer Psychotherapie bei Insomniepatienten (Zarcone jr. 1991). In Anlehnung an die dort formulierten Empfehlungen ist ein psychotherapeutischer Zugang dann sinnvoll, wenn folgende Voraussetzungen bestehen:

1) Die Insomniebeschwerden sind mit psychiatrischen Syndromen (z. B. Angststörung, Depression oder chronische Dysthymie) ursächlich verbunden;
2) es liegt eine konditionierte und damit verselbständigte (meist psychophysiologische) Insomnie vor, die solche zusätzlich vorhandenen Störungen in ihrem Ausprägungsgrad verschlimmert oder deren Behandlung kompliziert. Die Eignung des Insomniepatienten zur Psychotherapie wird dann vom Experten anhand weiterer Kriterien überprüft (Zarcone jr. 1991).
3) Psychotherapie in den unterschiedlichsten Ausführung umfaßt Therapieverfahren, die nur von dafür ausgebildeten Therapeuten eingesetzt werden sollten.

FAZIT *Erweiterte nichtmedikamentöse Verfahren müssen gezielt eingesetzt werden.* Entspannungstherapien können v. a. bei Patienten mit Unruhe und Anspannung anwendet werden. Die Umsetzbarkeit ist aufgrund umfangreicher Therapieangebote sehr gut. Psychotherapie umfaßt eine Gruppe etablierter und aufwendiger Verfahren zur Behandlung von Insomniepatienten insbesondere von Patienten mit faßbaren, der Schlafstörung zugrundeliegenden Konflikten. Zahlreiche Psychiater und Psychotherapeuten sind von der Wirksamkeit dieser Therapieformen überzeugt. Ein wissenschaftlich gesicherter Wirksamkeitsnachweis bei Insomniepatienten (v. a. mit primär/ psychophysiologischer Insomnie) steht allerdings noch aus.

Pragmatische Verhaltenstherapie für den niedergelassenen Arzt

Nicht auf die Behandlung von Schlafstörungen spezialisierte Ärzte können verhaltenstherapeutische Konzepte sinnvoll einsetzen, wenn sie sich auf einfache Verfahren beschränken: Aufklärung, Beratung, Schlafhygiene, Stimuluskontrolle und Entspannungsverfahren. Sie müssen verhaltenstherapeutische Maßnahmen einsetzen, wenn sie mit einer medikamentösen Therapie nicht innerhalb weniger Wochen therapeutisch erfolgreich arbeiten konnten (s. Übersicht).

Pragmatischer Einsatz nichtmedikamentöser Therapieverfahren bei Insomniepatienten (Aufklärung, Beratung, Schlafhygiene, Stimuluskontrolle und Entspannungstherapie)

1. **Erstkontakt:** *Analyse und Selektion der Einflußfaktoren, Konzeptfestlegung, Therapiebeginn*
   - *Therapie planen:*

Patienten auf aktive Mitarbeit in einem mehrwöchigen, stufenförmigen Behandlungsprozeß und einen nur allmählichen Therapieerfolg vorbereiten (*Cave:* überzogene Therapieansprüche der Patienten).
- *Einflußfaktoren analysieren:*
a) aktueller Schlafstatus,
b) schlafstörende Außeneinflüsse,
c) schlafstörende Verhaltensweisen,
d) Einstellungen und Ängste gegenüber dem Schlaf,
e) nächtlicher körperlicher Zustand (Anspannung, Unruhe).
- *Faktoren selektieren und Therapieauftrag erteilen:*
Nach Auswahl von maximal 2 der wichtigsten schlafstörenden Einflußgrößen den Patienten beauftragen, diese in Zukunft abzustellen (Prinzip: Schlafhygiene/Stimuluskontrolle).
- *Behandlung kontrollieren:*
Schlaf-Wach-Status mittels Schlafprotokoll und/oder Schlaftagebuch über 2 (–4) Wochen erfassen.
2. **Zweitkontakt:** *Reanalyse, Erfolgskontrolle, Beratung, Therapieanpassung und -erweiterung*
- *Einflußfaktoren reanalysieren:*
Schlafstörende Einflußfaktoren und etwaigen Therapieerfolg unter Zuhilfenahme des Schlafprotokolls und -tagebuchs überprüfen.
- *Beratung:*
Patienten über Schlafvariabilität, Schlafbedarf, Altersveränderungen, schlafanstoßende Verhaltensweisen und konditionierte Faktoren aufklären.
- *Aufgabenstellung modifizieren:*
Verhaltensänderungen an Neuinformation anpassen und erfolgreiche Ansätze verstärken.
- *Begriff Schlafhygiene einführen:*
Merkblatt zur Schlafhygiene aushändigen und die fokussierten Hauptmaßnahmen hervorheben.
- *Zusatzverfahren organisieren:*
Patienten in Kurs für Entspannungsverfahren anmelden lassen (Eigeninitiative fördern!).
- *Behandlung kontrollieren:*
Schlaf-Wach-Status mittels Schlafprotokoll und/oder Schlaftagebuch über 2 (–4) Wochen erfassen.
3. **Drittkontakt:** *Reanalyse, Erfolgskontrolle, Beratung, Therapieanpassung und -erweiterung*
- *Einflußfaktoren und Schlafstatus reanalysieren, Aufgabenstellung modifizieren:*
Schlafstörende Einflußfaktoren und etwaigen Therapieerfolg unter Zuhilfenahme des Schlafprotokolls und -tagebuchs überprüfen. Erst hier ist eine Erweiterung um 1–2 Verhaltensänderungen im Sinne der Schlafhygiene und Stimuluskontrolle möglich (*Cave:* Zu viele Verhaltensmaßgaben werden unzureichend umgesetzt!).
- *Begriff Stimuluskontrolle einführen:*

Merkblatt zur Stimuluskontrolle aushändigen und die fokussierten Verhaltensänderungen hervorheben.

- *Entspannungsverfahren hinterfragen:*
Ist der Patient bereits aktiv? Hat er einen festen Termin?
- *Beratung vertiefen:*
Dem Patienten unklare Aspekte des Schlafs wiederholt erklären.
- *Behandlung kontrollieren:*
Schlaf-Wach-Status mittels Schlafprotokoll und/oder Schlaftagebuch über maximal 2 (–4) Wochen erfassen.

4. **Wiedervorstellung:** *Reanalyse und Therapieanpassung*
- *Einflußfaktoren und Schlafstatus reanalysieren und Aufgabenstellung modifizieren:*
Hier ist ggf. eine Erweiterung auf mehrere wesentliche Verhaltensänderungen im Sinne der Schlafhygiene und Stimuluskontrolle möglich (Cave: Zu viele Verhaltensmaßgaben werden unzureichend umgesetzt!).
- *Entspannungsverfahren kontrollieren:*
Methodik durch Patienten erklären lassen.
- *Behandlung kontrollieren:*
Schlaf-Wach-Status mittels Schlafprotokoll und/oder Schlaftagebuch über maximal 2 (– 4) Wochen erfassen.

5. **Regelmäßige Wiedervorstellung im Therapiefortgang**

Therapieprobleme: Der Patient
- ist von der Aufgabenstellung überfordert: engere Wiedervorstellung und Themenwiederholung;
- erfüllt Aufgabenstellungen unsystematisch: Anzahl der Verhaltensmaßnahmen reduzieren;
- ist vom geringen Therapieerfolg enttäuscht: auf vereinbartes Langzeitkonzept hinweisen;
- vermißt einen Effekt der Entspannungstechniken: Kurs wiederholen lassen (erst das Beherrschen der Techniken „im Schlaf" bringt den gewünschten Erfolg).

Biologische Therapieformen

Lichttherapie

Die Applikation hellen Lichtes von mindesten 2500 Lux wird in zunehmendem Maße als nebenwirkungsarmes Therapieverfahren bei Schlafstörungen verwendet. Als externer Zeitgeber ist es v. a. für Patienten mit Störungen des Schlaf-Wach-Rhythmus geeignet (s. S. 96). Lichttherapie mit hellem Licht über 1–2 h in den Morgenstunden kann die Schlafperiode von Patienten mit einer Schlafphasenverzögerung nach vorn ziehen (Czeisler et al. 1989; Rosenthal et al. 1990; Joseph-Vanderpool et al. 1988). Auch bei *Schlafphasenvorverlagerung* kann Lichttherapie die Schlafperiode erfolgreich nach hinten verschieben, wenn sie am Abend angewendet wird (Czeisler et al. 1989). Unterstützend soll hierbei die Einnahme von Vitamin B$_{12}$ wirken (Takahashi 1992), der Effekt ist allerdings nicht sehr ausgeprägt (Maeda et al. 1992).

Auch bei Patienten mit einem *Nicht-24-h-Schlaf-Wach-Syndrom* (s. S. 101) gelang in Einzelfällen eine erfolgreiche Therapie mit Licht. Die gleichzeitige Gabe hoher Dosen von Vitamin B$_{12}$ sollte auch hierbei die Ansprechbarkeit des zirkadianen Systems verbessern (Honma et al. 1987, 1992; Hajak et al. 1993 c; Kamgar-Parsi et al. 1983; Sugita et al. 1987, 1988; Ohta et al. 1991).

Eine Verstärkung externer biologischer Zeitgeber (z. B. Licht) ist auch die Therapie der Wahl bei Patienten mit *irregulärem Schlaf-Wach-Muster* (s. S. 82). Man findet sie v. a. bei geriatrischen Patienten (Allen et al. 1987), v. a. bei solchen mit Demenz (Wagner 1984). Mit Lichttherapie ließ sich nicht nur der Schlaf dementer Alterspatienten (Abegg u. Wettstein 1993) sondern auch die Durchschlafstörungen nichtdementer älterer Schlafgestörter verbessern (Campbell et al. 1993).

Chronotherapie

Chronotherapie wird bei Patienten mit Schlaf-Wach-Rhythmusstörungen angewendet (s. S. 96). Eine „aktivierende" Abendgestaltung genügt manchmal schon, um älteren Menschen zum richtigen Schlaf-Wach-Rhythmus zu verhelfen. Um den Schlaf von Patienten mit manifesten Schlaf-Wach-Rhythmusstörungen wieder in die richtige Phase zu bringen, wird in Einzelfällen allerdings eine differenzierte chronotherapeutische Behandlung erforderlich. Beispielsweise läßt sich bei Patienten mit einer Nachvorneverlagerung der Schlafperiode die Zeit des Zubettgehens und Aufstehens täglich um 3 h nach vorn verschieben, bis die gewünschte Einschlafzeit erreicht ist (Moldowsky et al. 1986). Umgekehrt wird der Schlaf nach hinten verschoben, wenn eine Nachhintenverlagerung der Schlafperiode vorliegt (Czeisler et al. 1981).

Einsatzbereiche medikamentöser Therapien

Die medikamentöse Behandlung von Insomnien umfaßt *ursachenbezogene und symptombezogene Maßnahmen.*

Eine *ursachenbezogene Behandlung* zielt auf zugrundeliegende Erkrankungen. Aus dem Spektrum der Pharmaka werden alle Mittel eingesetzt, die organische Ursachen (z. B. nächtliche Atemstillstände, Herzerkrankungen, periodische Bewegungen im Schlaf, Hormonstörungen) und manifeste psychiatrische Erkrankungen (z. B. Schizophrenie, endogene Depression) bekämpfen. Der Pharmakaeinsatz orientiert sich an dem Gesamtbild der Erkrankung. Die Indikation und Notwendigkeit der Verschreibung ist überwiegend klar und wird unter Abwägung verschiedener Präparate im jeweiligen ärztlichen Fachbereich diskutiert. Eine *symptombezogene Behandlung* mit sedierenden oder schlafanstoßenden Mitteln soll idealerweise ein physiologisches Schlafmuster wiederherstellen. Die Indikation zur Behandlung mit Schlafmitteln ist schwierig anzugeben, da hierbei symptomatisch und nicht ursachenorientiert behandelt wird (Tabelle 8.1).

Chronopharmakologie

Schlafmittel und Präparate zur Behandlung von Grunderkrankungen einer Insomnie sollten unter Berücksichtigung zirkadianer Aspekte angewendet werden. Chronopharmakologie bedeutet, daß die rhythmische Organistation aller Funktionen des Organismus in der Arzneimitteltherapie berücksichtigt werden muß. Dies betrifft v. a. organische Erkrankungen, die durch eine unzureichende Therapie in der Nacht entgleisen können und so zu Schlafstörungen führen (z. B.

Tabelle 8.1. Einsatzbereiche der medikamentösen Behandlung von Insomnien

	Ursachenbezogene Behandlung	Symptombezogene Behandlung
1. Medikamentenart:	Spektrum aller Pharmaka, indirekt schlafanstoßende Mittel	Hypnotika, Sedativa u. a.
2. Indikationsstellung:	Fachbezogene klare Indikation bei Orientierung am Gesamtbild der Erkrankung	Umstrittene Indikation bei parakausalem Therapiekonzept
3. Erkrankungsform:	Insomnie bei organischer oder manifester psychiatrischer Erkrankung	Primäre, psychophysiologische, psychogene, chronische, oder ätiologisch unklare Insomnien

Diabetes mellitus mit Hypo- und Hyperglykämien, koronare Herzkrankheit mit Angina-pectoris-Anfällen oder Asthma bronchiale mit nächtlicher Atemnot). Die Dosierung der Abendmedikation entscheidet i. allg. über die folgende Schlafqualität. Hierbei ist zu berücksichtigen, daß zirkadiane Faktoren die Pharmakokinetik und Pharmakodynamik von Arzneimitteln beeinflussen können (Lemmer 1989, 1990). Dies hat zur Folge, daß v. a. Aufnahme und Ausscheidung, Wirkung und Nebenwirkung von Medikamenten in der Nacht und im Schlaf anders sein können als am Tage. Jede Neueinstellung auf Medikamente muß diesen Aspekt berücksichtigen (Tabelle 8.2).

Tabelle 8.2. Chronopharmakologie: Arzneimittel mit tageszeitabhängigen Unterschieden in der Pharmakokinetik und Pharmakodynamik. (Mod. nach Lemmer 1990)

a) Arzneimittel mit tageszeitabhängigen Unterschieden in der Pharmakokinetik

Herz-Kreislauf-Mittel	**Antibiotika**	**Psychopharmaka**
Kalziumkanalblocker		
Diltiazem	Griseofulvin	Diazepam
Nifedipin	Sulfasymazin	Temazepam
Verapramil	Sulfisomidin	Midazolam
Nitrate	Amipicillin	Lorazepam
ISDN, IS-5-MN		Amitriptylin
Digoxin		Nortriptylin
β-Methyldigoxin		Haloperidol
Propranolol		Lithium
Kaliumchlorid		Carbamazepin
Dipyridamol		Diphenylhydantoin
		Valproinsäure
		Hexobarbital
Lungenmittel	**Analgetika/ Antirheumatika**	**Sonstige**
Theophyllin	Indometacin	Amphetamin
Aminophyllin	Ketoprofen	Cisplatin
Terbutalin	Acetylsalicylsäure	5-Fluoruracil
	Aminopyrin	Cyclosporin
	Paracetamol	Doxorubicin
	Phenacetin	Ethanol
	Prednisolon	
	Mequitazin	

b) Arzneimittel mit tageszeitabhängigen Unterschieden in der Pharmakodynamik

Herz-Kreislauf-Mittel	**Antihistaminika**	**Psychopharmaka**
β-Rezeptorenblocker	Terfenadin	Diazepam
Propranolol	Clemastin	Haloperidol
Acebutolol	Cyproheptadin	Ethanol
Metoprolol		
Nadolol	**Lungenmittel**	**Endokrinologische/ gastroenterologische Mittel**
Atenolol	Theophyllin	
Mepindolol	Aminophyllin	Methylprednisolon
Sotalol	Acetylcholin	Prednison
Bevantolol	Methacholin	ACTH
Labetalol	Methylprednisolon	Cimetidin, Ranitidin
Bopindolol	Dexamethason	Roxaditin, Famotidin

Tabelle 8.2. (Fortsetzung)

Oxprenolol	Orciprenalin	Nizatidin
Pindolol	Terbutalin	Bezafibrat, Clofibrat
	Histamin	Insulin
Kalziumkanalblocker		Tolbutamid
Verapramil	**Lokalanästhetika/NSAR**	Glukose
Nifedipin	Cardicain	
Nitrendipin	Lidocain	**Sonstige**
Nitrate	Mepivacain	Cisplatin
Glyceroltrinitrat	Metamizol	Doxorubicin
ISDN, IS-5-MN	Morphin	Tuberkulin
		Placebo
Diuretika		
Hydrochlorothiazid		
Indapamid		
Xipamid		
ACE-Hemmer		
Enalapril		
Captopril		
Prazosin		
Clonidin		
Kaliumchlorid		

Zirkadiane Aspekte der Schlafmitteltherapie

Wenn auch nicht direkt chronopharmakologische, so beeinflussen jedoch zirkadiane Aspekte die Schlafmitteltherapie. Die symptomatische Therapie der Schlafstörung muß sich nicht auf eine abendliche Einnahme von Hypnotika beschränken. Sedierende „afternoon drugs" können eingesetzt werden, um die abendliche Erregung zu dämpfen; kurz wirksame Hypnotika wirken gezielt auf Einschlafstörungen, längerwirksame Hypnotika auf Ein- und Durchschlafstörungen mit Früherwachen und Angst am folgenden Tag, neue rhythmussetzende Substanzen bieten sich zur Stabilisierung des zirkadianen Schlaf-Wach-Rhythmus an, und vigilanzsteigernde Präparate können in manchen Fällen nach einer Einnahme am Tage den abendlichen Schlafdruck erhöhen (Abb. 8.1).

Vor- und Nachteile der Schlafmitteltherapie

Schlafmittel haben wesentliche *Vorteile in der Insomnietherapie.* Sie bieten einen sichereren Wirkungseintritt im Vergleich zu nichtpharmakologischen Therapieverfahren (dies gilt nicht unbedingt für pflanzliche und homöopathische Schlafmittel). Sie können damit das letzte und einzig wirksame Mittel bei Versagen anderer Therapieformen sein. Sie reduzieren prompt den Leidensdruck. Der Patient ist weniger auf seine Schlafbeschwerden fixiert, fühlt sich mit seinen Beschwerden ernstgenommen und steht einer weiterführenden Diagnostik aufgeschlossener gegenüber. Auch sind dadurch andere Therapieverfahren leichter einzuleiten und durchzuführen. Vor allem durchbrechen Schlafmittel den Circulus vitiosus von Angst, Unruhe und Schlafstörung (s. S. 89). Die sich verstärkende Wechselbeziehung dieser Faktoren stellt bei vielen chronisch Schlafgestörten das entscheidende Moment dar, welches die Schlafstörung erhält.

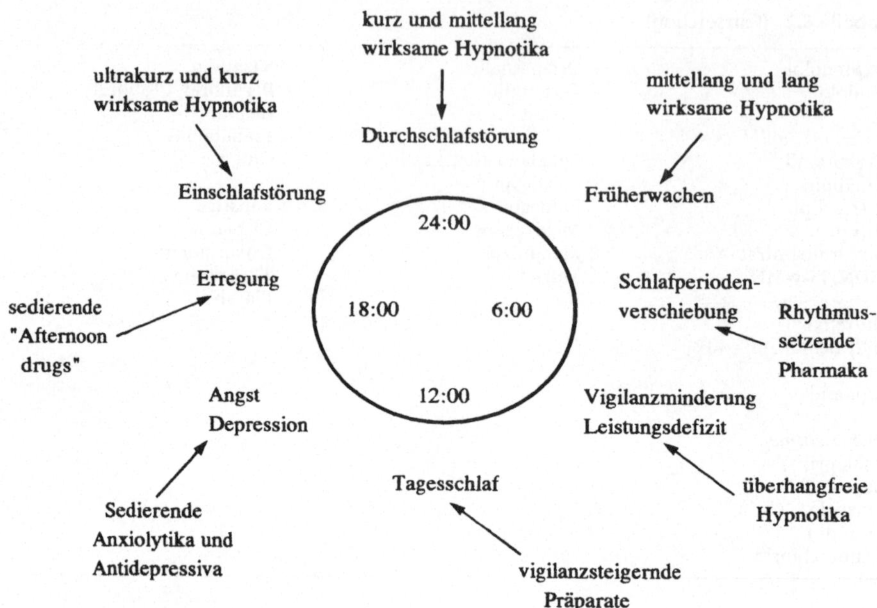

Abb. 8.1. Zirkadianität der medikamentösen Therapie von Schlafstörungen

Nachteile einer Schlafmitteltherapie begründen sich v. a. durch die Nebenwirkungsproblematik und die Gefahr eines Mißbrauchs, einer Abhängigkeits- und Suchtentwicklung bei einigen Präparaten. Weiterhin besteht die Möglichkeit, die Symptomatik einer zugrundeliegenden Erkrankung durch die Schlafmitteleinnahme zu verschleiern und dadurch die kausale Therapie zu vernachlässigen. Letztendlich kann die Schlafmitteleinnahme eine passiv-rezeptive Haltung des Patienten provozieren, die z. B. verhaltenstherapeutische Ansätze erschwert (Tabelle 8.3). Die Vor- und Nachteile einer symptomatischen Therapie mit Schlafmitteln müssen daher für jeden Patienten individuell abgewogen werden.

Tabelle 8.3. Vor- und Nachteile der Behandlung mit Schlafmitteln

Vorteile	Nachteile
1. Sofortige Beschwerdelinderung	1. Nebenwirkungsproblematik
2. Sicherer Wirkungseintritt	2. Gefahr des Mißbrauchs und der
3. Gute Wirksamkeit bei Versagen nichtpharmakologischer Therapieformen	Abhängigkeitsentwicklung durch einige Präparate
4. Reduktion sekundärer schlafstörungsverstärkender Komponenten (z.B. Angst)	3. Verschleierung der Symptomatik
5. Förderung der Patientencompliance für andere Therapieverfahren	4. Vernachlässigung der kausalen Therapie
	5. Passiv-rezeptive Haltung des Schlafgestörten

Voraussetzungen zur Behandlung mit Schlafmitteln

Aus den möglichen Nachteilen einer Behandlung mit Schlafmitteln erwachsen einige *Voraussetzungen für deren Verschreibung:*

1. Abschluß der Diagnostik, insbesondere bezüglich organisch und psychiatrisch bedingter Schlafstörungen,
2. gezielte Indikation,
3. Versuch alternativer Verfahren,
4. Gesamtbehandlungskonzept,
5. Medikamentenplan,
6. Ausschluß von Risikopatienten,
7. Vertrauensverhältnis: Arzt–Patient.

1. *Abschluß des diagnostischen Prozesses v. a. organisch oder psychiatrisch bedingter Insomnien.* Schlafmittel sollen erst dann angewendet werden, wenn im diagnostischen Prozeß eine organische oder psychiatrisch bedingte Insomnie ausgeschlossen oder gesichert wurde. Symptome, die auf organische und psychische Erkrankungen hinweisen, werden so durch die maskierende Wirkung von Hypnotika nicht übersehen.

2. *Gezielte Indikation.* Es muß eine gezielte Indikation zur Schlafmitteleinnahme bestehen (s. unten). Prinzipiell beinhaltet das die Festlegung einer Diagnose, die die vermeintliche Kausalität der Schlafstörung mit einschließt. Im Rahmen der Stufendiagnostik (s. S. 20) und -therapie ist mit besonderer Vorsicht auch eine symptomatische Therapie vor Diagnosesicherung möglich. Dies bedingt, daß der Patient nicht aus der ärztlichen Betreuung entlassen, sondern bis zur Klärung der Diagnose weiterbetreut wird.

3. *Ursachenorientierte Therapie vor symptomatischer Pharmakotherapie – Versuch alternativer Verfahren.* In der Regel sollen vor einer symptomatischen Pharmakotherapie ursachenorientierte Therapien eingeleitet werden, ggf. soll ein Versuch mit nichtmedikamentösen Therapien erfolgen. Die Empfehlung ist in der Praxis allerdings nicht immer umzusetzen. Nichtmedikamentöse Verfahren wirken zumeist erst nach längerer Anwendung. Ein hoher Leidensdurck des Patienten drängt den Arzt zusätzlich zu schnellem Handeln.

4. *Gesamtbehandlungskonzept.* Vor Therapiebeginn wird ein Gesamtbehandlungskonzept erstellt. Die Schlafmitteltherapie wird einer ursachenorientierten oder einer nichtpharmakologischen Therapie beigeordnet. Das Schlafmittel übernimmt damit eine Nebenrolle im Behandlungskonzept.

5. *Medikamentenplan.* Die Einnahme des Präparates erfolgt nach einem Medikamentenplan. Der Arzt bespricht mit dem Patienten vor dessen erster Tabletteneinnahme den genauen Ablauf der Behandlung. Er legt die Dosis und Dosisänderungen, die Einnahmezeit, v. a. aber die Einnahmedauer, das Absetzprocedere und Alternativen nach Abbruch der medikamentösen Behandlung fest. Die Gefahr einer unkontrollierten Selbstmedikation und eigenständigen Dauerbehandlung mit Schlafmitteln kann damit verringert werden.

6. *Ausschluß von Risikopatienten.* Risikopatienten sollen von der Behandlung ausgeschlossen oder nur bei ausgewählter Indikation einbezogen werden. Bei der Einnahme von Präparaten mit Suchtgefahr sind dies primär Personen mit erhöhtem Risiko für eine Abängigkeitsentwicklung. Kriterien hierfür können z. B. ein unkontrollierter Schlafmittelgebrauch oder ein inadäquater Umgang mit Alkohol in der Vorgeschichte sein. Als Risikofaktoren gelten weiterhin Erkrankungen, die eine Kontraindikation für das jeweilige Präparat darstellen, und die Einnahme von Präparaten mit der Möglichkeit einer Medikamentenwechselwirkung. Besondere Vorsicht ist diesbezüglich bei geriatrischen Patienten geboten. Der Arzt muß hierzu die jeweils aktuellen Fachinformationen zu den verschriebenen Präparaten zu Rate ziehen.

7. *Vertrauenverhältnis Patient–Arzt.* Die Medikamentenverschreibung setzt ein Vertrauenverhältnis zwischen Patient und Arzt voraus. Therapeutische Erfolge sind nicht in kurzer Zeit zu erwarten. Der behandelnde Arzt muß gemeinsam mit dem Patienten bereit sein, einen längeren Therapieweg durchzuhalten. Der Patient ist im Umgang mit seinen Medikament leichter zu führen, wenn ein guter Kontakt zwischen ihm und dem Arzt besteht. Häufig kann dadurch eine Abhängigkeitsentwicklung vermieden werden. Auch ist ein erneutes Auftreten von Schlafstörungen nach einem Absetzen der Medikamente therapeutisch besser abzufangen.

Indikationen zur Behandlung mit Schlafmitteln

Zahlreiche Einzelartikel, Buchbeiträge und Monographien gehen ausführlich auf Klassifizierung, Pharmakologie, Pharmakokinetik, Wirkungen und Nebenwirkungen von Sedativa und Schlafmitteln bei Schlafgestörten ein. Die Indikation zur Schlafmittelverschreibung ist in der Fachliteratur demgegenüber weniger klar definiert (Beckmann 1985; Borbely 1986 a; Dement 1983; Dettli 1983; Hindmarch et al. 1984; Kales u. Kales 1984; Kubicki u. Engfer 1988; Leutner 1990; Mendelson 1980, 1987 a, b, 1990; Parkes 1985; Rüther 1986). Es gibt keine allgemein anerkannten Kriterien, die die Indikation zur Therapie mit Schlafmitteln festlegen. Nur wenige Autoren und einige Konsensuspapiere geben hierzu Empfehlungen (Hippius u. Rüther 1977; Lund u. Rüther 1984; Mendelson 1980, 1987 b; NIMH 1984; Rüther 1984; Rüther u. Engfer 1988). Deshalb lassen sich überwiegend allgemeine *Prinzipien der Indikationsstellung zur Schlafmitteltherapie* darstellen:

Indikation zur Schlafmitteltherapie

1. Entlastung des Patienten bei akuten reaktiven oder situativen Insomnien im Rahmen kurzzeitiger oder vorübergehender Beschwerden.
2. Unterstützung der kausalen Therapien bei organisch oder psychisch bedingten Insomnien.
3. Durchbrechen des Circulus vitiosus von schlechtem Schlaf und der Angst vor schlechtem Schlaf bei chronischen nicht vorbehandelten Insomnien.

4. Unter Berücksichtigung eines multimodalen Therapiekonzepts – mit besonderer Vorsicht – auch längere Behandlung bei chronischen Insomnien.
5. Weiterbehandlung bei chronischer Insomnie und bleibend erfolgreicher Niedrigdosisbehandlung.

zu 1. Ein Einsatz von Schlafmitteln ist bei *akuten, reaktiven oder situativen, transitorischen Insomnien* gerechtfertigt (s. S. 47). Die kurzdauernden Insomnien sind gewöhnlich mit situativem Streß verbunden, häufig in Zusammenhang mit Beruf, Familie oder schwerer körperlicher Erkrankung (NIMH 1984). Eine kurzfristige Schlafmitteleinahme dient der sofortigen Entlastung des Patienten. Diese Indikationsstellung impliziert, daß die Schlafstörung als vorrübergehend und kurzzeitig vorhanden (3–4 Wochen) eingeschätzt wird.

zu 2. Schlafmittel können die *Behandlung von organischen und psychischen Erkrankungen unterstützen*, die eine Insomnie als Begleitsymptom aufweisen. Als Zusatzmedikament reduzieren sie den akuten Leidensdruck und verbessern die Compliance des Patienten. Sie werden ausgeschlichen, wenn die ursachenorientierte Therapie greift.

zu 3. Für den Einsatz von Schlafmitteln bei *chronischen, nicht vorbehandelten Insomnien* gibt es keine einheitlichen Richtlinien. Ein Einsatz eines Schlafmittels durchbricht den Circulus vitiosus, der aus Angst vor dem Nichtschlafenkönnen eine erhöhte Erregungsbereitschaft und damit wieder Schlaflosigkeit erzeugt (s. S. 89). Nichtpharmakologische Verfahren wurden von diesen Patienten vielfach ohne Erfolg angewendet. Neuen therapeutischen Empfehlungen des Arztes gegenüber zeigen sie deshalb eine überkritische Haltung. Der Pharmakaeffekt kann den erneuten Einsatz nichtpharmakologischer Therapiemaßnahmen erleichtern.
Gegen die Verschreibung von Schlafmitteln spricht, daß chronische Schlafstörungen häufig auf organische und psychische Erkrankungen zurückzuführen sind, die sich nicht auf den ersten Blick zu erkennen geben. Sie können durch das Schlafmittel verschleiert werden. Vor Therapiebeginn müssen daher intensive differentialdiagnostische Anstrengungen unternommen werden (NIMH 1984) und alle Voraussetzungen zur Behandlung mit Schlafmitteln erfüllt sein (s. S. 135). Der erfolgreiche Einsatz bestimmter Schlafmittel kann zudem in eine Abhängigkeit führen, wobei gerade Patienten mit einer chronischen Problematik besonders gefährdet sind, aber ungern auf ihr Mittel verzichten. Der Arzt muß eingehend über die Gefahren aufklären und den Patienten im Verlauf der Therapie eng kontrollieren. Kontraindiziert ist der Schlafmittelgebrauch bei chronisch Schlafgestörten, die einen anfänglich erfolgreichen medikamentösen Therapieversuch zum Rückzug vor anderen Therapieverfahren nutzen.

zu 4. Bei *chronischen vorbehandelten Insomnien* ist eine Schlafmitteltherapie im Rahmen eines multimodalen Therapieansatzes (s. S. 110) gerechtfertigt. Der multimodale Therapieansatz bindet pharmakotherapeutische

Verfahren wie z. B. Dosisanpassung, Präparatewechsel, Kombinationstherapie, Intervalltherapie u. a. (s. S. 145) in ein Therapiekonzept ein.
Ein Arzt-Patienten-Kontakt zur Medikamentenkontrolle sollte hierbei
mindestens alle 4, besser alle 2 Wochen erfolgen (s. S. 20).

zu 5. Bei *chronischer Einnahme eines Schlafmittels über mehr als 1 Jahr* und
erhaltener Wirksamkeit kann die Behandlung weitergeführt werden,
wenn dem Patienten durch Nebenwirkungen kein Schaden entsteht
(s. S. 146). Bedingung für die Weiterverschreibung: a) der Schlaf ist
unter Medikation besser als davor, b) es wurde keine Dosissteigerung
beobachtet und c) ein Absetzversuch des Schlafmittels hat nicht nur
eine Reboundinsomnie verursacht (s. S. 64), sondern zu einer längerfristigen Verschlechterung des Schlafes geführt.

FAZIT *Der Beginn einer Schlafmitteltherapie ist an bestimmte Voraussetzungen
und insbesondere an eine klare Indikationsstellung gebunden.*
Die Hypnotikaverschreibung erfolgt im Rahmen eines Gesamtbehand-
lungskonzeptes in Verbindung mit ursachenorientierten Therapieverfahren. Organische und psychiatrische Ursachen der Insomnie müssen zuvor
ausgeschlossen bzw. gesichert worden sein. Der Arzt und sein Patient sollten sich über Nachteile wie Nebenwirkungen, eine mögliche Suchtentwicklung und die Gefahr einer Vernachlässigung der kausalen Therapie bei guter Hypnotikawirkung verständigt haben.

Das ideale Schlafmittel

Es gibt kein Schlafmittel oder ein anderes Mittel mit sedierender Wirkung, welches die Anforderungen in vollem Umfang erfüllt, die man an ein ideales Schlafmittel stellt. Substanzen mit geringer Adaptations- und Abhängigkeitsproblematik haben entweder eine geringe hypnotische Potenz und/oder häufige Nebenwirkungen (z. B. Antidepressiva, Neuroleptika, pflanzliche Schlafmittel). Dennoch sind die Kriterien eines idealen Hypnotikums ein Maß, an dem alle Schlafmittel gemessen werden sollten (Tabelle 8.4). Das für den Patienten ideale Hypnotikum sollte den folgenden Kriterien möglichst nahe kommen (s. auch Dement
et al. 1984):

1. *Rasche Wirksamkeit.* Die schlafanstoßende Wirkung tritt rasch nach
   der oralen Einnahme ein.
2. *Subjektiv und objektiv verbesserter Schlaf.* Schlafdauer und Schlafqualität werden sowohl nach Empfinden des Patienten als auch in den
   Schlafparametern der Polysomnographie verbessert.
3. *Erhalt des natürlichen Schlafmusters.* Es tritt keine negative Beeinträchtigung des Schlafmusters, v. a. von Tiefschlaf und REM-Schlaf auf.
4. *Keine Tagesbeeinträchtigung.* Die Tagesbefindlichkeit wird objektiv
   (Einschlaftests, Leitungstests) und subjektiv (gefühlsmäßiges Wohlbefinden, Stimmung Leistungsempfinden) verbessert, d. h. es gibt auch
   keinen Medikamentenüberhang („hang over").

Tabelle 8.4. Hypnotika und andere Mittel mit sedierender Wirkung im Profil des idealen Schlafmittels

Anforderung	Benzodiazepine	Imidazopyridine	Cyclopyrrolone	Antidepressiva	Neuroleptika	Antihistaminika	Alkoholderivate	Thiazolderivate	Phytotherapeutika
Rasche Wirksamkeit	++	++	++	+	+	–	+	++	–
Wirksame Schlafinduktion und Schlaferhaltung	++	++	++	+	+	–	+	++	–
Natürliches Schlafmuster	–	–	–	––	–	+	+	+	+
Keine Tagesbeeinträchtigung	+*	+	+*	+*	+*	+	+	+*	+
Keine Nebenwirkungen und Interaktionen	+	+	+	–	–	–	–	–	++
Keine Toleranz	––*	–	–	+	+	––	––	–	––
Kein Abhängigkeits- oder Suchtpotential	––*	–	–	+	+	+	––	––	++
Keine Absetzeffekte	––*	–	–	+	+	+	–	–	++
Altersneutral anwendbar	–	–	–	–	–	–	–	–	++
Große therapeutische Breite	+	+	+	––	–	–	––	––	++

++ entsprechen den Anforderungen, + kommen den Anforderungen nahe, – erfüllen die Anforderungen nicht ausreichend, –– erfüllen die Anforderungen nicht, * abhängig von Dosis und/oder Präparat.

5. *Keine Nebenwirkungen und Interaktionen.* Weder präparateigene Nebenwirkungen noch Wechselwirkungen mit anderen Medikamenten sind vorhanden.
6. *Keine Toleranzentwicklung.* Eine anhaltende Effektivität der Substanz über den gesamten Behandlungszeitraum ist gewährleistet.
7. *Kein Abhängigkeits-, Mißbrauchs- und Suchtpotential.* Es tritt keine Dosissteigerung aufgrund einer Toleranzentwicklung auf.
8. *Keine Absetzeffekte.* Das Absetzen des Schlafmittels ist ohne Probleme jederzeit möglich. Es sind weder psychische noch körperliche Entzugserscheinungen noch eine Reboundinsomnie zu beobachten.
9. *Altersneutrale Anwendbarkeit.* Die Anwendungsrichtlinien beim älteren Patienten unterscheiden sich nicht von denen bei jüngeren Patienten.
10. *Große therapeutische Breite.* Es besteht keine Intoxikationsgefahr bei einer Überdosierung.

Auswahlkriterien für Schlafmittel

Für die Auswahl des geeigneten Schlafmittels müssen die Eigenschaften des Schlafmittels, die Charakteristika des Patienten und seine Symptome berücksichtigt werden. Hierbei sollte die Präparatewahl so erfolgen, daß das für den Patienten individuelle Wirkungs-/Nebenwirkungsprofil den Kriterien eines idealen Schlafmittels nahekommt.

Es wird im folgenden versucht, die Gesichtspunkte zu erörtern, die bei der Wahl eines Schlafmittels zu berücksichtigen sind (s. auch Hajak et al. 1992 a, 1993 a; Hajak u. Rüther 1993; Tabelle 8.5):

Tabelle 8.5. Auswahlkriterien für Schlafmittel

Patientenabhängige Kriterien	Präparatabhängige Kriterien
– Phänotyp der Insomnie	– Wirkdauer
– Dauer der Insomnie	– Adaption, Abhängigkeitspotential
– Tagesbeschwerden	– Begleitwirkungen (anxiolytisch, antidepressiv)
– Leistungsfähigkeit am Tage	– Wirkpotenz, Wirkdauer, Residualeffekte
– Schweregrad der Schlafstörung	– Wirkpotenz
– Alter des Patienten	– Pharmakokinetik, Nebenwirkungen
– Suchtanamnese	– Abhängigkeitspotential
– Medikamentenvorgeschichte	– Wechselwirkungen
– Vorerkrankungen	– Nebenwirkungen
– Suizidalität	– Toxizität
– Langzeitcompliance	– Abhängigkeitspotential
– Vorbehandlung	– Wirkungs-/Nebenwirkungsprofil

1. *Phänotyp der Schlafstörung (Patient) – Wirkdauer (Präparat)*. Phänomenologisch lassen sich Einschlafstörungen, Durchschlafstörungen – verbunden mit Kurzerwachen oder Wiedereinschlafstörungen – und Früherwachen voneinander unterscheiden (s. S. 47). Die häufige Koinzidenz von Ein- und Durchschlafstörungen und das Auftreten von Früherwachen bei den verschiedensten Formen von Schlafstörungen (Engel u. Engel-Sittenfeld 1980; Steinberg et al. 1987) fordern allerdings einen kritischen Umgang mit dieser Einteilung. Prinzipiell sind Präparate mit kurzer Wirkdauer, wie z. B. das Benzodiazepinpräparat Triazolam oder Nichtbenzodiazepinhypnotika mit kurzer Halbwertszeit wie z. B. Zopiclon oder Zolpidem für isolierte *Einschlafstörungen* geeignet. Die isolierte Einschlafstörung stellt auch für schwächer wirksame Mittel, z. B. aus der Gruppe der Antihistaminika oder Alkoholderivate, eine Behandlungsindikation dar. Auch frühabendliche Gaben von niedrigen Dosen sedierender Antidepressiva oder niederpotenter Neuroleptika sind hilfreich, wenn eine Beruhigung des Patienten bereits vor dem Schlafen eintreten soll. Lange Halbwertszeiten führen bei einigen dieser Präparate jedoch leicht zu prolongierten Wirkungen bis in den nächsten Tag. *Kombinierte Ein- und Durchschlafstörungen* sowie *Durchschlafstörungen* und *Früherwachen* erfordern den Einsatz mittellangwirksamer Präparate, wie z. B. der Benzodiazepinhypnotika Lormetazepam oder Temazepam. Diesem Einsatzbereich entsprechen neben einer Vielzahl von Benzodiazepinen auch sedierende Antidepressiva und niederpotente Neuroleptika. Nach einem nächtlichen Erwachen (spätestens 3 Uhr) können versuchsweise sehr kurzwirksame Schlafmittel (z. B. Triazolam, Zolpidem) eingesetzt werden.

2. *Dauer der Schlafstörung (Patient) – Toleranzentwicklung, Abhängigkeitspotential (Präparat)*. Die Dauer der Insomnie beeinflußt nach Auffassung einer „Consensus conference on drugs and insomnia", des National Institute of Health, Bethesda (NIMH 1984) die Schlafmittelverschreibung (Marks u. Nicholson 1984; NIMH 1984) (s. S. 145 ff.):

– Bei *transitorischen Insomnien* (Dauer 1–3 Tage) werden Schlafmittel nur bei großem Leidensdruck und einer erheblichen Beeinträchtigung der Tagesbefindlichkeit eingenommen. Schlafhygienische Maßnahmen sind meist therapeutisch ausreichend.

- Bei *Kurzzeitinsomnien* (Dauer 3 Tage bis 3 Wochen) sind verhaltenstherapeutische und schlafhygienische Maßnahmen besonders wichtig. Wird ein Hypnotikum verschrieben, sollte die tägliche Anwendung 4 Wochen nicht überschreiten und das Präparat idealerweise intermittierend und nicht täglich eingenommen werden.
- *Langzeitinsomnien*, d. h. chronische Insomnien (Dauer länger als 3 Wochen), erfordern eine medikamentöse Behandlung mit Schlafmitteln unter Berücksichtigung eines multimodalen Therapieansatzes (s. S. 110). Diese chronifizierten Schlafstörungen fordern äußerste Vorsicht bei der Verschreibung von Präparaten mit Abhängigkeitspotential. Eine zeitliche Begrenzung der Einahmedauer von wenigen Wochen darf nur überschritten werden, wenn eine Indikation zur Langzeitbehandlung besteht (s. S. 148) oder eine Intervalltherapie durchgeführt wird (s. S. 148).

3. *Tagesbeschwerden (Patient) – Medikamentöse Begleitwirkungen (Anxiolyse, antidepressive Wirkung) (Präparat).* Insomnien zeigen eine hohe Koinzidenz mit depressiven Verstimmungen und Angstsymptomen. Dabei kann die Schlafstörung sowohl Folge als auch Ursache sein. Liegt eine manifeste Depression vor, können Antidepressiva mit sedierender Wirkung schlaffördernd und noch am nächsten Tag antidepressiv wirken, wenn die Hauptdosis zum Zubettgehen verabreicht wird. Werden nichtsedierend wirkende Antidepressiva am Tage eingenommen, kann die zusätzliche Gabe eines sedierend wirkenden Antidepressivums oder eines Hypnotikums zum Schlafengehen notwendig werden (Rüther u. Hajak 1992). Angst und Unruhezustände während des Einschlafens oder in Erwartung der kommenden Nacht lassen sich durch niedrige Dosen von sedierenden Antidepressiva oder niederpotenten Neuroleptika 1–2 h vor dem Zubettgehen abfangen. Treten diese Zustände nach einem nächtlichen Erwachen auf, sollte bei der Auswahl des abendlichen Hypnotikums ein Mittel mit mittellanger Wirkdauer bevorzugt werden. Schlafstörungen mit Angstsymptomatik im gesamten Tagesverlauf sind dagegen eine Indikation für langwirksame Hypnotika mit Tranquilizerwirkung am Tag (Lund u. Rüther 1984). Kurzwirksame Hypnotika führen häufiger zu Früherwachen und gelegentlich zu Angstsymptomen in den Morgenstunden (Adam u. Oswald 1989; Moon et al. 1985; Morgan u. Oswald 1982) und sind in diesem Fall weniger geeignet.

4. *Benötigte Leistungsfähigkeit am Tage (Patient) – Wirkpotenz, Wirkdauer, Residualeffekte (Präparat).* Die Leistungsfähigkeit am Tage ist durch die optimale Balance von Schlafverbesserung und fehlenden Überhangeffekten determiniert. Alle Hypnotika können zu Residualeffekten nach Beendigung der Schlafperiode führen, insbesondere zu unerwünschter Sedierung und zu Einschränkungen der psychomotorischen Leistungsfähigkeit am Tag („hang over"). Das Auftreten von Residualeffekten erhöht sich mit steigender Dosis, wird allerdings auch von der Halbwertszeit und dem Verteilungsvolumen des Präparats be-

stimmt (World Psychiatric Association 1992). Präparate, die sich in der Wirkung auf den Schlaf entsprechen, können sich hinsichtlich der Verbesserung der Tagesbefindlichkeit erheblich unterscheiden (Rüther et al. 1992 b; Hajak et al. 1994 c). Ist eine uneingeschränkte Leistungsfähigkeit am Tag notwendig, können niedrige Dosen schwach sedierender Mittel, z. B. aus der Gruppe der Antihistaminika oder Alkoholderivate, versucht werden. Bei unzureichender Schlafverbesserung stellen kurz wirksame Benzodiazepine, Imidazopyridine und Cyclopyrrolone die Mittel der Wahl dar. In niedriger Dosierung sind auch mittellang wirksame Präparate geeignet. Eine eingeschränkte Fahrtauglichkeit am nächsten Tag wurde dosisabhängig allerdings nach einer abendlichen Einnahme bereits bei mittellang wirksamen Hypnotika beobachtet (O'Hanlon u. Volkerts 1986). Durch eine niedrige Dosierung kann eine Übersedation weitgehend vermieden werden (Dettli 1983). Dennoch ist die Verordnung von Schlafmitteln vor Arbeitstagen bei z. B. Busfahrern, Piloten oder Lokomotivführern nicht zu verantworten.

5. *Schweregrad der Schlafstörung (Patient) – Wirkpotenz (Präparat).* Je ausgeprägter die Insomnie des Patienten ist, desto stärker muß zumeist die hypnotische Potenz des einzusetzenden Schlafmittels sein. Die Entscheidung, wie schwer eine Schlafstörung ist, darf nicht allein aufgrund der schlafpolygraphisch objektivierbaren Daten getroffen werden, sondern muß unter Berücksichtigung der individuellen Beschwerden des Patienten am Tag und in der Nacht und im Kontext seines allgemeinen Schlafverhaltens und seiner Lebensumstände erfolgen. Gelegentlich entsprechen die Einschätzungen der subjektiv empfundenen Schlafstörung durch den Patienten nur ungefähr den meßtechnisch erfaßbaren Werten. Dieser Widerspruch zwischen subjektivem und objektiv meßbarem Schlaf (s. S. 14) gipfelt im Krankheitsbild der Fehlwahrnehmung des Schlafzustands (s. S. 91). Bei der Therapie ist daher zu berücksichtigen, daß das Gefühl eines gestörten Schlafes, ähnlich wie das des Schmerzes, vorwiegend auf den Erfahrungen des Betroffenen basiert. Auch wurde bisher keine allgemeingültige Beziehung zwischen objektiven Schlafparametern und der subjektiven Schlafqualität gesichert (Dement et al. 1984; Miles u. Dement 1980 b; de la Pena 1978; Spiegel et al. 1986; s. S. 14). Die Behandlung sollte dem Prinzip „Beschwerde vor Befund" folgen und danach die Wahl des Schlafmittels bestimmen. Nimmt der Arzt die Beschwerden des Patienten ernst, so verhindert er dessen Frustration und eine ungesteuerte Eigentherapie mit Schlafmitteln seitens des Patienten.

6. *Alter des Patienten (Patient) – Pharmakokinetik, Nebenwirkungen (Präparat).* Es muß beim älteren Patienten noch aufmerksamer als beim jungen Menschen darauf geachtet werden, daß die niedrigst wirksame Dosis über die kürzest mögliche Zeit eingesetzt wird. Dies sollte mindestens einmal im Monat überprüft werden (NIMH 1984; Rüther et al. 1992 a). Im höheren Alter ändern sich die pharmakokinetischen Parameter Resorption, Verteilung und Elimination. Es verlängert sich insbesondere bei Substanzen, die über Metaboliten abgebaut werden, die Halbwertszeit der Substanzen und ihres aktiven Metaboliten

(Greenblatt et al. 1981 a, 1982; Moran et al. 1988; Pöldinger u. Wider 1985). Ein Überhang der Wirkung am nächsten Tag kann die Folge sein. Präparate mit kurzer Halbwertszeit zeigen auch bei älteren Patienten weniger unerwünschte Wirkungen am Tage (Carskadon et al. 1982; Morgan 1984). Sie werden deshalb gern eingesetzt (Dement et al. 1984), um eine Akkumulation der Wirkstoffe zu verhindern. Sie sollen allerdings generell häufiger zu unerwünschten Wirkungen führen, wie für Triazolam im Vergleich zu Flurazepam und Temazepam gezeigt wurde (Bixler et al. 1987). Präparate mit mittlerer Halbwertszeit führen im Vergleich zu kürzer wirkenden Substanzen weniger stark zu Reboundeffekten (s. S. 64) durch langsameres Abklingen der Wirkung (Kales et al. 1983 a, b), können beim älteren Menschen dagegen leichter zu Überhangeffekten führen. In diesen Fällen sollte die Einstiegsdosis halbiert werden.

Im Alter muß zudem mit einer beträchtlichen interindividuellen Variabilität der Wirkungen und Nebenwirkungen und einem veränderten Spektrum unerwünschter Arzneimittelwirkungen gerechnet werden (Miles u. Dement 1980 a; Nicholson et al. 1982). Nach Benzodiazepineinnahme (s. S. 156) wurden bei älteren Patienten Ataxien, Verwirrtheitszustände, paradoxe Vigilanzsteigerung und sogar Halluzinationen beobachtet (Greenblatt u. Allen 1978; Marttila et al. 1977; Reeves 1977). Durch eine muskelrelaxierende Wirkung kann es v. a. bei älteren Patienten zur Muskelschwäche, zu Ataxie und damit zu Stürzen bei einem nächtlichen Aufstehen kommen. Patienten mit altersbedingten Lungenerkrankungen oder Schlafapnoen kann die atemsuppressive Wirkung von Benzodiazepinrezeptorantagonisten (Dolly u. Block 1982; Mendelson 1987 a, b) gefährlich werden. Sedierende Antidepressiva (s. S. 167) sind im Alter als Schlafmittel gelegentlich nicht geeignet, da die Patienten Kontraindikationen aufweisen wie Herz- und Kreislauferkrankungen, Prostatahypertrophie oder Glaukom (Benkert u. Hippius 1986; Böning 1982; Livingston et al. 1983; Rote Liste 1994). Gern werden in der Praxis bei älteren Insomniepatienten niederpotente Neuroleptika (s. S. 172) wie Levopromazin, Thioridazin, Promethazin, Pipamperon oder Melperon eingesetzt. Die Präparate verursachen weniger Komplikationen, da kardiovaskuläre Nebenwirkungen wie z. B. bei Antidepressiva weitgehend fehlen. Die Wirkungen von Neuroleptika bei chronischen Insomnien wurden bisher allerdings wissenschaftlich unzureichend geprüft. Anwendungsempfehlungen beruhen hauptsächlich auf der klinischen Erfahrung einzelner Autoren, die zumeist über Therapieerfolge bei älteren Patienten berichten (Finke 1976; Malsch 1987). Neuroleptika haben allerdings wie Antidepressiva eine hohe Nebenwirkungsrate. Es finden sich anticholinerge Begleiterscheinungen, extrapyramidalmotorische Bewegungsstörungen, blutdrucksenkende und hämatologische Begleiteffekte und die Gefahr, damit Spätdyskinesien auszulösen (Benkert u. Hippius 1986; Lund u. Rüther 1984; Arbeitsgemeinschaft für Neuropsychopharmakologie und Pharmakopsychiatrie 1985). Nicht zu erwarten sind Mißbrauch und Abhängigkeit.

7. *Suchtanamnese (Patient) – Abhängigkeits- und Mißbrauchspotential (Präparat).* Patienten mit einer positiven Suchtanamnese bezüglich Alkohol, Tabletten und illegalen Drogen dürfen keine Schlafmittel mit Abhängigkeitspotential erhalten. Benzodiazepinrezeptorantagonisten beispielsweise müssen hier durch sedierende Antidepressiva, Neuroleptika oder andere Präparate ersetzt werden. Auch Alkoholderivate und Clomethiazol sind kontraindiziert. Bei vorbehandelten Patienten ohne Suchtvorgeschichte sollte eine Weiterbehandlung mit Schlafmitteln nur dann erfolgen, wenn eine Toleranzentwicklung und Dosissteigerung in der Vorgeschichte nicht beobachtet wurden (Rüther 1986).

8. *Medikamenteneinnahme (Patient) – Wechselwirkungen (Präparat).* Zusätzlich zu Schlafmitteln eingenommene Medikamente können u. U. lebensgefährliche Wechselwirkungen auslösen. Der Arzt muß diesen Punkt durch die Exploration des Patienten im Vorfeld der Behandlung klären und seine Verschreibung darauf ausrichten. Bei einer Wirkungsverstärkung durch zentralnervöse dämpfende Substanzen muß häufig die verabreichte Dosis reduziert werden.

9. *Vorerkrankungen (Patient) – Nebenwirkungen (Präparat).* Vorerkrankungen schränken überwiegend die Einsatzmöglichkeit für viele ältere Nichtbenzodiazepinhypnotika und sedierende Substanzen wie z. B. Antidepressiva und Neuroleptika ein. Diese Substanzen zeigen eine Reihe besonderer Nebenwirkungen und Kontraindikationen, die für jeden einzelnen Patienten überprüft werden müssen. Selbst bei körperlich gesunden Insomniepatienten kann eine biologische Disposition zu unerwartet starken Nebenwirkungen von Schlafmitteln führen. Aus diesem Grund sind viele Präparate mit einer hohen Nebenwirkungsrate nicht mehr als Schlafmittel zu empfehlen. Dazu gehören Barbiturate, Bromsalze, Bromureide, Piperidindione, Chinazolinderivate, Aldehyde und Glykolderivate (s. S. 166).

10. *Suizidalität (Patient) – Toxizität (Präparat).* Benzodiazepine und neue Nichtbenzodiazepinhypnotika (Imidazopyridine und Cyclopyrrolone) haben eine relativ große therapeutische Breite. Bei Suizidalität sollte dennoch die kleinste Packung rezeptiert werden. Für Antidepressiva besteht bei suizidalen Patienten eine relative Kontraindikation, in höheren Dosierungen können vital gefährdende kardiale Nebenwirkungen eintreten. Diese Mittel dürfen bei Suizidalität nur unter enger ärztlicher Kontrolle angewendet werden. Aufgrund der engen therapeutischen Breite und relativ hohen Toxizität ist die Verwendung von Chloralhydrat nicht zu empfehlen. Barbiturate und andere alte Nichtbenzodiazepinhypnotika sind aufgrund ihrer hohen Toxizität kontraindiziert.

11. *Langzeitcompliance (Patient) – Abhängigkeitspotential (Präparat).* Präparate mit Abhängigkeitspotential sollten zeitlich befristet eingenommen werden (s. S. 145). Der Patient muß daher bereit sein, die Schlafmittel nach einer gewissen Zeit auszuschleichen (s. S. 150). Prinzipiell sollte der Patient dem Arzt bei Verschreibung eines Schlafmittels von mehreren Kontakten her bekannt sein, um diesen Absetzvorgang zu gewährleisten. Bestehen Zweifel an der Compliance des Patienten, ist eine Verschreibung von Präparaten mit Abhängigkeitspotential kontraindiziert.

12. *Vorbehandlung (Patient) – Wirkungs-/Nebenwirkungsprofil (Präparat).*
Die Vorgeschichte des Patienten gibt Aufschluß darüber, welche
Präparate bereits wirksam waren oder vergeblich eingesetzt wurden, ob
bereits Adaptationsphänomene oder eine Abhängigkeitsentwicklung
eingetreten sind, ob die Präparate ausreichend dosiert wurden und ob
unerwünschte Arzneimittelwirkungen aufgetreten sind. Die medikamentöse Neueinstellung muß sich an diesem Sachverhalt orientieren.

FAZIT *Das ideale Schlafmittel gibt es nicht.*
Die heute verfügbaren Präparate mit einer guten hypnotischen Potenz sind
mit der Gefahr einer Abhängigkeitsentwicklung oder Nebenwirkungen
verbunden. Diese Nachteile entfallen nur bei Mitteln mit geringer schlafanstoßender Wirkung (z. B. Phytotherapeutika). Für die Auswahl eines
Schlafmittels sind die Charakteristika der Person und der Krankheit des
Patienten entscheidend. Dies sind z. B. Art, Dauer und Schweregrad der Insomnie, Alter, Vorerkrankungen und Vorbehandlung des Patienten und
dessen Bereitschaft, an einem kontrollierten Einnahmekonzept mitzuar-
beiten. Die Eigenschaften der Präparate müssen diesen Voraussetzungen
entsprechen. Dies gilt insbesondere im Hinblick auf die Wirkpotenz und
Wirkdauer, Nebenwirkungen und Wechselwirkungen, die Toxizität und
das Abhängigkeitspotential.

Spezielle Anwendungskonzepte für Schlafmittel

Der Verwendung von Schlafmitteln erfolgt auch heute noch vielfach nach Maß-
gabe des Patienten. Der Arzt beschränkt seine Arbeit nicht selten auf die Auswahl
des Schlafmittels, die Rezeptausstellung und die Erfolgskontrolle durch Befragung des Patienten nach einer gewissen Einnahmezeit. Dieses Verfahren fördert
eine unkontrollierte Medikamenteneinnahme und die Entwicklung einer Schlafmittelabhängigkeit. Ein längerfristig ausgerichtets Therapiekonzept muß daher
eine *strukturierte Anwendung für Schlafmittel* beeinhalten, die diese Entwicklung
verhindert. Der Arzt hat die Auswahl aus mehreren Anwendungskonzepten für
Schlafmittel. Diese beruhen auf jahrelanger klinischer Erfahrung mit chronisch
Schlafgestörten (Hajak et al. 1993 b, 1994 b).

Quotengeregelte Bedarfstherapie

Absehbar vorübergehende Insomnien und intermittierend auftretende Schlafstörungen erlauben es, dem Patienten die bedarfsgerechte Steuerung seiner Medikamenteneinnahme selbst zu überlassen. Ist durch eine enge Arzt-Patienten-Be-
ziehung eine Parallelverschreibung von Hypnotika durch andere Ärzte unwahrscheinlich, kann der Medikamentengebrauch durch Verschreibung von kleinen
Packungsgrößen (N 1) zumeist gut kontrolliert werden. Die Bedarfstherapie kann
hierbei im Sinne eines verhaltenstherapeutischen Konzepts angewendet werden,
das den Patienten als Mitarbeiter bzw. als Wissenschaftler in eigener Sache ge-

winnt (Hauri 1989b). Der Patient wird aus der Rolle des passiven Opfers gelöst und aktiv in den Behandlungsprozeß und die Auswahl der Therapiemaßnahmen eingebunden. Ein Schlafprotokoll und ein Tagebuch sind hierfür wichtige Hilfsmittel. Im Schlafprotokoll beurteilt der Patient morgens die Qualität seines Schlafes sowie Art und Dosis der eingenommenen Medikation (s. S. 27). Im Tagebuch notiert er abends Ereignisse des abgelaufenen Tages und am nächsten Tag anstehende Tätigkeiten, die seinen Schlaf beeinflussen könnten (s. S. 118). Es fällt ihm dadurch leichter, die therapeutisch notwendigen Verhaltensänderungen durchzuführen, den Anwendungsempfehlungen für seine Medikamente nachzukommen und die Risiken einer unkontrollierten Medikamenteneinnahme zu verringern.

Langzeitdauerbehandlung

Eine Ersteinstellung auf eine Langzeitdauerbehandlung mit Schlafmitteln ist problematisch. Während die hypnotische Wirkung der überwiegend verwendeten *Benzodiazepinhypnotika* im Anwendungsbereich weniger Wochen gesichert ist (CRM 1980; Mendelson 1987 a, b; Parkes 1985; Pöldinger u. Wider 1985; Task Force on Sedative Hypnotics 1992), finden sich kaum Studien, die dies für eine mehrmonatige Behandlung zweifelsfrei nachweisen. Immerhin wurde für 24 Wochen täglicher Einnahme von Lormetazepam und Nitrazepam eine anhaltende subjektive Schlafverbesserung im Vergleich zur Placeboeinnahme dokumentiert (Oswald et al. 1982). Umfangreiche Literatur weist jedoch auf die Abhängigkeitsentwicklung bei längerfristiger Einnahme auch therapeutischer Dosen hin (NIMH 1984; Owen u. Tyrer 1983; Parkes 1985; Schmidt 1990; Wolf u. Rüther 1984). Zu *neuen Nichtbenzodiazepinhypnotika* (Zolpidem, Zopiclon) existieren Einzeluntersuchungen, die eine Langzeitwirkung zeigten (Fleming et al. 1988; Schlich et al. 1991) und keine Toleranzentwicklung sowie keine oder minimale Reboundphänomene oder Entzugserscheinungen beim Absetzen der Präparate fanden (Elie et al. 1990; Fleming et al. 1990; Pecknold et al. 1990; Schlich et al. 1991). Es ist dennoch verfrüht, daraus auf fehlende Adaptations- und Suchtrisiken zu schließen (Editorial to Lancet 335 1990; Borbély et al. 1991), da erste Berichte über auftretende Abhängigkeitssymptome für z. B. Zopiclon und Zolpidem vorliegen (Pharmaceutical Journal 1990, 1991; Bruun 1993). Eine Expertenkomission der Weltgesellschaft für Psychiatrie vertritt die Meinung, daß Benzodiazepinhypnotika und neuartige Benzodiazepinrezeptorantagonisten bezüglich Langzeiteffekt und Abhängigkeitsproblematik gleichwertig zu behandeln sind (World Psychiatric Association 1993).

Für die Indikation Schlafstörungen liegen auch keinerlei kontrollierte Untersuchungen zu Langzeiteffekten von sedierenden *Antidepressiva* oder *Neuroleptika* vor. Die Frage der hypnotischen Langzeitwirkung dieser Präparate ist daher offen, auch wenn sie sich aufgrund ihres geringen Abhängigkeitspotentials zur Langzeitanwendung anbieten. Erste Berichte von Absetzphänomenen bei Antidepressiva liegen allerdings vor (Dilsaver u. Greden 1984; Garner et al. 1993). Frühwarnsystemdaten in Deutschland zeigen auch, daß Antidepressiva und – in geringem Umfang – Neuroleptika einem Mißbrauch unterliegen, der u.U. in eine Abhängigkeit einmünden kann (Keup 1993). Dies ist allerdings eher selten der Fall. Über das Ausmaß von Nebenwirkungen und Spätfolgen bei der Daueranwendung an nichtpsychotisch Erkrankten läßt sich nur spekulieren. Darüber hinaus haben Neuroleptika und Antidepressiva ein kritisches Verhältnis von hypnotischer Wirkung zu unerwünschten Wirkungen (anticholinerge Begleiterscheinungen, extrapyramidalmotorische Bewegungsstörungen, blutdrucksenkende, kardiale und hämatologische Begleiteffekte), was ihre Verwendung als Schlafmittel bereits im Kurzzeitbereich einschränkt. Die Deutsche Arbeitsgemeinschaft für Neuropsychopharmakologie und Pharmakopsychiatrie (1985) empfiehlt daher, reiflich zu überlegen, ob z. B. eine neuroleptische Behandlung, verbunden mit dem Risiko einer Spätdyskinesie, bei Schlafstörungen gerechtfertigt erscheint.

Alkoholderivate wie Chlorhydrat oder *Antihistaminika* wie Diphenhydramin, Hydroxin, Doxylamin und Promethazin verbessern die subjektive Schlafqualität nur kurzzeitig (Institute of Medicine 1979; Rickels et al. 1983, 1984). Bei Einnahme über mehrere Wochen werden häufig Adaptationseffekte und damit ein Wirkungsverlust nachgewiesen. Auch Abhängigkeiten sind unter diesen Substanzen bekannt. *Clomethiazol* besitzt ein ausgeprägtes Abhängigkeitspotential und ist somit nicht für eine längerdauernde Anwendung geeignet.

Für alle hier angesprochenen Arzneimittel gilt: je kürzer die Verabreichungsdauer, desto besser. Über die geeignete Dauer einer täglichen Einnahme von Hypnotika geben Expertengremien leicht varierende Empfehlungen:

1. Die *„Task Force on Sedative Hypnotics" der Weltgesellschaft für Psychiatrie* (1992, 1993) vertritt, primär Benzodiazepinrezeptoragonisten betreffend, die Auffassung, daß die Einnahme von Hypnotika über maximal 2 Wochen auf jeden Fall vertreten werden kann, die Verabreichung über einen Zeitraum von 2–4 Wochen eine „Grenzzone" darstellt und die Einnahme über 4–5 Wochen als problematisch anzusehen ist. Diese Empfehlung, die Medikation nicht über 5 Wochen auszudehnen, basiert nach Ansicht der Experten nicht auf Befunden, die diese Langzeitmedikation als problematisch erscheinen ließen. Vielmehr beruht die Empfehlung a) auf dem Grundsatz, daß gute klinische Praxis chronischen Medikamentenkonsum zu vermeiden sucht und b) auf den fehlenden Daten zur Sicherheit (z. B. Abhängigkeitsauffälligkeit) und Wirksamkeit der Präparate über den genannten Zeitraum hinaus (Task Force on Sedative Hypnotics 1992, 1993).

2. Eine *Expertenkonferenz der deutschen Arbeitsgemeinschaft klinischer Schlafzentren und der Arbeitsgemeinschaft für Neuropharmakologie und Pharmakopsychiatrie* empfiehlt bei einem positiven Effekt einer Hypnotikatherapie bei Langzeitinsomnien die Behandlung nach spätestens 3 Monaten ausschleichend zu beenden (Rüther et al. 1992).

3. Die vom *deutschen Bundesausschuß der Ärzte und Krankenkassen erstellten Arzneimittelrichtlinien* (1993) kommen der aktuell kritischen Haltung gegenüber einer Langzeithypnotikaanwendung in gewissem Maße nach. Sie fordern vom Arzt nach 8 Wochen Hypnotikatherapie eine begründete Stellungnahme für die Weiterverschreibung des eingesetzten Schlafmittels (Bundesausschuß der Ärzte und Krankenkassen 1993).

4. Die *„Consensus conference on drugs and insomnia" des National Institute of Health, Bethesda* (1984) (Marks u. Nicholson 1984) betont, daß bei chronischen Insomnien möglichst niedrige Dosen intermittierend, d. h. nur in einer von 3 Nächten, oder zeitlich beschränkt auf nicht mehr als 2–3 Wochen angewendet werden sollen.

5. Das *Committee on Safety of Medicines* (1988) in Großbritannien vertritt

bezüglich Benzodiazepinhypnotika eine strenge Auffassung. Benzodiazepine sollen nur zur Behandlung schwerer Insomnien eingesetzt werden, die den Betroffenen behindern oder zu extremen Leiden führen.

6. Die *Task Force des Collegium Internationale Neuro-Psychopharmacologicum (CINP)* (1992) stellt demgegenüber fest, daß Langzeitbehandlungen mit Hypnotka in Kombination mit anderen Heilungsmaßnahmen die Lebensqualität zahlreicher Patienten verbessern können. Es sei zudem nicht klar erwiesen, daß grundsätzlich die Effektivität einer Langzeitbehandlung abnimmt oder eine Dosiserhöhung in einem solchen Umfang eintritt, daß sie zu einem allgemeinen Gesundheitsproblem wird.

7. Ein *Gremium deutscher Schlafexperten* meint, daß bei älteren Patienten, die Benzodiazepine über einen langen Zeitraum in therapeutischen Dosen einnehmen, die Benzodiazepinmedikation nur bei zwingender Indikation und zuverlässiger Compliance des Patienten abgesetzt werden sollte (Rüther et al. 1992).

8. Namhafte *amerikanische Experten* vertreten auf der Grundlage epidemiologischer Daten die Meinung, daß a) das Risiko eines Mißbrauchs, Gewöhnung und Abhängigkeit von Benzodiazepinen im Vergleich zur massiven Exposition in unserer Gesellschaft niedrig ist, b) Gewöhnungseffekte zumeist erst nach einer Einnahmedauer von mehr als einem halben Jahr auftreten, c) viele Patienten von einer Langzeiteinnahme profitieren und d) eine allzu harte Einstellung gegenüber diesen Substanzen viele ängstliche Patienten von einer für sie geeigneten Therapie abhält (Uhlenhut et al. 1988).

Eine Indikation zur Langzeitbehandlung durch Hypnotika mit Abhängigkeitspotential kann in Ausnahmefällen notwendig sein (s. auch Rüther u. Engfer 1988; Hajak u. Rüther 1993). Voraussetzung dafür ist, daß bestimmte Kriterien der Schlafstörung erfüllt sind.

> **Voraussetzungen zur Langzeitbehandlung der Insomnie bei täglicher Einnahme von Hypnotika**
>
> 1. Diagnose einer lang andauernden, chronischen Insomnie (Dauer mehrere Monate).
> 2. Ausschluß einer kausal behandelbaren Insomnie durch einen in der Schlafmedizin erfahrenen Arzt.
> 3. Mindestens 2maliger erfolgloser Versuch alternativer Behandlungsverfahren (z. B. Verhaltenstherapie).
> 4. Gravierende Beeinträchtigung der Tagesbefindlichkeit.
> 5. Hoher Leidensdruck beim Patienten.
> 6. Erheblich gestörtes Schlafprofil (falls Polysomnographie möglich ist).
> 7. Keine Toleranzentwicklung in der Vorgeschichte.
> 8. Keine Dosissteigerung in der Vorgeschichte.
> 9. Wiederholtes Auftreten von Insomnien nach Absetzversuchen bei chronisch vorbehandelten Patienten (*Cave:* Ende der Reboundinsomnie abwarten).

Standardintervalltherapie

Ein gangbarer Weg zur längerfristigen Hypnotikabehandlung mit Präparaten mit Abhängigkeitspotential ist die streng zeitlich begrenzte Intervalltherapie. Intervalltherapien durchbrechen durch eine ausreichend dosierte und tägliche Einnahme eines Schlafmittels hartnäckige Schlafstörungen mit Beeinflussung der Tagesbefindlichkeit. Sie vermindern durch *kontrolliertes Absetzen* (s. S.150) *nach einer befristeten Einnahmeperiode* das Risiko einer Suchtentwicklung und drängen den Patienten nicht in eine passiv-rezeptive Haltung. Voraussetzung für eine Intervalltherapie ist ein stabiles Arzt-Patienten-Verhältnis, das eine enge Führung des Patienten im Verlauf einer monatelangen Behandlung ermöglicht. Die Einnahmedauer von Präparaten mit Abhängigkeitspotential beschränkt sich in diesem Konzept bei regelmäßiger täglicher Einnahme auf maximal 4 Wochen. Es ließ sich zeigen, daß 3- bis 4wöchige Perioden mit einer täglichen Einnahme von Benzodiazepin- und neuen Nichtbenzodiazepinhypnotika auch nach Absetzen der Präparate zu einer im Vergleich zur Baselinesituation verbesserten Schlafqualität führen (Rüther et al. 1992 b; Roger et al. 1993; Hajak et al. 1994 c). Das Hypnotikum wird über wenige Tage ausgeschlichen und nach mehreren medikamentenfreien Wochen bei Bedarf wieder angesetzt.

Das Konzept fordert eine aktive Mitarbeit des Patienten und erlaubt ihm, in der pharmakofreien Zeit nichtmedikamentöse Behandlungsansätze zu erproben.

Kontrollierte Bedarfsintervalltherapie

Die *kontrollierte Bedarfsintervalltherapie kombiniert* die Vorteile einer *intermittierenden Gabe von Hypnotika* mit einer *bedarfsgerechten Anwendung der Einzeldosen* nach eigener Entscheidung des Patienten. Der Patient legt am Sonntag vor Beginn der Arbeitswoche eine Option zur Tabletteneinnahme für 2–3 Nächte in der Woche fest. Die Tabletteneinnahme wird für solche Nächte geplant, die vor Tagen liegen, an denen der Betroffene unbedingt leistungsfähig sein muß. Der Patient dokumentiert die Einnahmetage in einem Schlafkalender. Nur an diesen Tagen kann er sein Schlafmittel einnehmen. Das Verfahren muß eingeübt werden, weshalb die Patienten sich im ersten Behandlungsmonat einmal pro Woche, in den folgenden 2 Monaten alle 14 Tage und danach erst in lockerer Zeitfolge beim Arzt vorstellen müssen. Die intermittierende Einnahme folgt den Empfehlungen verschiedener Fachkommissionen (NIMH 1984; Marks u. Nicholson 1984; Committee on Safety of Medicines 1988). Es ist bisher allerdings mehr klinische Erfahrung als wissenschaftlich bewiesen, daß Einnahmeverfahren dieser Art dem Patienten anhaltend helfen, folglich ist ungeklärt, ob sie einer täglichen Dauereinnahme von Schlafmitteln überlegen sind.

Für Berufstätige ist diese Art der Medikamenteneinnahme eine erhebliche Erleichterung für die Tagesbewältigung. Sie vermittelt dem Patienten das Erleben, daß nach schlechten Nächten auch einige gute kommen können. Somit ist die kontrollierte Bedarfsintervalltherapie keinesfalls eine Bedarfstherapie, bei der der Patient jeden beliebigen Tag Tabletten einnehmen kann. Die Therapieform darf nicht dazu führen, das Gefühl eines schlechten Schlafs mit dem Griff zur Tablette zu konditionieren.

> ## Pragmatische Handhabung der kontrollierten Bedarfsintervalltherapie von Insomnien
>
> - Sonntagabend vor dem Zubettgehen: sich 15 min Zeit nehmen.
> - In Gedanken Aufgaben und Tätigkeiten der kommenden Woche durchgehen. In einem Kalender die 3 (maximal 4) Tage der Woche markieren, die am meisten Belastungen oder Streß bringen und an denen man gut ausgeschlafen sein möchte.
> - Die Nächte vor diesen kritischen Tagen als potentielle Nächte zur Hypnotikaeinnahme im Kalender markieren.
> - *Nur* in den zur Schlafmitteleinnahme zugelassenen Nächten *und nur* bei Schlafstörungen eine Tablette zur Schlafinduktion einnehmen.
> - Vom Arzt werden maximal 10 Tabletten (N 1) für 3 Wochen rezeptiert.

Niedrigdosierte Kombinationstherapie

Eine *Kombination von 2 Schlafmitteln* kann sinnvoll sein, wenn eine chronische Schlafstörung eine tägliche Medikamenteneinnahme erfordert und Hypnotika oder andere sedierend wirkende Mittel allein nicht ausreichend wirksam waren. Klinisch bewährt haben sich die Kombination niedriger Dosen von sedierenden Antidepressiva oder niederpotenten Neuroleptika mit Benzodiazepinrezeptorantagonisten. Niedrige Dosen der Antidepressiva oder Neuroleptika können 1–2 h vor dem Schlafengehen verabreicht werden, um chronisch schlafgestörten Patienten von ihren abendlichen Spannungsgefühlen und Ängsten zu befreien und das Einschlafen zu erleichtern. Als derartige Zusatzmedikation (Rüther 1986) können Antidepressiva die hypnotisch notwendige Dosis von Benzodiazepinen reduzieren. Vor dem Zubettgehen wird ein kurzwirksames Hypnotikum eingenommen. Schwere chronische Insomnien können mit diesem Konzept langfristig erfolgreich behandelt werden, wenn die Hypnotikaeinnahme im Rahmen einer Intervalltherapie erfolgt. Die optimale Dosierung der Antidepressiva muß individuell für jeden Patienten ermittelt werden, da eine erhebliche Reaktionsvarianz der schlafanstoßenden Wirkung besteht. Man beginnt bei Tri- und Tetrazyklika üblicherweise mit 10–25 mg, wobei prinzipiell auch Dosissteigerungen bis zu einer antidepressiv wirksamen Dosis (100–150 mg) möglich sind. Tritt ein Überhang am nächsten Tag auf, muß nicht notwendigerweise die Dosis reduziert werden; häufig genügt es, den Einnahmezeitpunkt vorzuverlegen.

Medikamentenabsetzen

Adaptationsphänomene, das Auftreten von Nebenwirkungen, die Prävention einer Abhängigkeitsentwicklung, eine tägliche Einnahme über einen Zeitraum von 4 Wochen und im günstigsten Fall eine Normalisierung des Schlafs sind die häufigsten Gründe dafür, ein Schlafmittel abzusetzen oder auf andere Präparate umzusteigen. Im stationären Bereich lassen sich Schlafmittel in wenigen Wochen bis Monaten absetzen. Im ambulanten Bereich wird in der Regel vorsichtiger abgesetzt, um Absetzprobleme zu vermindern und dem Patienten gleichzeitig die Arbeitsfähigkeit zu erhalten.

Berücksichtigt man einige Grundprinzipien zum ambulanten Medikamentenabsetzen, lassen sich Absetzprobleme weitgehend vermeiden:

1. Schlafmittel müssen in der Regel *nach wenigen Wochen täglicher Einnahme (in der Regel 4 Wochen) abgesetzt* werden. Eine längerdauernde
   Einnahme erschwert das Absetzen. Ausnahmen müssen ausführlich
   begründet werden (s. S. 148).
2. Generelle Absetzgründe sind ein ungünstiges Wirkungs-Nebenwir-
   kungs-Verhältnis oder das Auftreten von Kontraindikationen.
3. Ein Absetzgrund nach Langzeiteinnahme ist ein unzureichender Therapieeffekt bei ausgereizter Dosis. Bei erfolgreich mit normaler Dosis
   langzeitbehandelten Patienten muß nicht grundsätzlich eine Absetzung
   erfolgen.
4. Nach Langzeiteinnahme muß die Dosis *allmählich reduziert* werden.
   Dies geschieht über mindestens $^1/_{10}$ der Zeit der vorhergehenden Einnahme. Meist sind noch längere Absetzzeiten erforderlich, da dem Patienten das Einnehmen der letzten kleinen Schlafmittelmenge nur
   schwer gelingt. Als Faustregel kann gelten:
   – jahrelanges Einnehmen erfordert monatelanges Absetzen,
   – monatelanges Einnehmen erfordert wochenlanges Absetzen,
   – wochenlanges Absetzen erfordert tagelanges Absetzen.
5. Man kann den Versuch wagen, von einer täglichen Medikamenteneinnahme in eine Intervall- oder Kombinationstherapie (s. S. 148) überzu-
   leiten.
6. Das Absetzen kann durch überlappende Einnahme sedierender Substanzen einer anderen Wirkstoffgruppe erleichtert werden.
7. Arzt-Patienten-Kontakte während der Absetzphase sollten so häufig
   wie möglich stattfinden, zumindestens 14tägig.
8. Der Absetzerfolg sollte kontrolliert werden, und zwar durch regelmäßige (3- bis 4wöchige) Wiedervorstellungen und durch Schlafprotokolle
   (s. S. 27), Handgelenkaktographen (s. S. 37) oder Polysomnographien
   (s. S. 30).
   Das Absetzen selbst darf nicht abrupt erfolgen. Daher sind Absetzschemata zu beachten, die sich nach Kurzzeit- und Langzeiteinnahme unterscheiden.
9. Eine begleitende psychotherapeutische Stützung des Patienten ist empfehlenswert.

Schemata zum ambulanten Ausschleichen und Umsetzen von Schlafmitteln

A. Nach Kurzzeiteinnahme (wenige Wochen)

1. Dosis für 3 Tage halbieren, erneut für 3 Tage halbieren und nach 3 Tagen Einnahme von $^1/_4$ der Ausgangsdosis absetzen.
2. Einen Tag Einnahme auslassen, dann folgt eine Medikamentennacht,
   2 Tage Einnahme auslassen, dann folgt die nächste Medikamentennacht usw.

3. Auf kontrollierte Intervalltherapie umsetzen, z. B. am Sonntag maximal 3 Medikamentennächte für eine volle Abenddosis in der folgenden Woche festlegen. Dazwischenliegende Tage: eine Woche $^{1}/_{2}$ der Dosis, 2. Woche $^{1}/_{4}$ der Dosis, dann absetzen.

B. Nach Langzeiteinnahme (Monate bis Jahre)

1. Absetzzeit planen: zumindest $^{1}/_{10}$ der Einnahmedauer, meist länger.

   Einnahmedauer Absetzzeit
   ≤ 1 Jahr   3– 6 Monate
   1–3 Jahre   6–12 Monate
   ≥ 3 Jahre   1– 2 Jahre

   In $^{1}/_{4}$ der Absetzzeit Dosis halbieren, in $^{3}/_{4}$ der Zeit die Restdosis durch vorsichtige Reduktion abbauen; ggf. auf Tropfenform eines Hypnotikums oder Tranquilizers zur Feindosistitration umsetzen.
2. Dosis des Schlafmittels regelmäßig (z. B. wöchentlich) an einem Tag halbieren. Bei täglich halbierter Dosis nach gleichem Schema nochmals die Dosis halbieren usw. Absetzvorgang ggf. durch Frühabendsedativum unterstützen, z. B. um 20.00 Uhr eine niedrige Dosis eines sedierenden Antidepressivums, zum Zubettgehen die halbe Dosis des alten Schlafmittels. Nach Absetzen des Schlafmittels Antidepressivum nach gleichem Schema reduzieren.
3. Dosis des Schlafmittels im Abstand mehrerer Wochen für jeweils alle Wochentage auf die Hälfte reduzieren; ggf. Sedativum einer anderen Wirkstoffgruppe als Ersatz anbieten, z. B. $^{1}/_{2}$ Dosis eines Benzodiazepinhypnotikums mit einem niederpotenten Neuroleptikum kombinieren. Nach Absetzen des Schlafmittels das Neuroleptikum nach gleichem Schema ausschleichen.

FAZIT *Neben der täglichen abendlichen Einnahme eines Schlafmittels gibt es weitaus differenziertere Methoden der Schlafmittelanwendung.*
In der quotengeregelten Bedarfstherapie steuert der Arzt den eigenverantwortlichen Umgang des Patienten mit seinem Medikament durch eine Einnahmedokumentation in einem Schlaftagebuch und ein streng begrenztes Medikamentenkontingent. Die Standardintervalltherapie nutzt den Effekt, daß eine tägliche, auf wenige Wochen begrenzte Medikamenteneinnahme auch nach Absetzen die Schlafqualität anhaltend verbessern kann. Kontrollierte Bedarfsintervalltherapien legen prospektiv maximal 3 Einnahmetage pro Woche fest. Bei täglicher Einnahme ist eine Schlafmitteltherapie auf 4 Wochen zu begrenzen. Eine Langzeitdauerbehandlung ist nur unter strengen Auflagen möglich (s. S. 148).

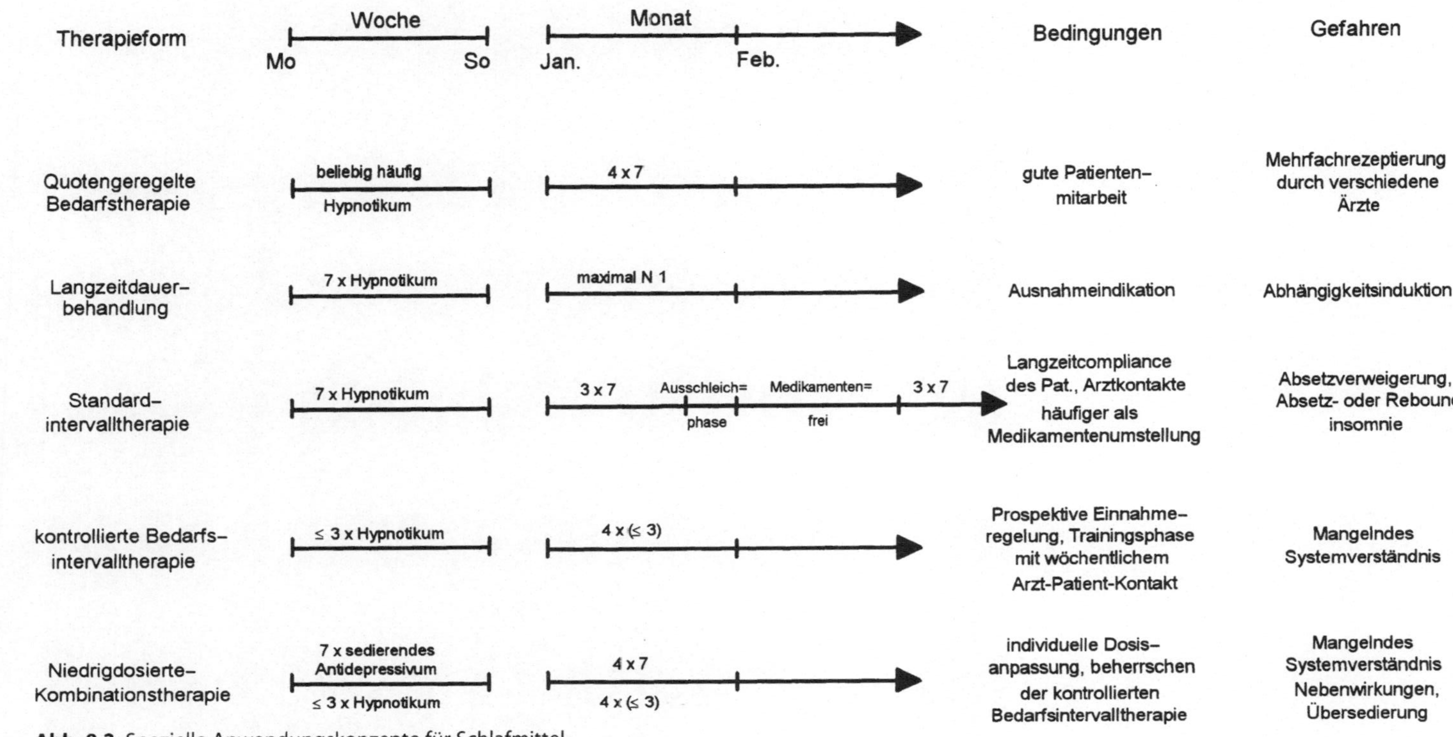

Abb. 8.2. Spezielle Anwendungskonzepte für Schlafmittel

Verfügbare Stoffgruppen

Zur Schlafförderung werden Pharmaka und Naturheilmittel eingesetzt. Ein Teil der Benzodiazepine, Barbiturate und eine Reihe anderer alter und neuer Nichtbenzodiazepinhypnotika gelten als Hypnotika im engeren Sinne. Die Benzodiazepinhypnotika und die neuen Nichtbenzodiazepinhypnotika (Cyclopyrrolone, Imidazopyridine) nehmen als Benzodiazepinrezeptoragonisten die führende Stellung unter den Präparaten zur Insomniebehandlung ein. Sie haben die übrigen, meist älteren Präparate in den Hintergrund gedrängt. In zunehmendem Maße werden auch Pharmaka mit sedierender Wirkung als Hypnotika verwendet, die eigentlich keine Schlafmittel sind. Neben Tranquilizern aus der Benzodiazepingruppe sind dies v. a. Antidepressiva, Neuroleptika und Antihistaminika. Naturpräparate werden von den Patienten überwiegend in Eigenregie eingenommen. In gewissem Maße gehört auch der Konsum von Alkohol zur Selbsttherapie bei Schlafstörungen. Eine Reihe alternativer Präparate wie z. B. körpereigene Schlafsubstanzen sind in klinischer Erprobung, jedoch nicht allgemein etabliert. Schlafmittel können in 7 Stoffgruppen eingeteilt werden.

Stoffgruppen von Schlafmitteln und anderen Mitteln mit sedierender Wirkung

1. *Benzodiazepinhypnotika*
2. *Barbiturate*
3. *Andere alte Nichtbenzodiazepinhypnotika:*
   - Bromide
   - Bromureide
   - Glykol- und Chinazolinonderivate
   - Piperidindione
   - Aldehyde
4. *Neue Nichtbenzodiazepinhypnotika:*
   - Cyclopyrrolone
   - Imidazopyridine
5. *Andere Mittel mit sedierender Wirkung:*
   - Tranquilizer
   - Antidepressiva
   - Neuroleptika
   - Alkoholderivate
   - Antihistaminika

– Clomethiazol
6. *Naturpräparate*
7. *Neue Präparatentwicklungen:*
– körpereigene Schlafsubstanzen
– Serotoninantagonisten
– Präkursorsubstanzen
– Melatonin

Der Einsatz sedierender Antidepressiva, Neuroleptika, Antihistaminika oder Alkoholderivate ist bei jenen Patienten zu erwägen, bei denen Kontraindikationen für Benzodiazepine bestehen oder eine Abhängigkeitsgefahr vermutet werden kann. Ein Einsatz ist auch sinnvoll nach mehreren erfolglosen Therapieversuchen mit Benzodiazepinrezeptoragonisten oder einer wirkungslosen Langzeiteinnahme von diesen, im Rahmen einer Kombinationstherapie bei chronischen Insomnien und bei besonderen Formen von Schlafstörungen. Eine Reihe von Vor- und Nachteilen unterscheidet diese Präparate (Tabelle 9.1). Die für die Präparate verwendeten Dosierungen sind im Einzelfall sehr unterschiedlich. Im allgemeinen haben sich jedoch für die meisten Präparate gebräuchliche und in der Regel durch klinische Studien geprüfte Dosierungen durchgesetzt (Tabelle 9.2).

Benzodiazepinhypnotika

Benzodiazepine werden als *Schlafmittel der ersten Wahl* eingestuft (Klotz 1987; Leutner 1990; Lund u. Rüther 1984; Mendelson 1980, 1987 b; Parkes 1985; Pöldinger u. Wider 1985; Rudolf 1990), nicht zuletzt wegen des relativ *günstigen Nutzen-Risiko-Verhältnisses* dieser Präparate. Sie sind vermutlich die am besten untersuchte Klasse unter den Psychopharmaka (Freedman 1990). Die Arbeitsgruppe zur Beurteilung sedativer Hypnotika der World Psychiatric Association zählt sie zu den sichersten in der klinischen Praxis verwendeten zentralnervös aktiven Substanzen. Der Wissensstand ist bei Temazepam, Triazolam und Flunitrazepam zufriedenstellender als z. B. bei Brotizolam oder Midazolam (Task Force on Sedative Hypnotics 1992).

Prinzipiell zeigen alle Arten von Benzodiazepinen einen – wenn auch unterschiedlich akzentuierten – schlafbahnenden Effekt (Leutner 1990). Häufig sind für einen sedativ-hypnotischen Effekt nur höhere Dosen als für eine anxiolytische Wirkung notwendig (Klotz 1987). Eine strenge Trennung in Anxiolytika und Hypnotika wird aus diesen Gründen von einigen Autoren abgelehnt (CRM 1990; Lader u. Petursson 1983). In der Praxis ist eine Unterscheidung jedoch von Bedeutung, da sich klinische Prüfungen über die Wirksamkeit und Dosierung eines Benzodiazepins zumeist auf eine umschriebene Krankheitsgruppe beziehen. Auch kommt das Wirkprofil der Hypnotika den Anforderungen Schlafgestörter eher entgegen als das von Anxiolytika. Daher ist dem Arzt zu empfehlen, für den Patienten typische Hypnotika aus dem breit gefächerten Angebot der Benzodiazepine auszuwählen.

Wirkungen. Literaturübersichten zeigen weitgehend *übereinstimmende Wirkungen der Benzodiazepine auf den Schlaf* (Harvey 1985; Mendelson 1980, 1987 a, b;

Tabelle 9.1. Wichtigste Vor- und Nachteile von Hypnotika und anderen Mitteln mit sedierender Wirkung

Wirkstoffe	Vorteile	Nachteile
Benzodiazepine	Gute hypnotische Potenz, jahrelanger Erfahrungsschatz bezüglich des Wirkungs-Nebenwirkungs-Profils, geringe Toxizität	Abhängigkeitspotential, Reboundphänomene, Amnesie, Muskelrelaxation, Atemsuppression, paradoxe Reaktionen, Tiefschlafunterdrückung
Cyclopyrrolone	Gute hypnotische Potenz, kurze Wirkdauer, gute Tagesbefindlichkeit, verhältnismäßig geringe Adaptions- und Reboundproblematik, geringe Toxizität	Kurzer Erfahrungszeitraum bezüglich Wirkungs-Nebenwirkungs-Verhältnis, benzodiazepinähnliches Nebenwirkungsprofil, erste Berichte über Abhängigkeit
Imidazopyridine	Gute hypnotische Potenz, kurze Wirkdauer, spezifisch schlafanstoßendes Wirkprofil, geringe Adaptions- und Reboundproblematik, geringe Toxizität	Kurzer Erfahrungszeitraum bezüglich Wirkungs-Nebenwirkungs-Verhältnis, unklare Abgrenzung von Benzodiazepin-Nebenwirkungsprofil, erste Berichte über Abhängigkeit
Antidepressiva	Nahezu kein Abhängigkeitspotential, (geringe) Absetzprobleme, keine Tiefschlafunterdrückung, antidepressive Wirkung	Relativ hohe Toxizität, anticholinerge, auch kardiale Nebenwirkungen, lange Wirkdauer, REM-Schlaf-Unterdrückung, wenige Anwendungsstudien
Neuroleptika	Nahezu kein Abhängigkeitspotential, (keine) REM-Schlaf-Unterdrückung, geringe Kardiotoxizität, antipsychotische Wirkung	Anticholinergene, extrapyramidalmotorische, hämatologische, blutdrucksenkende Nebenwirkungen, Spätdyskinesien, zum Teil lange Wirkdauer, wenige Anwendungsstudien
Alkoholderivate	Unbeeinflußtes Schlafprofil, schneller Wirkungseintritt	Geringe hypnotische Potenz, geringe therapeutische Breite, schneller Wirkungsverlust, Abhängigkeitspotential
Antihistaminika	Verhältnismäßig geringe Toxizität, freie Verfügbarkeit	Geringe hypnotische Potenz, schneller Wirkungsverlust, anticholinerge Nebenwirkungen, Abhängigkeitspotential
Clomethiazol	Gute hypnotische Potenz, schneller Wirkungseintritt, kurze Wirkdauer	Abhängigkeitspotential, Atemdepression, Hypersekretion
Naturpräparate	Kein Abhängigkeitspotential, nahezu fehlende Toxizität, freie Verfügbarkeit	Minimale hypnotische Potenz

Wheathley 1981). Klinisch gesehen machen sie den Schlaf tiefer und ruhiger. Schlafgestörte schlafen nach Benzodiazepineinnahme schneller ein, sie schlafen länger, sie wachen seltener auf und empfinden ihren Schlaf als erholsamer (z. B. Cordingly et al. 1984; Hartmann et al. 1983; Murphy u. Ankier 1984). Auch bei Gesunden wurden ähnliche schlaffördernde Wirkungen beobachtet (Borbély et al. 1983, 1986 b).

Schlafpolygraphisch bestätigen sich diese Wirkungen durch eine verkürzte Schlaflatenz, weniger Aufwachvorgänge, eine verlängerte Gesamtschlafzeit und eine erhöhte Schlafeffizienz (z. B. Mendelson et al. 1987 a, b; Roehrs et al. 1982,

Tabelle 9.2. Hypnotika und andere sedierende Präparate zur Behandlung von Insomnien

Substanzname	Handelsname	Übliche Abenddosis in mg[a]
Kurzwirksame Benzodiazepinhypnotika		
Triazolam	Halcion	0,125–0,25
Mittellangwirksame Benzodiazepinhypnotika		
Brotizolam	Lendormin	0,125–0,25
Temazepam	Remestan, Planum	10–40
Lormetazepam	Noctamid, Loretam u. a.	0,5–2
Loprazolam	Sonin	1–2
Nitrazepam	Mogadan, Imeson, Dormo-Puren u. a.	5–10
Flunitrazepam	Rohypnol u. a.	0,5–1
Langwirkende Benzodiazepinhypnotika		
Flurazepam	Dalmodorm, Flurazepam, Staurodorm u. a.	15–30
Diazepam	Valium, Diazepam u. a.	5–20
Cyclopyrrolone (kurz bis mittellang wirksam)		
Zopiclon	Ximovan	3,75–7,5
Imidazopyiridine (kurzwirksam)		
Zolpidem	Stilnox, Bikalm	10–20
Sedierende Antidepressiva		
Doxepin	Aponal, Sinquan	5–50
Amitriptylin	Saroten, Equilibrin, Laroxyl u. a.	5–50
Trimipramin	Stangyl	5–50
Mianserin	Tolvin	5–20
Trazodon	Thombran	25–50
Niederpotente Neuroleptika		
Melperon	Eunerpan	25–75
Pipamperon	Dipiperon	20–60
Promethazin	Atosil	10–50
Chlorprothixen	Truxal, Taractan	15–50
Levomepromazin	Neurocil	10–50
Promazin	Protactyl	25–50
Prothipendyl	Dominal	20–60
Antihistaminika		
Diphenhydramin	Dolestan, Halbmond, Sekundal-D u. a.	50–100
Doxylamin	Gittalun, Hoggar N u. a.	25–50
Alkoholderivate		
Chloralhydrat	Chloraldurat	250–1000
Thiazolderivate		
Clomethiazol	Distraneurin	200–400
Phytotherapeutika		
Baldrian und Derivate, Hopfen, Passionsblume Melisse, Kawain	Ivel, Euvegal, Valdispert, Valmane u. a.	Keine genauen Angaben möglich

[a] Siehe auch Herstellerangaben in den Fach- und Gebrauchsinformationen.

1986; Spinweber u. Johnson 1982). Paradoxerweise verringern sich der Tiefschlafanteil und die in diesen Schlafstadien gehäuft auftretenden Hirnstromfrequenzen von 0,25–9 Hz, während Frequenzbereiche von 11–14 Hz, z. T. auch 17–25 Hz zunehmen (Borbély 1986 a, b). Auch eine leichte Verminderung des REM-Schlafs wurde beobachtet (Borbély 1986 b). Die klinische Relevanz dieser Befunde ist allerdings nicht eindeutig geklärt.

Unterschiede in der Wirkung beruhen v. a. auf der Pharmakokinetik der Substanzen (Greenblatt et al. 1981 b, 1982, 1983). Für die Auswahl eines Benzodiazepinrezeptoragonisten ist die unterschiedliche Wirkungsdauer der entscheidende Parameter (s. unten). Wirkungsunterschiede beruhen weiterhin auf der hypnotischen Effektivität der Einzelsubstanz in der angebotenen Dosierung pro Tablette. Die Äquipotenz wird dabei als weitere Variable zum Verständnis der Wirksamkeit dieser Arzneimittel angesehen, wenn auch nur unzureichende Studien hierfür vorliegen. Äquipotente Dosen sind z. B. Brotizolam 0,125 mg, Flunitrazepam 1 mg, Midazolam 10 mg, Temazepam 30 mg, Triazolam 0,25 mg. Die Dosen für Nichtbenzodiazepinhypnotika liegen entsprechend bei 10 mg für Zolpidem und 7,5 mg für Zopiclone (Task Force on Sedative Hypnotics 1992).

Unerwünschte Wirkungen. Der überwiegende Teil der Nebenwirkungen von Benzodiazepinen wird dem sedierenden Effekt der Präparate zugeschrieben und ist dosisabhängig.

Die Verschreibung von Benzodiazepinen hat neben der Normalisierung des Schlafes, die damit verbundene Verbesserung der Vigilanz und des Wohlbefindens am Tage zum Ziel. Vor allem bei Präparaten mit langer Wirksamkeit und bei Gabe von höheren Dosierungen (Johnson u. Chernik 1982) sind jedoch *Überhangeffekte* mit Tagessedierung und Einbußen in der Konzentrations-, der Leistungsfähigkeit und im Reaktionsvermögen möglich (Bond u. Lader 1981; Hindmarch 1990 a, b; Lader 1987; Mendelson 1980, 1987 b). Sogar der Schlaf in der 24 h später folgenden Nacht kann beeinflußt werden (Borbély 1986 b). Diese Effekte werden für ein erhöhtes Unfallrisiko beim Führen eines Fahrzeuges verantwortlich gemacht (Betts u. Birtle 1982; Binnie 1983). Obwohl die Einschränkung der Leistungsfähigkeit längere Zeit anhalten, bemerken die Patienten sie nicht immer (Judd et al. 1987) oder nur zu Beginn der Behandlung (Oswald et al. 1979). Der Befund einer v. a. nach kurz wirksamen Benzodiazepinen auftretenden *Angstsymptomatik am Tag* (Adam u. Oswald 1989; Morgan u. Oswald 1982) wird nicht generell bestätigt (Bliwise et al. 1987; Mamelak et al. 1984). Die Berichte über Angstzustände nach Benzodiazepineinnahme könnten im Zusammenhang mit zugrundeliegenden Angststörungen der Patienten stehen. Die Sorge um das Wohl der Patienten verpflichtet den Arzt dennoch, die volle Aufmerksamkeit auf die Präsenz dieses Phänomens zu richten (Task Force on Sedative Hypnotics 1992). Vor allem bei schnell im Zentralnervensystem anflutenden Benzodiazepinen wurden *Einbußen in der Merkfähigkeit und dem Gedächtnis* (Mendelson 1987 b) sowie *Amnesien* (Dorow u. Berenberg 1990; Scharf et al. 1988; Sieb u. Clarenbach 1990) beobachtet. In allen Fällen sind die amnestischen Störungen vorübergehend und verschwinden nach Elimination der Substanz (Task Force on Sedative Hypnotics 1992). Die Kombination mit Alkohol erhöht das Risiko einer Amnesie (Morris u. Estes 1987), der sedierende Effekt kann potenziert und die Tagesleistung stärker beeinträchtigt werden (Willumeit et al. 1984). Besondere Vorsicht verlangt diese Stoffkombination auch aufgrund der erhöhten Toxizität (Chan 1984).

In den Blickpunkt des Interesses ist das kurzwirksame Triazolam geraten. Dosierungen von mehr als 0,5 mg führten zu einer erhöhten Inzidenz von anterograden Amnesien und ungewöhnlichen Verhaltensweisen (Morris u. Estes 1987; Patterson 1987; Shader u. Greenblatt 1983; Schogt u. Cohn 1985; van der Kroef 1979). Dies führte 1990 in Großbritannien zur Empfehlung des Committee on Safety of Medicines, den Triazolamgebrauch zu verbieten (Maczaj 1993). Neuere Reviewartikel über Triazolam äußern übereinstimmned Zweifel an der Aussagekraft, der diesen Empfehlungen zugrundeliegenden Untersuchungen (Jonas 1993; Maczaj 1993; Rothschild 1992). Es gebe nur unzureichende wissenschaftlich gesicherte Hinweise dafür, daß amnestische Effekte bei Triazolam häufiger als bei anderen Benzodiazepinen auftreten (Rothschild 1992). Das Präparat ist auch nach Auffassung der US Food and Drug Administration (FDA) in niedrigen Dosen von 0,125–0,25 mg ein sicheres und effektives Medikament, wenn auch Vorsicht bezüglich möglicher Störungen des Gedächtnisses angeraten wird (Maczaj 1993).

Durch eine *muskelrelaxierende Wirkung* der Benzodiazepine kann es v. a. bei älteren Patienten zur Muskelschwäche, zu Ataxie und damit zu Stürzen bei einem nächtlichen Aufstehen kommen. Auch kann gerade bei älteren Menschen und Patienten mit Lungenerkrankungen oder Schlafapnoen die *atemsuppressive Wirkung* der Benzodiazpine (Dolly u. Block 1982; Cohn 1983; Harvey 1985; Mendelson 1987 b) gefährlich werden. Ebenso sind bei Kindern und älteren Patienten *paradoxe Reaktionen* mit Antriebssteigerung und Erregungszuständen möglich. Selten treten nach Benzodiazepinen Kopfschmerzen, Blutdruckabfälle, Menstruationsstörungen oder eine Abnahme der Libido auf. Wichtige Sonderfälle sind die Wirkungsverlängerung von Benzodiazepinen nach Einnahme des H_2-Blockers Cimetidin, des Tuberkulostatikums Isonikotinsäurehydrazid, nach Valproinsäure oder oralen Kontrazeptiva. Dies ist vor allem bei Benzodiazepinen der Fall, die über aktive Metaboliten abgebaut werden. Eine *verminderte Wirkung* ist durch z. B. Antiepileptika, Antazida und Rauchen möglich. Benzodiazepine vermindern wiederum die Wirkung von z. B. Digoxin, Tetrazyklinen, Phenothiazinen, Kortikosteroiden und Chinidin (Benkert u. Hippius 1986; Klotz 1987; Leutner 1990).

Die größte Gefahr einer nicht bestimmungsgemäßen Benzodiazepineinnahme stellt das *Abhängigskeitspotential* dar. Nach einer mindestens wochenlangen Einnahme können Benzodiazpine in eine Abhängigkeit einmünden. Über eine Toleranzentwicklung sind Suchtentwicklungen mit Dosissteigerung und Entzugssymptomatik beim Absetzen möglich. Umfangreiche Literatur weist auf diese Problematik hin (Laux u. König 1986; NIMH 1984; Owen u. Tyrer 1983; Philipp u. Buller 1986; Pöldinger u. Wider 1985; Poser 1991; Schmidt 1990; Wolf u. Rüther 1984). Es ist noch nicht befriedigend geklärt, in welchem Umfang eine niedrigdosierte Einnahme von Benzodiazepinhypnotika in eine Toleranz einmündet. In einer der wenigen existierenden Langzeitstudien konnte an 97 Schlafgestörten gezeigt werden, daß die subjektive Schlafqualität und Einschlafzeit nach der Einnahme von Lormtetazepam (2 mg) und Nitrazepam (5 mg) über ein halbes Jahr gleich blieb (Oswald et al. 1982). Die Wahrscheinlichkeit physischer Abhängigkeit (Auftreten von Entzugssymptomen nach abruptem Absetzen) ist grundsätzlich nicht sehr hoch, steigt aber in Abhängigkeit von Dosishöhe und v. a. mit zunehmender Therapiedauer an (Task Force on Sedative Hypnotics 1992). Ein Teil der Insomniepatienten verhält sich unter Benzodiazepineinnahme entgegen den therapeutischen Zielen und setzen das Präparat nicht nach wenigen Wochen regelmäßiger Einnahme ab. Sie versuchen z. T. mehrfach ohne ihr Schlafmittel zu schlafen, können dies jedoch nicht und bevorzugen daher die Medikation (psychische Abhängigkeit).

Benzodiazepine habe eine große therapeutische Bereite. *Überdosierungen* sind daher nur in sehr hoher Dosierung oder z. B. in Verbindung mit Alkohol lebensgefährlich (Ashton et al. 1989). Aufgrund der hohen Verschreibungshäufigkeit finden sich dennoch bei ungefähr 40 % aller Intoxikationsversuche (meist in suizidaler Absicht) auch Benzodiazepine, meist in Verbindung mit anderen Substanzen (Proudfoot 1982).

Die *Absetz- oder Reboundinsomnie* beschreibt ein Auftreten von Ein- und Durchschlafstörungen bei abruptem oder zu schnellem Absetzen eines Hypnotikums (s. S. 64). Absetzschlafstörungen werden v. a. nach Benzodiazepineinnahme beobachtet; sie sind bei einer höheren Dosierung (Roehrs et al. 1986) und bei Substanzen mit schneller Elimination (Bixler et al. 1985; Kales et al. 1983 b) stärker ausgeprägt. Patienten, die vor Therapie an einer schweren Schlafstörung litten oder einen guten Therapieeffekt aufwiesen, scheinen mit stärkeren Absetzschlafstörungen zu reagieren (Merlotti et al. 1988). Reboundinsomnien lassen sich gelegentlich durch einen kürzeren zeitlichen Verlauf (Borbély 1986 a) und eine ausgeprägte Intensität der Beschwerden von einem Wiederauftreten der früheren Ein- und Durchschlafstörung abgrenzen. In der Praxis kann diese Unterscheidung allerdings schwierig werden. Die Schlafmittelanamnese hilft dann bei der Diagnosestellung. Durch eine primär niedrige Dosierung der Schlafmittel und ein allmähliches Ausschleichen beim Absetzen der Medikamente läßt sich die Symptomatik lindern, gelegentlich auch verhindern (Roehrs et al. 1992, s. S. 150). Zur Erleichterung von Absetzproblemen bei Benzodiazepinen wird eine Substitution mit sedierenden Antidepressiva (z. B. Amitryptilin, Mianserin oder Doxepin) empfohlen. Unter dieser Zusatzmedikation wurde auch nach längerer Einnahme die Dosierung alle 1–2 Wochen um 25% reduziert, ohne stärkere Absetzprobleme zu verursachen (Steinberg et al. 1984, 1987).

Klinisch bedeutsame unerwünschte Wirkungen von Benzodiazepinhypnotika

- Tagesüberhang (z. B. Schläfrigkeit, psychomotorische Verlangsamung, Konzentrations- und Leistungseinbußen),
- Reboundphänomene (Insomnie, Angst),
- Muskelrelaxation (nächtliche Stürze),
- Atemsuppression (*Cave:* bei Schlafapnoen, Asthma bronchiale),
- Wirkungsverstärkung durch Alkohol,
- paradoxe Reaktionen (v. a. ältere Patienten und Kinder),
- Medikamentenwechselwirkungen,
- Toleranz, Abhängigkeit und Suchtentwicklung.

Wirkdauer als Auswahlkriterium. Die Auswahl eines geeigneten Benzodiazepins wird entscheidend durch dessen Wirkungscharakteristik bestimmt. Unterschiede in der Wirkung entstehen dabei durch die Rezeptoraffinität und die dadurch bestimmte relative Dosis, durch pharmakokinetische Parameter wie Absorption, Verteilungs- und Eliminationsgeschwindigkeit, wirksame Metaboliten sowie pharmakodynamische Aspekte, welche sich z. B. in unerwünschten Wirkungen widerspiegeln. Vor allem pharmakokinetische Eigenschaften bestimmen die für die Auswahl eines Benzodiazepinhypnotikums klinisch wichtige Wirkungsdauer (Tabelle 9.3).

Tabelle 9.3. Wirkungsdauer der Benzodiazepine. (Mod. nach Leutner 1990)

	Kurzwirkend	Mittellangwirkend	Langwirkend,
Wirkstoff	Midazolam Triazolam	Alprazolam Bromazepam Brotizolam Clotiazepam Flunitrazepam Lorazepam Lormetazepam Nitrazepam Oxazepam Temazepam	Chlordiazepoxid Clonazepam Dikaliumchlorazepat Diazepam Flurazepam Ketazolam Medazepam Prazepam
Hypnotikum (z.B.)	Dormicum Halcion	Rohypnol Lendormin Mogadan Noctamid Planum Remestan	Dalmadorm Staurodorm Neu Valium Valiquid
Tranquilizer (z.B.)		Adumbran Lexotanil Praxiten Tafil Tavor Trecalmo	Demetrin Librium Nobrium Tranxilium Valium Valiquid
Vorteile	Rasche Schlafinduktion bei Einschlafstörungen, gute Tagesvigilanz	Sofortwirkung auf Ein- und Durchschlafstörungen	Schlafinduktion und Anxiolyse auch am Folgetag
Nachteile	Betonte Reboundinsomnie und Angst	Mäßige Kumulation und Überhangeffekte	Starke Kumulation und Überhangeffekte

Kurzwirksame und ultrakurzwirksame Benzodiazepine sind indiziert, wenn Einschlafstörungen im Vordergrund stehen und eine volle Leistungsfähigkeit am Tage angestrebt wird. Sie haben gegenüber anderen Benzodiazepinen den Vorteil, weniger Überhangeffekte am nächsten Tag zu verursachen. Dem steht der Nachteil der Rebound-Insomnie (s. S. 64) gegenüber. Auch werden Durchschlafstörugen mit ihnen nicht immer ausreichend behandelt. Nach einer abendlichen Einnahme können Reboundphänomene den Schlaf schon im Verlauf einer Nacht als morgendliches Früherwachen beeinträchtigen (Kales et al. 1983 b).

Langwirksame Benzodiazepine werden v. a. verwendet, wenn über die Behandlung einer Durchschlafstörung hinaus eine Anxiolyse am Tag erwünscht ist. Der medikamentöse Überhang kann die Einsatzfähigkeit des Betroffenen am Tage, z. B. beim Autofahren, einschränken. Nach wiederholter Einnahme ist eine Kumulation möglich, die v. a. älteren Patienten gefährden und mit einer Dosisreduktion beantwortet werden muß.

Mittellang wirksame Benzodiazepine stellen einen Kompromiß bezüglich Nutzen und unerwünschten Wirkungen dar und werden am häufigsten bei Ein- und Durchschlafstörungen, jedoch auch bei Früherwachen eingesetzt.

Anwendungsempfehlungen. Die Behandlung mit Benzodiazepinen verlangt besondere Aufmerksamkeit und sollte sich über die allgemeinen Voraussetzungen zur Pharmakotherapie hinaus an der „5-K-Regel" orientieren:

1. Der Einsatz ist nur bei *klarer Indikation* gerechtfertigt;
2. es sollte die *kleinste mögliche Dosierung* benutzt und
3. über die *kürzest mögliche Behandlungszeit* eingesetzt werden (Borbély 1986 b),
4. die Medikation *keinesfalls abrupt abgesetzt* werden und
5. alle *Kontraindikationen beachtet werden.*

Eine *maximale Behandlungsdauer* von 4 Wochen kann bei täglicher Präparateinnahme als Empfehlung gelten (s. S. 145). Langzeitbehandlungen sind noch am ehesten bei bereits vorhandener Langzeiteinnnahme ohne Wirkungsverlust zu vertreten. Die Therapiedauer ist daher vor Behandlungsbeginn mit dem Patienten zu vereinbaren und die Behandlungsnotwendigkeit in kurzen Abständen zu überprüfen (Richtlinien für Benzodiazepinverordnungen, *Pharmazeutische Zeitung* 1985). Die Weiterführung der Benzodiazepinanwendung sollte nach 2wöchiger (Task Force on Sedative Hypnotics 1992), längstens 4wöchiger Therapie erneut überdacht werden. Eine medikamentöse Neueinstellung auf die tägliche Dauereinnahme eines Benzodiazepins über längere Zeit kann nach heutigem Kenntnisstand nur in Ausnahmefällen empfohlen werden (s. S. 148).

Pragmatische Therapie der Insomnie mit Benzodiazepinhypnotika

1. *Ausschluß von Risikopatienten.* Abhängigkeits- oder Suchtproblematik, Myasthenia gravis, akutes Engwinkelglaukom, Benzodiazepinüberempfindlichkeit, 1. Trimenon der Schwangerschaft.
2. *Voruntersuchungen.* Labor zu Leber- und Nierenfunktion (Beeinträchtigung der Wirkstoffelimination).
3. *Patientenaufklärung.* Zeitlich begrenzte Einnahme, Absetz- und Reboundphänomene, eingeschränkte Verkehrstauglichkeit, Wirkungsverstärkung durch Alkohol.
4. *Präparatewahl.* Vor allem nach Wirkungsdauer: bei Einschlafstörungen kurzwirksame, bei Durchschlafstörungen mittellang wirksame, bei Tagesängsten und Unruhe langwirksame Benzodiazepine.
5. *Einnahmemodus.* Abends ca. 30 min vor dem Zubettgehen, 30 min nach einem nächtlichen Erwachen auch bei kurzwirksamen Präparaten nicht nach 3 Uhr, tägliche Einnahme höchstens höchstens 4 Wochen, ggf. Intervalltherapie.
6. *Regeldosierung.* Niedrigst empfohlene (Gebrauchsinformation) und niedrigst mögliche Dosierung (Wirkung), meist 1–2 Tabletten/Kapseln.
7. *Dosisanpassung nach Arzneimittelwechselwirkungen.* Wirkungsverlängerung oder -verstärkung durch z. B. H2-Blocker, Kontrazeptiva, Valproinsäure, sedierend wirkende Pharmaka, Alkohol. Wirkungsverminderung durch z. B. Antiepileptika, Antazida, Rauchen. Verminderte Wirkung von z. B. Digoxin, Tetrazyklinen, Phenothiazinen, Kortikosteroiden, Chinidin.
8. *Dosisanpassung/Behandlungsabbruch nach Nebenwirkungen.* Vor al-

lem bei Tagesmüdigkeit, Verlangsamung, Leistungseinbußen, Verwirrtheit, Schwindel, Seh- und Sprachstörungen, Amnesie, Blutdruckabfall, Atemdepression, Muskelrelaxation, Ataxie, Gewichtszunahme, Potenz- und Libidoverlust, Menstruationsstörungen, Paradoxphänomene.

9. *Kontrolluntersuchungen.* 2- bis 4wöchige Wiedervorstellung, Befragung nach Wirkung und Nebenwirkungen, routinemäßige Labor-, EKG- oder EEG-Untersuchungen nicht grundsätzlich notwendig.

10. *Besonderheiten.* Keine Kombination mit anderen Benzodiazepinen, Behandlung nicht abrupt beenden sondern ausschleichen. Tägliche Einnahme nach 4 Wochen beenden, Langzeittherapie nur unter Sonderindikation (s. S. 148) und mit Spezialverfahren wie z. B. Intervalltherapie (s. S. 145).

FAZIT *Benzodiazepine sind Hypnotika der ersten Wahl zur Behandlung der Insomnie.*

Benzodiazepinhypnotika gehören zu den am besten untersuchten Substanzen aus dem Bereich der Psychopharmaka; sie zeichnen sich durch eine gute hypnotische Wirksamkeit bei geringer Nebenwirkungsrate und großer therapeutischer Breite aus. Präparate mit kurzer und mittellanger Wirksamkeit erlauben eine gezielte Therapie von Einschlafstörungen und Durchschlafstörungen. Ihr wesentlicher Nachteil besteht im Abhängigkeitspotential. Voraussetzung für die Anwendung ist daher eine zeitlich befristete oder eine in Intervallen durchgeführte Einnahme.

Neue Nichtbenzodiazepinhypnotika

Nichtbenzodiazepine vom Typ der Cyclopyrrolone (Zopiclon) und Imidazopyridine (Zolpidem) sind seit wenigen Jahren als Schlafmittel erhältlich (Hoehns u. Perry 1993; Wadworth u. McTavish 1993; Hajak u. Rüther 1994). Sie sind *Mittel der ersten Wahl* zur Behandlung der Insomnie. Der Wirkmechanismus ist bei diesen Präparaten über eigene Bindungsstellen des Benzodiazepinrezeptorkomplexes vermittelt (Julou et al. 1985; Langer u. Morselli 1988; Trifiletti et al. 1984). Sie werden daher zusammen mit den Benzodiazepinen den Benzodiazepinrezeptoragonisten zugerechnet. Zolpidem und Zopiclon sind kurzwirksame Schlafmittel. Dies beruht zu einem großem Teil auf der schnellen Absorbtion und der kurzen Eliminationshalbwertszeit von 2,5 h (Albin et al. 1988; Thenot et al. 1988) bzw. von 5–6,5 h (Gaillot et al. 1983; Houghton et al. 1985).

Wirkungen. Die *hypnotische* Wirkpotenz des *Zopiclon* ist vergleichbar mit der von Benzodiazepinen wie Flurazepam (Quadens et al. 1983), Flunitrazepam (Wickstrom u. Giercksky 1980), Nitrazepam (Momose 1983), Temazepam (Wheathley 1985) oder Triazolam (Maillard et al. 1984). Schlafgestörte schlafen nach der Einnahme von Zopiclon schneller ein (Elie u. Gagnon 1981) und verlängern ihre Gesamtschlafzeit (Dehlin et al. 1983; Duriez et al. 1979; Jovanovic u. Dreyfuss 1983; Quadens et al. 1983; Mamelak et al. 1983 a), sie wachen seltener auf und empfinden ihren Schlaf als erholsamer (Giercksky u. Wickstrom 1980; Momose 1983).

Bei Gesunden fanden sich verkürzte Einschlaflatenzen und eine verbesserte Schlafqualität (Billiard et al. 1983; Lader u. Denney 1983). Schlafpolygraphisch wurde sowohl ein vermehrter (Billiard et al. 1983; Jovanovic u. Dreyfuss 1983) als auch ein verminderter (Quadens et al. 1983; Mamelak et al. 1983) Tiefschlaf gemessen. Die Analyse des EEG-Powerspektrums bestätigte eine Reduktion langsamer Wellen (Schulz et al. 1991; Trachsel et al. 1990).

Die *schlafanstoßende* Wirkung des *Zolpidems* umfaßt eine verbesserte Einschlafzeit, Gesamtschlafzeit und Schlafqualität sowie reduzierte Wachzeiten (Nicholson et al. 1986, 1988; Oswald et al 1988). Die hypnotische Wirkung entspricht in etwa der von Benzodiazepinen wie Flunitrazepam oder Triazolam (Louvel et al. 1988; Roger et al. 1991). Diese Wirkung blieb bei älteren Patienten sogar bei Absetzen nach einer 3wöchigen Therapie bestehen (Roger et al. 1993). Der REM-Schlaf wird durch Zolpidem nicht signifikant beeinflußt und der Tiefschlafanteil nur wenig reduziert (Lund et al. 1988; Nicholson et al. 1986, 1988; Besset et al. 1989).

Das Wirkprofil der Nichtbenzodiazepinhypnotika ist am ehesten mit dem kurzwirksamen Benzodiazepin Triazolam vergleichbar (Autret et al. 1987; Elie et al. 1990). Die Beeinflussung der Tagesbefindlichkeit durch Sedation oder neurologische Beeinträchtigungen ist geringer als bei längerwirksamen Benzodiazepinen wie z. B. Flurazepam oder Nitrazepam (Agnoli et al. 1989; Bensimon et al. 1988; Klimm et al. 1987; Morselli et al. 1988; Ponciano et al. 1990). Zopiclon zeigte in einer Vergleichsuntersuchung eine vergleichsweise günstigere Beeinflussung der Tagesbefindlichkeit als Flunitrazepam und Triazolam (Hajak et al. 1994 c; Rüther et al. 1992 b).

Unerwünschte Wirkungen. Offene *Langzeituntersuchungen* fanden für Zolpidem im Beobachtungszeitraum von maximal 6 Monaten keine Toleranzentwicklung, Reboundphänomene und Entzugserscheinungen beim Absetzen des Präparates (Schlich et al. 1991). Auch polysomnographisch waren diese möglichen Folgen nicht nachzuweisen (Herrmann et al. 1988). In offenen Studien hielt die hypnotische Wirkung über 8 (Pecknold et al. 1990) bzw. 17 Wochen an (Fleming et al. 1988). Es ist dennoch verfrüht, daraus zu schließen, daß Nichtbenzodiazepinhypnotika keine Adaptation bewirken. Auch die Frage des Abhängigkeitspotentials ist bisher nicht endgültig geklärt (Editorial to Lancet 335 1990; Tyrer 1990). Erste Berichte über selten auftretende Toleranz-, Abhängigkeits- und/oder Absetzsymptome bei Zopiclon (*The Pharmaceutical Journal* 1990, 1991) und Zolpidem (Cavallaro et al. 1992; Bruun 1993; Staedt et al., im Druck) liegen vor. Im Vergleich zu den Benzodiazepinhypnotika existieren allerdings, trotz der seit mehreren Jahren bestehenden Markteinführung, nur Einzelberichte über Abhängigkeiten nach Zolpidem- und Zopicloneinnahme. Eine englische „Monitoringstudie" berichtet von keiner einzigen gesicherten Abhängigkeit nach Verschreibung von Zopiclon an 13 177 Patienten (Inman et al. 1993). Im Vergleich zu kurzwirksamen Benzodiazepinhypnotika wurde in einigen Studien auch eine verminderte Reboundschlafstörung bei Absetzen von Zopiclon beobachtet (Elie et al. 1990; Fleming et al. 1990).

Eine Postmarketingstudie bestätigte dem Zopiclon eine gute Verträglichkeit bei Kurzzeiteinnahme (Allain et al. 1991). Die Nebenwirkungen von Zolpidem und Zopiclon entsprechen weitgehend denen von Benzodiazepinen. Häufiger wurde nach *Zopicloneinnahme* von einem *bitteren Geschmack* und trockenen

Mund berichtet (Anderson 1985 b; Giercksky u. Wickstrom 1980; Palminteri u. Narbonne 1988; Pull et al. 1983; Tamminen 1983; Wickstrom et al. 1983).

Medikamentenwechselwirkungen sind bekannt von Zopiclon mit Metoclopramid, Atropin (O'Toole et al. 1986), Ranitidin (Wilson et al. 1986) und Alkohol (Hindmarch et al. 1990a; Kuitunen et al. 1990). Zolpidem zeigt Wechselwirkungen mit Alkohol, Barbituraten und anderen sedierenden Mitteln wie z. B. Neuroleptika oder Antidepressiva (Banchietti et al. 1988; Harvengt et al. 1988). *Amnestische Störungen,* wie sie vom kurzwirksamen Benzodiazepinhypnotikum Triazolam berichtet wurden, fanden sich bei 20 mg Zolpidem nur in Einzelberichten (Praplan-Pahud et al. 1990) und wurden in anderen Untersuchungen nicht gefunden (Bensimon et al. 1990; Fairweather et al. 1992). *Psychotische Reaktionen* nach Zolpidemeinnahme (Ansseau et al. 1992) dürften seltene Einzelfälle sein.

Anwendungsempfehlungen. In den wenigen Jahren seit Markteinführung wurden Abhängigkeiten bei beiden Substanzen nur in Einzelfällen beobachtet. Mit Vorsicht läßt sich daher vermuten, daß das Abhängigkeitspotential unter dem der meisten Benzodiazepine liegt. Die neuen Nichtbenzodiazepine unterliegen bei der Anwendung dennoch den gleichen Anforderungen wie Benzodiazepine (Task Force on Sedative Hypnotics 1992), v. a. bei der Langzeitanwendung. Die Empfehlung trägt dem Sachverhalt Rechnung, daß sich die klinische Erfahrung mit diesen Präparaten auf eine relativ kurze Zeit beschränkt.

Pragmatische Therapie der Insomnie mit neuen Nichtbenzodiazepinhypnotika (Cyclopyrrolone, Imidazopyridine)

● Die Therapie erfolgt nach den Richtlinien der Benzodiazepinhypnotika (s. S. 163).

FAZIT *Neue Nichtbenzodiazepinhypnotika sind Mittel der ersten Wahl zur Behandlung von Insomnien.*
Zolpidem und Zopiclon sind Benzodiazepinrezeptoragonisten und unterliegen den gleichen Anforderungen bei der Anwendung wie Benzodiazepine. Ihre kurze Halbwertszeit prädestiniert sie für den Einsatz bei Einschlafstörungen und Durchschlafstörungen in der ersten Nachthälfte. Bisher wurden v. a. für Zolpidem kaum Fälle von Abhängigkeit gemeldet. Der Erfahrungszeitraum mit den Präparaten ist allerdings relativ kurz. Unterschiede zu Benzodiazepinen im Nebenwirkungprofil und Abhängigkeitspotential können daher noch nicht endgültig eingeschätzt werden. Daher gelten für sie die gleichen Anwendungsrichtlinien wie für Benzodiazepinhypnotika.

Barbiturate und andere alte Nichtbenzodiazepinhypnotika

Verschiedenste Nichtbenzodiazepinhypnotika waren als klassische Schlafmittel bis zur Einführung der Benzodiazepine weit verbreitet. Dazu gehörten *Barbiturate, Bromsalze und Bromureide, Piperidindione, Chinazolinderivate, Aldehyde und Glykolderivate.* Von der großen Zahl der Präparate ist nur noch ein Teil im Handel (Tabelle 9.4).

Tabelle 9.4. Barbiturate und andere alte Nichtbenzodiazepinhypnotika

Stoffgruppe	Wirkstoff	Präparatenamen (z.B.)
Barbiturate	Barbital, Brallobarbital, Cyclobarbital, Hexobarbital, Methylphenobarbital, Pentobarbital, Secobarbital, Thiopental, Vinylbital	Vesparax, Pentobarbital, Somnupan C, Neodorm, Luminal, Vesparax mite, Trabanal, Speda, Medinox, Resedorm, Repocal
Piperidinione	Pyrithyldion	
Chinazolinderivate	Methaqualon	Normi-Nox
Glykolderivate	Meprobamat	Meprobamat, Urbilat, Visano N
Aldehyde	Paraldehyd	

Die genannten Präparate, v. a. die früher oft eingesetzten Barbiturate, erfahren in zunehmendem Maße Kritik. Dies liegt an z. T. höchst bedrohlichen Eigenschaften, die für den praktischen Gebrauch von Nachteil sind: massive Veränderungen der Schlafabläufe, v. a. des REM-Schlafs, Enzyminduktion mit erheblichen Arzneimittelinteraktionen, hohe Toxizität, Kumulationsgefahr, allergische Reaktionen und eine starke Suchtgefährdung. Bromsalze und Bromureide können einen Bromismus verursachen. Meprobamat wirkt stark muskelerschlaffend (Leutner 1990; Rudolf 1990). Die klinische Anwendung dieser Stoffe wird daher als obsolet angesehen (Lund u. Rüther 1984).

FAZIT *Als Schlafmittel sind Barbiturate, Bromsalze und Bromureide, Piperidindione, Chinazolinderivate, Aldehyde und Glykolderivate nicht zu empfehlen.*

Antidepressiva

Seit Jahren ist bekannt, daß einige *Antidepressiva eine bemerkenswerte sedative Potenz* besitzen (Kielholz 1971). Neuere Monographien unterstreichen den sedierend-dämpfenden Effekt einiger Antidepressiva (Benkert u. Hippius 1986; Riederer et al. 1993). Antidepressiva können daher zur Behandlung von Schlafstörungen verwendet werden. Einen schlafverbessernden Effekt zeigen v. a. *Amitriptylin, Doxepin, Trimipramin und Mianserin* (Tabelle 9.5).

Wirkungen. Nach der Einnahme von Amitriptylin, Doxepin und Trimipramin wurde bei depressiven Patienten eine verbesserte Schlafkontinuität und Schlafqualität festgestellt (Chouinard 1985; Feighner u. Cohn 1985; Kupfer 1982; Scharf et al. 1986; Wiegand et al. 1986). Dies ist sicher nicht nur dem sedierenden Effekt, sondern auch der Behandlung der Grunderkrankung zuzuschreiben, zu deren Kardinalsymptomen Schlafstörungen gehören (Rüther u. Hajak 1992). Der schlafverbessernde Effekt der Antidepressiva ist nicht auf depressive Patienten beschränkt. Nach Amitriptylineinnahme sind ebenfalls *bei Gesunden* die Einschlaflatenzen kürzer und der Tiefschlaf verlängert (Hartmann u. Cravens 1973). Obwohl im klinischen Alltag häufig eine Abnahme der sedierenden Wirkung bei regelmäßiger Einnahme beobachtet wird, kann eine Verlängerung der Schlafdauer nach abendlicher Amitriptylineinnahme über mehr als 2 Monate lang anhalten (Hartmann u. Cravens 1973). Die genannten Daten deuten dennoch auf eine To-

Tabelle 9.5. Sedierende Wirkung einiger Antidepressiva. (Mod. und ergänzt nach Benkert u. Hippius 1986)

	Aktivierend	Vigilanzneutral	Sedierend
Wirkstoff	Desipramin	Clomipramin	Amitriptylin
	Nortriptylin	Dibenzepin	Amitriptylinoxid
	Fluoxetin	Imipramin	Doxepin
	Moclobemid	Melitracen	Trimipramin
		Fluvoxamin	Trazodon
		Maprotilin	Mianserin
		Tranylcypromin	
Präparatenamen (z.B.)	Pertrofan	Anafranil	Saroten
	Nortrilen	Noveril	Laroxyl
	Fluctin	Tofranil	Equilibrin
	Aurorix	Fevarin	Aponal
		Ludiomil	Sinquan
		Parnate	Stangyl
			Thombran
			Tolvin

leranzentwicklung bei Antidepressiva hin. Die hypnotische Wirkung von Antidepressiva *bei Insomnien nicht depressiver Genese* wurde unter wissenschaftlichen Gesichtspunkten bisher nur in wenigen Studien geprüft. Ein therapeutisch meßbarer Effekt auf den Schlaf von Patienten mit primärer Insomnie wurde für Trimipramin gezeigt. Bei freier Dosiswahl durch die Patienten waren hierzu im Durchschnitt deutlich über 100 mg erforderlich (Hohagen et al. 1993). Auch Doxepin zeigte bei Patienten mit chronisch primärer Insomnie in polysomnographischen Untersuchungen gute schlafanstoßende Effekte, und dies bereits in niedriger Dosis von 25 mg (Rodenbeck et al. 1994).

Trizyklische Antidepressiva haben eine relativ lange Halbwertszeit von meist mehr als 20 h. Nach einer Einnahme beim Zubettgehen wirken sie nicht nur schlafverbessernd, sondern noch am folgenden Tag *stimmungsaufhellend, angstlösend und beruhigend*. Vor allem in höherer Dosierung führt dies zum Teil zu erheblichen Überhangeffekten. Ein möglicher, aber nicht gesicherter Vorteil im Vergleich zu Benzodiazepinen ist ein geringerer ausgeprägter atemdepressiver Effekt, der einen Einsatz bei Patienten mit einem Schlafapnoesyndrom ermöglichen soll (Gillin u. Byerly 1990).

Mit Ausnahme von Trimipramin (Settle u. Ayd 1980; Wiegand et al. 1986) *unterdrücken Antidepressiva den Traumschlaf*. Es ist unklar, ob dies langfristig nachteilig für den Patienten sein kann. Nach 3wöchiger Einnahme von 25 mg Doxepin waren bei primärer Insomnie keine Veränderungen des REM-Schlafes mehr nachzuweisen (Rodenbeck et al. 1994).

Unerwünschte Wirkungen. Relativ häufig treten v. a. bei trizyklischen Antidepressiva unerwünschte Wirkungen durch überwiegend *anticholinerg bedingte Effekte* auf (Riederer et al. 1993). Mundtrockenheit, Schwitzen, Miktionsbeschwerden, Obstipation, Sehstörungen und ein feinschlägiger Tremor sind meist nur vorrübergehend vorhanden. Diese Nebenwirkungen müssen vor Therapiebeginn mit dem Patienten besprochen werden, um die zuverlässige Einnahme der Mittel sicherzustellen. Gefährlicher sind Herzrhythmusstörungen, eine Erhöhung des Augeninnendrucks bei Glaukompatienten, epileptische Anfälle und agitierte, paranoide und delirante Syndrome, die v. a. bei höheren Dosierungen vorkommen können. Weiterhin treten Störungen der Leberfunktion, der Libido und Potenz, endokriner Funktionen (Galaktorrhö, Gynäkomastie, Zyklusstörungen), Hautaffektionen (Ausschlag, Juckreiz), eine Gewichtszunahme und Veränderungen des hämatopoetischen Systems (z. B. Agranulozytose) auf (Benkert u. Hippius 1986; Böning 1982; Livingston et al. 1983; Bundesverband der pharmazeutischen Industrie 1991; Fritze u. Laux 1993). Bei Vorliegen schwerer Herz-Kreislauf-Erkrankungen, Epilepsien, Engwinkelglaukom, Störungen der Harnentleerung z. B. bei Prostatahypertrophie, Pylorusstenose und bei Schwangerschaft ist die Verwendung der als Schlafmittel einsetzbaren Antidepressiva kontraindiziert (Benkert u. Hippius 1986). Nicht selten verursachen Antidepressiva *periodische Bewegungen im Schlaf* (s. S. 65) und bewirken dadurch Schlafstörungen (Byerly u. Gillin 1984). Keinerlei wissenschaftlich überprüfte Erfahrungen gibt es zu Langzeitnebenwirkungen sedierender Antidepressiva bei Insomniepatienten. Dies muß sich der Arzt vor Augen führen, der eine Langzeitbehandlung von Schlafgestörten mit diesen Medikamenten plant. Im Fluß ist das Wissen über das Abhängigkeitspotential von Antidepressiva. Absetzeffekte (Dilsave u. Greden 1984) und Meldungen über Mißbrauch der Präparate in Deutschland (Keup 1993) lassen die Folgerung zu, daß Antidepressiva nicht frei von jeglichem Abhängigkeitspotential sind.

Die *Kombination mit anderen psychotropen Substanzen* zur Schlafinduktion (z. B. Neuroleptika) kann die Pharmakokinetik verändern und die Wirkung verstärken. Einige Barbiturate, orale Kontrazeptiva und andere Östrogenpräparate, auch Alkohol und Nikotin können die Wirkung der Antidepressiva vermindern. Alkohol und andere sedierende Substanzen verstärken allerdings auch die sedierende Wirkung. Die Kombination mit anticholinergen Sustanzen, z. B. Anti-Parkinson-Mitteln, kann die erwähnten unerwünschten anticholinergen Begleitwirkungen auslösen und ist daher nicht empfehlenswert. Nur in besonderen Ausnahmefällen ist aufgrund von Wechselwirkungen (Benkert u. Hippius 1986; Helmchen u. Müller-Örlinghausen 1981) die gleichzeitige Einnahme von Antidepressiva mit Antihypertensiva, MAO-Hemmern, Methylphenidat, Antikoagulanzien, Antiarrhythmika vom Chinidintyp und Sympathikomimetika zu tolerieren. Für die Indikation einer Antidepressivatherapie bei Insomnie stellen diese Präparate eine Kontraindikation dar, da gute Ausweichpräparate existieren.

Klinisch bedeutsame unerwünschte Wirkungen von sedierenden Antidepressiva

- Akkomodationsstörungen (Sehstörungen, Mydriasis; *Cave:* Glaukom!),
- allergische Reaktionen,
- Blutbildungsstörungen (v. a. Agranulozytose),
- endokrine Störungen (Galaktorrhö, Menstruationsstörungen, Gynäkomastie, Libido- und Potenzverlust),
- epileptische Anfälle,
- gastrointestinale Störungen (Übelkeit, Völlegefühl, Obstipation bis zum Illeus, Diarrhö),
- Gewichtszunahme,
- Gerinnungsstörungen,
- kardiovaskuläre Störungen (orthostatische Hypotonie, Herzrhythmusstörungen),

- Leberfunktionsstörungen (Ikterus, Erhöhung der Leberwerte),
- Miktionsstörungen (v. a. bei Prostataadenom),
- Speichel- und Schweißsekretionsstörungen (Mundtrockenheit, Schwitzen),
- Tremor,
- Verwirrtheit (Unruhe, Desorientierung bis zum Delir).

Anwendungsempfehlungen. Sedierende Antidepressiva eignen sich v. a. zur Behandlung von *Depressionen mit Schlafbeschwerden* und von *Insomnien mit einer ängstlich-depressiven Begleitsymptomatik* (Hippius u. Rüther 1977). Aus der klinischen Erfahrung heraus ist der Einsatz von Antidepressiva bei Insomnien anderer Ursache möglich, wenn alle Nebenwirkungen und Kontraindikationen beachtet werden. *Nichtdepressive Schlafgestörte* zeigen allerdings eine besondere Empfindlichkeit für die Nebenwirkungen dieser Präparate. Das große Nebenwirkungsspektrum schränkt daher den Einsatz der Antidepressiva ein. Dies betrifft v. a. Nebenwirkungen wie Mundtrockenheit und orthostatische Dysregulation. Antidepressiva bieten sich insbesondere dann als Alternativpräparate zu Benzodiazepinen und neuen Nichtbenzodiazepinhypnotika an, wenn eine Langzeitdauertherapie notwendig ist. Dem Vorteil eines geringen Abhängigkeitspotentials steht allerdings auch der Nachteil eines unzureichend geprüften therapeutischen Effekts und einer bisher nicht nachgewiesenen Langzeitwirkung gegenüber. In jedem Falle erfordert die Therapie mit Antidepressiva vor Behandlungsbeginn und im Verlauf der Therapie eine gründliche internistische und neurologische Untersuchung bzw. Überwachung. Dabei müssen regelmäßig ein Laborstatus erhoben und ein EKG sowie ein EEG erstellt werden (Benkert u. Hippius 1986; König 1993).

Durchschlafstörungen, frühmorgendliches Erwachen und Tagessymptome wie z. B. Angst werden am besten beeinflußt, wenn die Mittel kurz vor dem Zubettegehen eingenommen werden. Niedrige Dosen können bereits 1–2 h vor dem Schlafengehen verabreicht werden, um chronisch schlafgestörte Patienten von ihren abendlichen Spannungsgefühlen und Ängsten zu befreien und das Einschlafen zu erleichtern. Als Zusatzmedikation (Rüther 1986) können Antidepressiva die hypnotisch notwendige Dosis von Benzodiazepinen reduzieren, deren Ausschleichen ermöglichen (Steinberg et al. 1984 a) oder die Einnahmefrequenz reduzieren.

Die optimale Dosierung muß individuell für jeden Patienten ermittelt werden, da eine *erhebliche Reaktionsvarianz* der schlafanstoßenden Wirkung und der Nebenwirkungen besteht. Man beginnt bei Tri- und Tetrazyklika mit einer Testdosis von 10–25 mg. Dann sind Dosissteigerungen bis zu einer antidepressiv wirksamen Dosis möglich. Tritt ein Überhang am nächsten Tag auf, muß die Dosis nicht notwendigerweise reduziert werden. Häufig genügt es, den Einnahmezeitpunkt vorzuverlegen. Die Patienten müssen auf eine möglicherweise gestörte Fahrtauglichkeit aufmerksam gemacht werden. Suizidalen Patienten sollten keine Antidepressiva oder nur die kleinste Packung rezeptiert werden, da trizyklische Antidepressiva bereits in einer Dosierung von 2 g *tödlich* wirken können.

Absetzerscheinungen sind v. a. bei niedriger Dosierung selten. Es können aber Unruhe, Schweißausbrüche, Übelkeit, Erbrechen, Schwindel, Kopf- und Muskelschmerzen und bei Insomniepatienten v. a. Schlafstörungen vorkommen

(Benkert u. Hippius 1986; Dilsaver u. Greden 1984; Garner et al. 1993). Schlagartiges Absetzen langfristig verabreichter Antidepressiva ist daher zu vermeiden. Die Präparate müssen über mehrere Tage ausgeschlichen werden.

Pragmatische Therapie der Insomnie mit sedierenden Antidepressiva

1. *Ausschluß von Risikopatienten.* Schwere Herz-Kreislauf-Erkrankungen, schwere Leber- und Nierenschäden, Epilepsie, Engwinkelglaukom, Störungen der Harnentleerung z. B. bei Prostatahypertrophie, Pylorusstenose, Schwangerschaft, Einnahme von Antihypertensiva, MAO-Hemmer, Methylphenidat, Antikoagulanzien, Antiarrhythmika vom Chinidintyp und Sympathikomimetika.
2. *Voruntersuchungen.* Körperlicher Status, Blutdruck, Puls, Blutbild, Labor der Leber- und Nierenfunktion, EKG, EEG.
3. *Patientenaufklärung.* Häufige Nebenwirkungen (Mundtrockenheit, Schwitzen, Miktionsbeschwerden, Obstipation, Sehstörungen, Tremor, Kreislaufbeschwerden) und gefährliche Nebenwirkungen (Herzrhythmusstörungen, orthostatische Hypotonie, erhöhter Augeninnendruck, Harnverhalt, Veränderungen des hämatopoetischen Systems, z. B. Agranulozytose), eingeschränkte Verkehrstauglichkeit durch Überhang der Wirkung, Wirkungsverstärkung durch Alkohol, regelmäßige Kontrolluntersuchungen.
4. *Präparatewahl.* Freie Auswahl bei vermutlich ähnlich schlafanstoßender Wirkung, fehlende REM- Schlafsuppression durch Trimipramin.
5. *Einnahmemodus.* Abends ca. 30 min vor dem Zubettgehen, als „Abendtranquilizer" zur Schlafvorbereitung 1–2 h vor dem Zubettgehen. Keine Einnahme nach nächtlichem Erwachen wegen Gefahr eines Überhangs.
6. *Regeldosierung.* Testdosis 10–25 mg, in den folgenden Nächten individuelle Dosisanpassung nach Wirkung und Nebenwirkungen, bei unzureichender Wirkung in Schritten von 25 mg steigern bis zum gewünschten Effekt bei tolerablen Nebenwirkungen.
7. *Dosisanpassung nach Arzneimittelwechselwirkungen.* Wirkungsverstärkung durch z. B. sedierend wirkende Pharmaka und Alkohol. Wirkungsverminderung durch z. B. Phenobarbital, orale Kontrazeptiva und andere Östrogenpräparate, auch durch Nikotin. Verstärkte Nebenwirkungen durch anticholinerge Substanzen wie z. B. Antiparkinsonmittel.
8. *Dosisanpassung/Behandlungsabbruch nach Nebenwirkungen.* Mundtrockenheit, Schwitzen, Miktionsbeschwerden, Obstipation, Sehstörungen und feinschlägiger Tremor sind meist nur vorübergehend vorhanden. Gefährlicher sind Herzrhythmusstörungen, eine Erhöhung des Augeninnendruckes, epileptische Anfälle und agitierte, paranoide und delirante Syndrome, v. a. bei höherer Dosierung. Weiterhin treten Störungen der Leberfunktion, der Libido und Potenz, endokriner Funktionen (Galaktorrhö, Gynäkomastie, Zyklusstörungen), Hautaffektionen (Ausschlag, Juckreiz), eine Gewichtszunahme und Verände-

rungen des hämatopoetischen Systems (z. B. Agranulozytose) auf.

9. *Kontrolluntersuchungen.* 2- bis 4wöchige Wiedervorstellung, Befragung nach Wirkung und Nebenwirkungen, Blutdruck, Puls, Blutbild und Leberwerte in den ersten 3 Monaten 14tägig, dann monatlich, Nierenwerte, EKG und EEG alle 3 Monate, danach alle Untersuchungen vierteljährlich.

10. *Besonderheiten.* Die Indikation zur Langzeittherapie bei Insomniepatienten hat keine wissenschaftlich abgesicherte Grundlage.

FAZIT *Sedierende Antidepressiva bieten sich bei aufmerksamer Berücksichtigung ihrer Nebenwirkungen bei einigen Patienten als Alternative zu klassischen Schlafmitteln in der Insomniebehandlung an.*
Antidepressiva haben den bedeutsamen Vorteil eines äußerst geringen Abhängigkeitspotentials. Der hypnotische Effekt sedierender Antidepressiva scheint geringer als der von Benzodiazepinen zu sein, das Nebenwirkungsspektrum ist ungleich höher. Direkte Vergleichsuntersuchungen der Präparate mit Benzodiazepinen fehlen. Die wissenschaftliche Datenlage zu Langzeitwirkung und Langzeitnebenwirkungen bei Insomniepatienten ist unzureichend. Es ist daher nicht möglich, Antidepressiva als gleichwertige Präparate zur Behandlung der Insomnie neben Benzodiazepin- und neue Nichtbenzodiazepinhypnotika zu stellen. Die Anwendung bedarf einer sorgfältigen Überwachung der Patienten und systematischer Vor- und Verlaufsuntersuchungen.

Neuroleptika

Ein großer Teil der Neuroleptika wirkt sedierend und schlafanstoßend. Phenothiazinderivate haben i. allg. eine stärkere hypnotische Wirkung als stark antipsychotisch wirkende Mittel, z. B. aus der Gruppe der Butyrophenone.

Im komplexen Wirkprofil der Neuroleptika ist die hypnotisch-sedierende Komponente entscheidend für die Funktion als Schlafmittel. Die sedierende Wirkung eines Präparates ist dabei in etwa gegenläufig zu seiner antipsychotischen Wirkung (Benkert u. Hippius 1986; Riederer et al. 1992). Psychotische Patienten mit Insomnien verbessern ihren Schlaf auch bei Einnahme hochpotenter Neuroleptika. Zur Behandlung des Zielsymptoms Ein- und Durchschlafstörungen werden allerdings v. a. niederpotente Präparate wie *Levomepromazin, Thioridazin, Promethazin, Pipamperon oder Melperon* verwendet (Tabelle 9.6).

Wirkungen. Die Wirkung von Neuroleptika bei chronischen Schlafstörungen ist bisher *wissenschaftlich unzureichend geprüft.* Insbesondere wurde eine schlafanstoßende Wirkung bei nichtpsychotischen Insomniepatienten nie für längere Behandlungszeiträume nachgewiesen. Anwendungsempfehlungen beruhen auf der klinischen Erfahrung einzelner Autoren, die zumeist über Therapieerfolge bei älteren Patienten berichten (Finke 1976; Malsch 1987). Die Präparate werden gern bei älteren Patienten eingesetzt, da Komplikationen durch kardiovaskuläre Nebenwirkungen wie z. B. bei Antidepressiva weitgehend fehlen und Benzodiazepine vielfach kontraindiziert sind. Eine besondere Rolle spielt Clozapin. Dieses aty-

Tabelle 9.6. Sedierende Wirkung einiger Neuroleptika

	Wenig sedierend, stark antipsychotisch	Ausgeglichen sedierend, und antipsychotisch	Stark sedierend schwach antipsychotisch
Wirkstoff	Benperidol	Chlorpromazin	Promazin
	Trifluperidol	Prothipendyl	Levomepromazin
	Butyrylperazin	Triflupromazin	Chlorprothixen
	Trifluoperazin	Periciacin	Thioridazin
	Fluphenazin	Perazin	Promethazin
	Haloperidol	Perphenazin	Pipamperon
		Reserpin	Melperon
		Clozapin	
Präparatenamen (z.B.)	Glianimon	Megaphen	Protactyl
	Triperidol	Dominal	Neurocil
	Jatroneural	Psyquil	Taractan
	Dapotum	Aolept	Truxal
	Lyogen	Taxilan	Melleril
	Haldol	Decentan	Atosil
	Haloperidol	Leponex	Dipiperon
			Eunerpan

pische Neuroleptikum hat bereits in niedriger Dosierung gute schlafanstoßende Effekte. Es ist allerdings aufgrund schwerwiegender unerwünschter Wirkungen (Blutbildveränderungen) ein Mittel der zweiten Wahl bei Insomnien im Rahmen einer Psychose und für andere Insomnieformen nicht geeignet.

Unerwünschte Wirkungen. Neuroleptika haben wie Antidepressiva *eine hohe Nebenwirkungsrate* (Riederer et al. 1992). Es finden sich anticholinerge Begleiterscheinungen, extrapyramidalmotorische Bewegungsstörungen, blutdrucksenkende und hämatologische Begleiteffekte und die Gefahr, mit ihnen Spätdyskinesien auszulösen (Benkert u. Hippius 1986; Lund u. Rüther 1984; Hinterhuber u. Haring 1992). Die Deutsche Arbeitsgemeinschaft für Neuropsychopharmakologie und Pharmakopsychiatrie (1985) empfiehlt daher reiflich zu erwägen, ob eine neuroleptische Behandlung, verbunden mit dem Risiko einer Spätdyskinesie, bei Schlafstörungen gerechtfertigt erscheint. Werden Schlafgestörte mit Neuroleptika behandelt, müssen regelmäßig Kontrolluntersuchungen durchgeführt werden (Benkert u. Hippius 1986; König 1992; s. unten: „Pragmatische Therapie...“). Neuroleptika weisen allerdings eine große therapeutische Breite auf, Vergiftungen mit tödlichem Ausgang sind daher selten (Hinterhuber u. Haring 1992). Gewöhnungseffekte sind durch Neuroleptika zumeist auch nicht zu erwarten, und hier liegt ein wesentlicher Vorteil dieser Präparate. Ein – wenn auch verschwindend geringes – Mißbrauchspotential besteht allerdings (Keup 1993).

Klinisch bedeutsame unerwünschte Wirkungen von niederpotenten Neuroleptika

- Akkomodationsstörungen (Sehstörungen, Mydriasis, *Cave:* Glaukom!),
- allergische Reaktionen,
- Blutbildungsstörungen (Leukopenie, Leukozytose, auch Agranulozytose),
- Depression,

- endokrine Störungen (Galaktorrhö, Menstruationsstörungen, Gynäkomastie, Libido- und Potenzverlust),
- epileptische Anfälle,
- extrapyramidalmotorische Nebenwirkungen (bei niederpotenten Neuroleptika überwiegend in höherer Dosierung Frühdyskinesien, Parkinsonoid, Akathisie und Spätdyskinesien),
- gastrointestinale Störungen (Obstipation bis zum Illeus),
- Gewichtszunahme,
- Gerinnungsstörungen,
- Hautaffektionen (Exantheme, Ödeme, Photosensibilisierung),
- kardiovaskuläre Störungen (orthostatische Hypotonie),
- Leberfunktionsstörungen (meist unspezifische Erhöhung der Leberwerte, Cholestase),
- Miktionsstörungen (v. a. bei Prostataadenom),
- ophtalmologische Störungen (Pigmentablagerungen),
- Speichel- und Schweißsekretionsstörungen (Mundtrockenheit, auch vermehrter Speichelfluß, Schwitzen),
- Temperaturveränderungen (Senkung und Anstieg möglich),
- Verwirrtheit (Unruhe, Desorientierung bis zum Delir).

Anwendungsempfehlungen. Neuroleptika werden v. a. bei Schlafstörungen im Zusammenhang mit floriden *Psychosen* (z. B. Schizophrenien), für Insomnien bei *psychotischen Residualzuständen* und bei Patienten mit *Kontraindikationen für Benzodiazepine* eingesetzt. Dazu gehören auch Patienten, bei denen eine Medikamenten- oder Genußmittelabhängigkeit bestand oder eine Abhängigkeitsentwicklung befürchtet wird, mehrfach Behandlungsversuche mit anderen Schlafmitteln vorausgegangen sind oder die Risikofaktoren für andere schlaffördernde Präparate wie z. B. Antidepressiva aufweisen. Eine häufig genutzte Indikation besteht bei *älteren Schlafgestörten,* deren Risiko, an Spädyskinesien zu erkranken, aufgrund des höheren Alters abnimmt. Die wissenschaftliche Grundlage für die Verwendung von Neuroleptika als Schlafmittel bei Insomnien nicht psychotischer Ursache ist dürftig. Dieser Sachverhalt und das kritische Verhältnis von hypnotischer Wirkung zu unerwünschten Wirkungen schränken die Behandlungsindikation auf die oben genannten Sondersituationen ein.

Pragmatische Therapie der Insomnie mit niederpotenten Neuroleptika

1. *Ausschluß von Risikopatienten.* Schwere Herz-Kreislauf-Erkrankungen, Blutbildveränderungen, Epilepsie, Engwinkelglaukom, Störungen der Harnentleerung z. B. bei Prostatahypertrophie, Pylorusstenose, Schwangerschaft, organische Hirnschädigung.
2. *Voruntersuchungen.* Körperlicher Status, Blutdruck, Puls, Blutbild, Labor zu Leber- und Nierenfunktion, EKG, EEG.
3. *Patientenaufklärung.* Häufige Nebenwirkungen (Mundtrockenheit, Schwitzen, Miktionsbeschwerden, Obstipation, Sehstörungen, Tremor, Kreislaufbeschwerden) und gefährliche Nebenwirkungen (Herzrhythmusstörungen, orthostatische Hypotonie, erhöhter Augeninnendruck,

Harnverhalt, Veränderungen des hämatopoetischen Systems, z. B. Agranulozytose), eingeschränkte Verkehrstauglichkeit durch Überhang der Wirkung, Wirkungsverstärkung durch Alkohol, regelmäßige Kontrolluntersuchungen.

4. *Präparatewahl.* Freie Auswahl bei vermutlich ähnlich schlafanstoßender Wirkung.
5. *Einnahmemodus.* Abends ca. 30 min vor dem Zubettgehen, als Abendtranquilizer zur Schlafvorbereitung 1–2 h vor dem Zubettgehen. Keine Einnahme nach nächtlichem Erwachen wegen Gefahr eines Überhangs.
6. *Regeldosierung.* Testdosis 10–25 mg, in den folgenden Nächten individuelle Dosisanpassung nach Wirkung und Nebenwirkungen, bei unzureichender Wirkung in Schritten von 25 mg steigern bis zu gewünschtem therapeutischen Effekt bei tolerablen Nebenwirkungen.
7. *Dosisanpassung nach Arzneimittelwechselwirkungen.* Wirkungsverstärkung durch z. B. sedierend wirkende Pharmaka und Alkohol. Verstärkte Nebenwirkungen durch anticholinerge Substanzen wie z. B. Antidepressiva.
8. *Dosisanpassung/Behandlungsabbruch nach Nebenwirkungen.* Mundtrockenheit, Schwitzen, Miktionsbeschwerden, Obstipation, Sehstörungen sind meist nur vorübergehend vorhanden. Gefährlicher sind arterielle Hypotonien, eine Erhöhung des Augeninnendruckes und epileptische Anfälle. Weiterhin treten Störungen der Leberfunktion, der Libido und Potenz, endokriner Funktionen (Galaktorrhö, Gynäkomastie, Zyklusstörungen), Hautaffektionen (Ausschlag, Juckreiz), eine Gewichtszunahme und Veränderungen des hämatopoetischen Systems (z. B. Agranulozytose) auf.
9. *Kontrolluntersuchungen.* 2- bis 4wöchige Wiedervorstellung, Befragung nach Wirkung und Nebenwirkungen, in den ersten 3 Monaten wöchentlich Blutbild , Blutdruck und Puls 14tägig, danach einmal im Monat, Leberwerte monatlich, Nierenwerte, EKG und EEG alle 3 Monate, danach alle Untersuchungen vierteljährlich.
10. *Besonderheiten.* Die Indikation zur Langzeittherapie bei Insomniepatienten hat keine wissenschaftlich abgesicherte Grundlage.

FAZIT *Neuroleptika bieten sich als Mittel der zweiten Wahl zur Behandlung von Insomnien an.*
Neuroleptika stellen v. a. für ältere Insomniepatienten und Patienten mit Abhängigkeitsvorgeschichte eine Behandlungsalternative dar. Sie haben den entscheidenden Vorteil eines nahezu fehlenden Mißbrauchspotentials auch bei Langzeiteinnahme. Für nichtpsychotische Patienten sind nur die niederpotenten Neuroleptika als Schlafmittel geeignet. Ein weites Nebenwirkungsspektrum und schwer reversible (z. B. Spätdyskinesien) oder gefährliche Nebenwirkungen (z. B. Agranulozytose) schränken die Anwendung für nichtpsychotische Insomniepatienten erheblich ein. Insbesondere ältere Schlafgestörte profitieren von der im Vergleich zu Benzodiazepinen geringen Muskelrelaxation und der im Vergleich zu Antidepressiva geringeren kardialen Nebenwirkungsrate. Ihr Risiko, bei Langzeittherapien

an Spädyskinesien zu erkranken, ist niedriger als bei jungen Insomniepatienten. Die Anwendung bedarf systematischer Vor- und Verlaufsuntersuchungen der Patienten.

Alkoholderivate

Das Alkoholderivat Chloralhydrat ist ein halogenierter Kohlenwasserstoff, der seine *sedierende Wirkung* relativ schnell, d. h. innerhalb von 30 min ausbildet. Aus Chloralhydrat wird durch das Enzym Alkoholdehydrogenase der eigentlich wirksame Metabolit Trichlorethanol gebildet (Seyffart 1983), welcher eine relativ kurze Wirkdauer hat. Daneben entsteht als Metabolit auch Trichloressigsäure, die eine Halbwertszeit von 4 Tagen hat (Byerley u. Gillin 1984) und bei wiederholter Anwendung im Organismus akkumulieren kann (Forth 1989).

Wirkungen. Chloralhydrat wirkt *leicht sedierend*. Eine mittellange Wirkdauer von etwa 6 h verhindert einen klinisch relevanten Überhang. Eine signifikante Verbesserung der Schlafparameter von Schlafgestörten ist wissenschaftlich nur unzureichend gesichert (Institute of Medicine 1979). Auch ist der Wirkungsverlauf bei Einnahme über mehr als eine Woche nicht bekannt.

Unerwünschte Wirkungen. Von Nachteil ist die *geringe therapeutische Breite*. Etwa 5–10 g können letal wirken. Chloralhydrat und Alkohol können sich in ihrer Wirkung verstärken; beides gleichzeitig einzunehmen, ist daher streng kontraindiziert. Der Metabolit Trichloressigsäure verdrängt orale Antikoagulanzien und orale Antidiabetika von ihren Proteinbindungsstellen und kann v. a. bei Akkumulation Blutungen und Hypoglykämien auslösen. Chloralhydrat reizt die Magenschleimhaut und kann Übelkeit auslösen; es wird über die Lungen abgeatmet und verursacht daher Mundgeruch. Gelegentlich treten allergische Reaktionen, Verwirrtheitszustände und Halluzinationen auf (Rudolph 1990). Besonders gefährdet sind ältere Menschen (Kramer 1967). Wegen *direkter Organtoxizität* ist Chloralhydrat bei Leber-, Herz- und Nierenerkrankungen (Byerley u. Gillin 1984) und Magen-Darm-Erkrankungen kontraindiziert. Das Präparat besitzt ein Abhängigkeitspotential; Abhängigkeiten sind allerdings nicht sehr häufig. Nach längerem Gebrauch treten Absetzerscheinungen auf.

Anwendungsempfehlungen. Chloralhydrat ist bei *chronischen Insomnien selten sinnvoll einzusetzen*. Eine auf mehrere Tage befristete Einnahme kann bei leichten Einschlafstörungen indiziert sein. Vorraussetzung dafür ist eine enge Kontrolle des Patienten, z. B. während eines stationären Aufenthalts. Dies gilt insbesondere für suizidale Patienten, denen keine größeren Mengen des Präparates ausgehändigt werden dürfen. Die kontrollierte Anwendung in niedrigen Dosen wird bei älteren Patienten als Mittel der zweiten Wahl empfohlen. Die Verträglichkeit ist bei diesen Patienten im Vergleich zu anderen Mitteln mit sedierender Wirkung relativ gut (Moran et al. 1988).

Antihistaminika

Die z. T. freie Verfügbarkeit von Antihistaminika auf dem Markt haben zu einem häufigen Gebrauch dieser Präparate geführt. Verbreitet sind als Schlafmittel v. a. *Diphenhydramin, Hydroxin, Doxylamin und Promethazin.* Die Anflutungsdauer der Präparate bis zum maximalen Plasmaspiegel ist 2–3 h, eine *sedierende Wirkung tritt daher verzögert* ein. Die Wirkdauer kann als mittellang geschätzt werden, da die Halbwertszeiten für Diphenhydramin etwa zwischen 3 und 9 h liegen, für Hydroxin zwischen 7 und 20 h und für Doxylamin und Promethazin bei etwa 12 h (Friedman u. Greenblatt 1985; Paton u. Webster 1985).

Wirkungen. Die Einnahme von H_1-Antagonisten bewirkt eine *Sedation* (Nicholson 1983; Passalacqua et al. 1993). Ihre schlafanstoßende Potenz ist gering und liegt deutlich unter der von Benzodiazepinen (Rüther et al. 1992; Spiegel u. Allen 1984). Der Wirkungseintritt der Antihistaminika kann verzögert sein (Rüther et al. 1992). Klinische Studien konnten eine verkürzte abendliche Einschlafzeit (Roehrs et al. 1984) und eine subjektiv verbesserte Schlafqualität nach Einnahme von Diphenhydramin (Rickels et al. 1983) und Doxylamin (Rickels et al. 1984) nachweisen. Dieser Effekt blieb während einer einwöchigen Studienphase erhalten. Bei längerem Gebrauch werden klinisch häufig Adaptationseffekte und damit ein Wirkungsverlust beobachtet. Antihistaminika können allerdings selbst bei geringer schlafanstoßender Wirkung die Wachheit und Leistungsfähigkeit am Tage nach vorhergehender nächtlicher Einnahme vermindern (Nicholson et al. 1985). Dies ließ sich in Untersuchungen an gesunden Probanden nicht generell bestätigen (Borbély u. Youmbi-Balderer 1988). Am Tage eingenommen, sank die Einschlafzeit in Einschlafexperimenten allerdings in erheblichem Maße (Roth et al. 1987). Polysomnographische Untersuchungen zur Veränderung objektiver Schlafparameter bei Insomniepatienten und Langzeitstudien des therapeutischen Effekts von Antihistaminika auf den Schlaf im Verlauf mehrerer Tage oder Wochen fehlen.

Unerwünschte Wirkungen. Die meisten Antihistaminika besitzen *anticholinerge Eigenschaften.* Unerwünschte Nebenwirkungen sind z. B. Mundtrockenheit, Obstipation und Miktionsbeschwerden (Benkert u. Hippius 1986). Eine Kombination mit anderen anticholinerg wirkenden Schlafmitteln (Antidepressiva, Neuroleptika) ist daher nicht zu empfehlen.

Anwendungsempfehlungen. Patienten mit *leichten, nichtchronifizierten Schlafstörungen* können von einer auf wenige Wochen befristeten Einnahme oder im Rahmen einer Intervalleinnahme von der sedierenden Wirkung der Antihistaminika profitieren. Die Präparate eignen sich, bei einer Einnahme etwa 1–3 h vor dem Schlafengehen, auch zur schlafvorbereitenden Entspannung der Patienten. Eine kritische Indikationsstellung ist bei geriatrischen Patienten erforderlich, da diese ein erhöhtes Risiko für die Entwicklung eines Delirs aufweisen (Moran et al. 1988).

Clomethiazol

Clomethiazol ist ein synthetisches Thiazolderivat, welches überwiegend zur Behandlung deliranter Zustände, wie des Alkoholdelirs, eingesetzt wird. Es hat eine *ausgeprägt sedativ-hypnotische Wirkung* und wird daher auch zur Behandlung mittelschwerer bis schwerer Ein- und Durchschlafstörungen verwendet.

Wirkungen. Clomethiazol hat den Vorteil einer *raschen hypnotischen Wirkung* und schnellen Elimination. Dies vermeidet einen Überhang am nächsten Morgen. Clomethiazol wird daher gern bei älteren Patienten mit nächtlichen Verwirrtheitszuständen eingesetzt.

Unerwünschte Wirkungen. Clomethiazol besitzt ein *ausgeprägtes Abhängigkeitspotential* (Exton-Smith u. McLean 1979); es schränkt die tägliche Einnahme auf wenige Tage ein und rechtfertigt die Empfehlung, das Präparat nur im stationären Bereich einzusetzen.

Die Substanz kann eine *Hypersekretion, Atemdepression und hypotone Blutdruckreaktionen* auslösen. Seltene Nebenwirkungen sind Exantheme, Nies- und Hustenreiz sowie Magenbeschwerden (Benkert u. Hippius 1986). Bei gleichzeitiger Einnahme sedierender Substanzen, v. a. Tranquilizer, Hypnotika, Neuroleptika und Alkohol, kann eine Wirkungsverstärkung auftreten. Große Vorsicht ist bei Lungenerkrankungen geboten. Patienten mit einer Abhängigkeit in der Vorgeschichte dürfen kein Clomethiazol als Schlafmittel erhalten.

Anwendungsempfehlungen. Die Verwendung des Präparates sollte primär auf die Behandlung von *Schlafstörungen im Rahmen akuter deliranter Zustände* beschränkt bleiben. Der Einsatz von Clomethiazol bei anderen Insomnieformen ist nur in besonderen Ausnahmefällen gerechtfertigt. Eine Ausnahme stellen *hartnäckige Schlafstörungen bei geriatrischen Patienten* dar (Benkert u. Hippius 1986). Zahlreiche psychiatrische Kliniken haben gute Erfahrungen mit der Substanz bei therapieresistenter Umkehr des Tag-Nacht-Rhythmus und nächtlichen Verwirrtheits-, Erregungs- und Unruhezuständen gemacht.

Zur Behebung von Schlafstörungen darf Clomethiazol allenfalls kurzfristig (in der Regel maximal über eine Woche), in möglichst geringen Dosen und nur unter enger ärztlicher Kontrolle angewendet werden. Die Dosierung muß flexibel nach dem jeweiligen klinischen Befund erfolgen (Benkert u. Hippius 1986). Clomethiazol ist daher ein potentes Schlafmittel der zweiten Wahl für den stationären Einsatz.

Pragmatische Therapie der Insomnie mit Clomethiazol

1. *Ausschluß von Risikopatienten.* Ambulante Patienten, Abhängigkeit in der Vorgeschichte, schwere Lungenerkrankung.
2. *Voruntersuchungen.* Keine spezifischen Voruntersuchungen erforderlich.
3. *Patientenaufklärung.* Soweit möglich (da häufig bei älteren dementen Patienten verwendet) auf Abhängigkeitspotential hinweisen.

4. *Präparatewahl.* Als Mixtur älteren Patienten gut zuführbar, sonst als Kapseln oder höher dosierte Tabletten erhältlich.
5. *Einnahmemodus.* Abends ca. 30 min vor dem Zubettgehen. Einnahme nach nächtlichem Erwachen bis etwa 2 Uhr möglich.
6. *Regeldosierung.* 200 mg (1 Kps.), bei starker nächtlicher Unruhe 400 mg, in den folgenden Nächten individuelle Dosisanpassung nach Wirkung und Nebenwirkungen, bei unzureichender Wirkung in Schritten von 100 mg steigern bis zum gewünschten therapeutischen Effekt bei tolerablen Nebenwirkungen.
7. *Dosisanpassung nach Arzneimittelwechselwirkungen.* Wirkungsverstärkung durch z. B. sedierend wirkende Pharmaka und Alkohol.
8. *Dosisanpassung/Behandlungsabbruch nach Nebenwirkungen.* Klinisch bedeutsam sind Hypersekretion, Atemdepression und hypotone Blutdruckreaktionen. Seltene Nebenwirkungen sind Exantheme, Nies- und Hustenreiz sowie Magenbeschwerden.
9. *Kontrolluntersuchungen.* Keine spezifischen Untersuchungen erforderlich.
10. *Besonderheiten.* Keine Langzeittherapie wegen hohen Abhängigkeitspotentials.

FAZIT *Alkoholderivate, Antihistaminika und Clomethiazol sind Schlafmittel für Sonderindikationen.*
Chloralhydrat eignet sich für den kurzzeitigen stationären Einsatz bei leichten bis mittelschweren Einschlafstörungen. Antihistaminika werden zeitlich begrenzt für leicht Schlafgestörte eingesetzt, ein anhaltender Therapieeffekt ist nicht zu erwarten. Clomethiazol ist hochwirksam und wird im stationären Bereich v. a. bei älteren Schlafgestörten mit Tag-Nacht-Umkehr eingesetzt. Eine ambulante Verschreibung ist nicht zu empfehlen.

Naturpräparate

Pflanzliche Substanzen werden seit Jahrhunderten bei Schlafstörungen angewendet. In der Schweizer Bevölkerung benutzen immerhin 19,5% derjenigen, die Schlafprobleme haben, Naturpräparate, während nur 8,2% eigentliche Schlafmittel zu sich nehmen (Borbély 1984 a). In der allgemeinärztlichen Praxis werden neben *Valeriana officinalis (Baldrian)* und deren Derivaten *(Valepotriate)* gern Zubereitungen mit *Humulus lupulus (Hopfen), Passiflora (Passionsblume), Mellissa officialis (Mellisse)* und *Extractum kava (Kawain)* eingesetzt. Ein Naturmittel ist auch Alkohol. 19% der Patienten einer deutschen Schlafambulanz (Nedopil und Rüther 1984; Steinberg 1989) und 5,7% der Schlafgestörten in der Schweiz setzen ihn zur Selbstmedikation ein (Borbély 1984 a).

Wirkungen. Pflanzlichen Sedativa wird eine *milde sedierende und stimmungsaufhellende Wirkung* zugeschrieben (Schimmel 1985). Eine schlafanstoßende Wirkung wurde in Humanversuchen bisher schlafpolygraphisch nicht ausreichend gesichert. Baldrianextrakte wirkten im Vergleich zu Placebo subjektiv signifikant besser auf Ein- und Durchschlafstörungen und Unruhe (Schimmel 1985). In placebokontrollierten Doppelblindstudien konnte für Baldrianzubereitungen eine hypnotische Wirkung auf subjektive Schlafparameter bestätigt werden (Balderer u. Borbély 1985; Leathwood et al. 1982), doch ließ sich diese Wirkung schlafpolygraphisch nicht objektivieren (Balderer u. Borbély 1985). Die Kombination von Hopfen mit Baldrian verbesserte allerdings Hirnstromparameter während des Schlafes (Müller-Limroth 1977). Einige Naturpräparate werden in Alkohollösungen angeboten, was einen Teil der Wirkung ausmachen könnte. Pflanzliche Präparate sollen zudem weder die Verkehrstüchtigkeit beeinträchtigen noch die Wirkung von Sedativa oder Alkohol verstärken (Mutschler 1986). In einer amerikanischen Untersuchung zeigten allerdings frei verkäufliche („over the counter = OTC") Präparate nicht nur einen deutlich geringeren schlafanstoßenden Effekt als Benzodiazepine, sondern auch eine erhöhte Sedierung am Morgen (Balter u. Uhlenhut 1991).

Unerwünschte Wirkungen. Dem Nachteil einer geringen schlafanstoßenden Wirkung der Naturpräparate steht der Vorteil einer *praktisch fehlenden Toxizität* gegenüber. Seltene Nebenwirkungen von Baldrianpräparaten sind gastrointestinale Beschwerden und Hautreaktionen (Grossmann 1979). Gewarnt werden muß allerdings vor sog. pflanzlichen Präparaten, die zusätzlich Barbiturate, bromhaltige Substanzen und andere „toxische" Substanzen enthalten. Vorsicht ist auch bei der Anwendung alkoholischer Zubereitungen dieser Präparate geboten (Rüther et al. 1992).

Einmaliger *Alkoholgenuß* kann, obwohl er eine schlaffördernde Wirkung hat (Lumley et al. 1987; Williams et al. 1983), die Schlafkontinuität stören und den Traumablauf und die Schlaftiefe verringern (Mendelson 1987a; Pokorny 1978; Roth 1985). Vor allem sind Patienten mit Atemfunktionsstörungen oder Hypnotikaeinnahme (Mendelson 1980) gefährdet. *Alkoholabhängigkeit* bewirkt nahezu immer eine Ein- und Durchschlafstörung (ASDC 1979; Mendelson 1987 a; Pokorny 1978). Eine Verstärkung der Symptomatik tritt im Entzug auf (Muraoka et al. 1987; Mendelson 1987 a; Pokorny 1978). Häufig persistiert die gestörte Schlaffähigkeit über Monate (Mossberg et al. 1985; Mendelson 1987 a; Othmer et al. 1982; Pokorny 1978). Alkohol ist deshalb als Schlafmittel ärztlicherseits nicht zu empfehlen. Einige Patienten profitieren dennoch von einem abendlichem Glas Wein oder Bier. Es liegt im Ermessensspielraum des Arztes, dies zuzulassen. Die häufig praktizierte Kombination von Alkohol mit Schlafmitteln ist dagegen generell kontraindiziert.

Anwendungsempfehlungen. Pflanzliche Sedativa haben ihr Einsatzgebiet bei *leichten Schlafstörungen,* die noch zu keiner Beeinträchtigung der Tagesbefindlichkeit geführt haben. Vielfach können Patienten mit ausgeprägter Suggestibilität von pflanzlichen Sedativa profitieren, v. a. wenn die abendliche Einnahme eines Medikaments ritualisiert wurde, der Arzt jedoch keine Indikation für ein stärkeres Schlafmittel sieht oder Nebenwirkungen fürchtet. Gerade bei älteren Patienten ist diese Verschreibungspraxis verbreitet.

FAZIT *Naturpräparate haben praktisch keine Nebenwirkungen.*
Es handelt sich hierbei nicht um Placebosubstanzen; ihr Einsatz bei leichten Schlafstörungen ist daher durchaus zu empfehlen.

■ Neue Präparatentwicklungen

Körpereigene Schlafsubstanzen

Endogene Schlaffaktoren sind körpereigene Substanzen, die im Wachzustand im Körper produziert werden und einen physiologischen Schlaf erzeugen können (Parkes 1985). Es sind im Gehirn vorkommende Polypeptide, Muramylpeptide und Prostaglandine, die bisher experimentell auf eine Wirksamkeit als Hypnotoxin geprüft wurden (Borbély u. Tobler 1989; Drucker-Colin 1981; Mendelson et al. 1983).

In tierexperimentellen Versuchen wurden nach der Applikation kleiner Dosen sedierende oder schlafanstoßende Wirkungen beobachtet, z. B. für vaso-intestinales Polypeptid, Cholezystokinin Octapeptid (Mansbach u. Lorenz 1983; Rojas-Ramirez 1982), Arginin, Vasotocin (Mendelson et al. 1980; Normanton u. Gent 1983), β-Endorphin (King 1981), Prostaglandin D$_2$ (Hayaishi 1988; Ueno et al. 1982), Pappenheimer-Faktor S (Pappenheimer 1982; Krueger et al. 1980), aber auch für Interleukin-1, Interferone u. ä. Substanzen (Krueger et al. 1984; Tobler et al. 1984). Untersuchungen zur Wirksamkeit beim Menschen fehlen. Ebenso besteht weitgehend Unklarheit über geeignete Applikationswege und toxische Eigenschaften. Eine therapeutische Anwendung der meisten endogenen Schlaffaktoren beim Menschen ist daher noch nicht möglich.

Am Menschen wurde bisher einzig das „delta sleep inducing peptide" (DSIP) therapeutisch eingesetzt. DSIP wurde bei verschiedenen Tierarten erfolgreich getestet, wobei die somnogene Wirkung nicht von allen Autoren bestätigt werden konnte (Borbély u. Tobler 1989; Parkes 1985). Bei Gesunden wurden geringe schlafverbessernde Effekte beschrieben (Schneider-Helmert u. Schoenenberger 1983). Die intravenöse Kurzzeitapplikation verbesserte zum Teil polysomnographische, nicht jedoch subjektive Schlafparameter von Insomniepatienten (Bes et al. 1992). Therapeutische Erfolge bei chronischen Ein- und Durchschlafstörungen wurden nach wiederholter i. v.-Gabe berichtet (Schneider-Helmert 1988). Dies konnten andere Arbeitsgruppen jedoch nicht bestätigen (Monti et al. 1987). Die Beurteilung dieser Befunde ist aufgrund der vorliegenden Veröffentlichungen schwierig, da eine unspezifische Wirkung des therapeutischen Settings nicht ausgeschlossen werden kann (Borbély 1986 a).

Trotz vielversprechender Ansatzpunkte ist im Hinblick auf die widersprüchlichen Befunde und die wenig bekannten unerwünschten Wirkungen eine therapeutische Anwendung von DSIP beim Menschen nicht zu empfehlen.

Serotoninantagonisten

Im Entwicklungsstadium befinden sich *antagonistisch auf Serotoninrezeptoren wirkende Substanzen*. Eine Vermehrung des Tiefschlafs beim Menschen wurde für Seganserin (Dijk et al. 1989) und Ritanserin (Clarenbach et al. 1986; Idzikowski et al. 1986, 1987, 1991) beschrieben. Es ist allerdings noch unklar, ob die Substanzen physiologische Schlafmechanismen aktivieren und welche unerwünschten Wirkungen nach längerdauernder Einnahme auftreten. Der klinische Einsatz von Serotoninantagonisten als Schlafmittel ist daher z. Z. nicht empfehlenswert.

Präkursorsubstanzen

Der *Stoffwechselvorläufer* des Serotonin ist L-Tryptophan; es wurde mehrere Jahre als z. T. frei erhältliches Schlafmittel eingesetzt (Hajak et al. 1993 c). Behandlungsgrundlage war die serotoninerge Theorie der Schlafregulation (Jouvet 1984). Seit die serotoninerge Theorie der Schlafregulation immer mehr Kritik erfährt, ist der Wirkungsmechanismus des Präparates nicht mehr gesichert. Melatoninvermittelte Mechanismen wurden als ein schlafanstoßendes Moment vermutet (Hajak et al. 1991). Die hypnotische Potenz des Mittels ist gering. Nahezu alle Studien konnten jedoch eine Verkürzung der Einschlaflatenz messen und berichteten über eine teilweise gute Wirksamkeit bei chronisch Schlafgestörten (Hartmann u. Greenwald 1984; Körner et al. 1986; Schneider-Helmert u. Spinweber 1986; George et al. 1989). L-Tryptophan wurde bei leichten Schlafstörungen angewendet und bei Patienten, bei denen Präparate mit akuten Nebenwirkungen kontraindiziert waren. Aufgrund von Verunreinigungen bei der Herstellung kam es zu toxischen Effekten (MMWR 1989), weshalb Präparate mit diesem Wirkstoff längere Zeit aus dem Handel genommen wurden.

Melatonin

Melatonin wird im Organismus aus der Aminosäure L-Tryptophan gebildet und in einem vom Tageslicht mitbeeinflußten zirkadianen Rhythmus (Brainard et al. 1988) von der Pinealdrüse sezerniert (Arendt 1985; Reiter 1986). Der Melatoninplasmaspiegel ist bei psychiatrischen Erkrankungen wie z. B. Depressionen, jedoch auch bei Patienten mit chronischer Insomnie erniedrigt (Hajak et al. eingereicht; Rodenbeck et al. 1994).

Eine Reihe von Untersuchungen konnten beim Tier (Mirmian u. Pevet 1986) und beim Menschen eine schlafinduzierende Wirkung feststellen. Exogen zugeführtes Melatonin bewirkt Phasenverschiebungen des Schlafes (Lewy et al. 1992), Schläfrigkeit am Tage (Liebermann et al. 1984) und in der Nacht (Arendt et al. 1984, 1985) und verkürzt die Einschlaflatenz (Vollrath et al. 1981; Waldhauser et al. 1990), was jedoch nicht in allen Untersuchungen signifikant war (James et al. 1987; Lewy et al. 1980; Nickelsen et al. 1989). Melatonin beeinflußt auch die Phasenlage zirkadianer Rhythmen (Arendt et al. 1988), verbessert die Schlafqualität bei Patienten mit Schlaf-Wach-Rhythmusstörungen (Sack et al. 1987) und stabilisiert den Schlaf nach einer Zeitzonenverschiebungen infolge von Transkontinentalreisen (Arendt 1986; Arendt u. Aldhous 1988; Petrie et al. 1989, 1993). In vorläufigen Studienveröffentlichungen konnte exogen zugeführtes Melatonin die Schlafdauer bei chronischen Insomniepatienten verbessern (MacFarlane et al. 1991) und die Einschlafbeschwerden älterer Menschen lindern (Haimov et al. 1993).

Trotz der vielversprechenden Daten ist das Wissen über die geeignete Dosierung und den optimalen Applikationsweg unzureichend. Während z. B. nach 1,7 mg intranasal verabreichtem Melatonin eine Sedierung eintrat (Vollrath et al. 1981), wurde nach 1200 mg oral eingenommenem Melatonin eine verminderte Schlafdauer beobachtet (Carman et al. 1976). Darüber hinaus konnten orale Dosen von 1 mg und 5 mg keine Verbesserung von Einschlaflatenz und Schlafdauer bei Patienten mit Ein- und Durchschlafstörungen bewirken (James et. al. 1990). Wenn Melatonin auch eine der interessantesten Neuentwicklungen im Bereich der Schlafmittel darstellt, ist hinsichtlich seiner Nebenwirkungen und Langzeiteffekte nur wenig bekannt. Es bedarf daher weiterer Prüfungen, bevor es der Routineanwendung zur Verfügung stehen kann. Ein Bezug ist in Deutschland nur über Auslandsapotheken möglich.

FAZIT *Neue Präparatentwicklungen konnten noch keine Revolution in der Insomniebehandlung bewirken.*
Ihr schlafanstoßendes Potential ist geringer als das klassischer Schlafmittel. Vielversprechend scheint sowohl der Einsatz von Melatonin als auch von Präparaten mit sekundärer Erhöhung des Melatoninplasmaspiegels (z. B. Antidepressiva) v. a. bei Insomnien infolge von Verschiebungen des Schlaf-Wach-Rhythmus zu sein.

Das Wissen über die Hintergründe und die Behandlungsmöglichkeiten von Ein- und Durchschlafstörungen hat sich in den letzten 10 Jahren vervielfacht. Es wurde deutlich, daß die Schlafstörungen ein komplexes, interdisziplinäres Problem darstellen. Aus diesem Grunde verlangt die Beschäftigung mit der Thematik vom Arzt erhebliche Flexibilität und die Bereitschaft zur persönlichen Entwicklung. Die lebendige Diskussion über die Verschreibung von Schlafmitteln und zahlreiche Kongreß- und Fortbildungsveranstaltungen zeigen, daß im Verständnis dieser Erkrankungen ein Wandel einzutreten scheint. Einen Beitrag hierzu sollte dieses Buch darstellen.

Abegg A, Wettstein A (1993) Lichttherapie von Verhaltensstörungen als Folge gestörter zirkadianer Rhythmen bei dementiellen Alterspatienten-Schwierigkeiten der praktisch-klinischen Anwendbarkeit. Schweiz Arch Neurol Psychiatr 144/1: 63–80

Adam K (1984) Are poor sleepers changed into good sleepers by hypnotic drugs? In: Hindmarch J, Ott H, Roth T (eds) Sleep, benzodiazepines and performance. Springer, Berlin Heidelberg New York Tokyo, pp 44–55

Adam K, Oswald I (1989) Can a rapidly-eliminated hypnotic cause daytime anxiety? Pharmacopsychiatry 22: 115–119

Adam K, Tomeny M, Oswald I (1986) Physiological and psychological differences between good and poor sleepers. J Psychiatr Res 20: 301–316

Agarwal A (1982) Enuresis. Acad Fam Pract (May): 203–207

Agnew H, Webb WB, Williams RL (1966) The first night effect: an EEG study on sleep. Psychophysiology 2: 263

Agnew H, Webb WB, Williams RL (1967) Sleep patterns in late middle aged males: an EEG study. Electroencephalogr Clin Neurophysiol 23: 168–171

Agnoli A, Manna V, Martucci N (1989) Double-blind study on the hypnotic and antianxiety effects of zopiclone compared with nitrazepam in the treatment of insomnia. Int J Clin Pharmacol Res 10/4: 277–281

Akiskal HS (1983) Diagnosis and classification of affective disorders: new insights from clinical and laboratory approaches. Psychiatr Dev 2: 123–160

Akiskal HS, Lemmi H, Dickson H, King D, Yerevanian B, Valkenburg C van (1984) Chronic depression: Part 2. Sleep EEG differentiation of primary dysthymic disorders from anxious depression. J Affective Disord 6: 287–295

Akpinar S (1985) Restless legs syndrome treatment with dopaminergic drugs. Clin Neuropharmacol 10: 69–79

Albin H, Vincon G, Vincon J, Hermann P, Thiercelin JF (1988) Study of pharmacokinetics of Zolpidem in healthy volunteers after repeated administration: effect on antipyrine clearance. In: Sauvanet JP, Langer SZ, Morselli PL (eds) Imidazopyridines in sleep disorders. Raven, New York (L.E.R.S. monograph series, vol 6, pp 369–370)

Aldrich MS (1993) Insomnia in neurological diseases. J Psychosom Res 37/1: 3–11

Allain H, Delahaye Ch, Le Coz F Blin P, Decombe R, Martinet JP (1991) Post-marketing surveillance of zopiclone in insomnia: analysis of 20,513 cases. Sleep 14/5: 408–413

Allen RP, Kaplan PW, Buchholz DW, Walters JK (1990) Double-blind, placebo controlled comparison of propoxyphene and carbidopa/levodopa for treatment of periodic limb movements in sleep. Sleep Res 20: 199

Allen SR, Stähelin HB, Seiler WO, Spiegel R (1983) EEG and sleep in aged hospitalized patients with senile dementia: 24-h recordings. Experientia 39: 249–255

Allen SR, Seiler WO, Stähelin HB, Spiegel R (1987) Seventy-two hour polygraphic and behavioral recordings of wakefulness and sleep in a hospital geriatric unit: Comparison between demented and non demented patients. Sleep 10/2: 143–159

American Medical Association (1984) Guide to better sleep. Random House, New York

American Psychiatric Association (APA) (1987) Diagnostisches und statistisches Manual psychischer Störungen (DSM-III-R). Deutsche Bearbeitung und Einführung von Wittchen H-U, Saß H, Zaudig M, Köhler K. Beltz, Weinheim, S 363–382

American Psychiatric Association (APA) (1994) Diagnostic and statistical manual of mental disorders, 4th edn.DSM-IV, Washington/DC

American Sleep Disorders Association (ASDA) (1990) The international classification of sleep disorders: diagnostic and coding manual. Allen , Lawrence

American Throracic Society (1989) Indications and standards for cardiopneumonary sleep studies. Am Rev Respir Dis 139: 559–568

Ancoli-Israel S, Kripke DF, Mason W, Messin S (1981) Comparisons of sleep recordings and polysomnogramms in older adults with sleep disorders. Sleep 4: 283–291

Anderson AA (1985) Zopiclone and nitrazepam: a multicentre placebo controlled comparative study of efficacy and tolerance in insomniac patients in general practice. In: 1st Int Conf: Recent advances in drug treatment in psychiatry. Montreaux, Oct 6–11

Andreas S, Hajak G, Breska v. B, Rüther E, Kreuzer H (1992) Changes in heart rate during obstructive sleep apnea. Eur Respir J 5: 853–857

Angersbach D, Knauth P, Loskant H et al. (1980) A retrospective study comparing complaints and diseases in day and shift workers. Arch Occup Environ Health 45: 127–140

Angst J, Vollrath M, Koch R, Dobler-Mikola A (1989) The Zürich study. VII. Insomnia: Symptoms, classification, prevalence. Eur Arch Psychiatry Neurol Sci 238: 285–293

Ansseau M, Pitchot W, Hansenne M, Gonzalez-Moreno A (1992) Psychotic reactions to zolpidem, Lancet 339: 809

Anton-Tay F (1974) Melatonin: effects on brain function. Adv Biochem Psychopharmacol 11: 315–324

APA s. American Psychiatric Association

Arbeitsgemeinschaft für Neuropsychopharmakologie und Pharmakopsychiatrie AGNP (1985) Spätdyskinesien nach Neuroleptikagabe. Dtsch Ärztebl 23: 1787

Arendt J (1985) Mammalian pineal rhythms. Pineal Res Rev 3: 161–213

Arendt J, Aldhous M (1988) Further evaluation of the treatment of jet lag by melatonin: A double blind crossover study. Annu Rev Chronopharmacol 5: 53–55

Arendt J, Borbély AA, Franey C, Wright J (1984) The effects of chronic, small doses of melatonin given in the late afternoon on fatigue in man: a preliminary study. Neurosci Lett 45: 317–321

Arendt J, Bojkowski C, Folkard S et al. (1985) Some effects of melatonin and the control of its secretion im humans. Ciba Found Symp 117: 266–283

Arendt J, Aldhous M, Marks V (1986) Alleviation of jet leg by melatonin: preliminary results of controlled double blind trial. Br Med J 292: 1170

Arendt J, Aldhous M, Wright J (1988) Synchronization of a disturbed sleep-wake cycle in a blind man by melatonin treatment. Lancet I:772–773

Ascher LM, Turner RM (1979) Paradoxical intention and insomnia: an experimental investigation. Behav Res Ther 17: 408–411

Ascher LM,Turner RM(1980) A comparison of two methods for the administration of paradoxical intention. Behav Res Ther 18: 121–126

ASDA s. American Sleep Disorders Association

ASDC s. Association of Sleep Disorders Centers

Ashton H, Golding JF (1989) Tranquillizers: prevalence, predictors and possible consequences. Data from a large United Kingdom survey. Br J Addict 84: 541–546

Association of Sleep Disorders Centers (ASDC) (1979) Diagnostic classification of sleep and arousal disorders. Sleep 2: 1–137

Autret E, Maillard F, Autret A (1987) Comparison of the clinical hypnotic effects of zopiclone and triazolam. Eur J Clin Pharmacol 31: 621–623

Baekeland F, Hoy P (1971) Reported vs. recorded sleep characteristics. Arch Gen Psychiatry 24: 548–551

Baekland F, Koulack E, Lasky R (1968) Effects of a stressful presleep experience on electroencephalographic-recorded sleep. Psychophysiology 4: 463–443

Balderer G, Borbély AA (1985) Effect of valerian on human sleep. Psychopharmacology 87: 406–409

Ballinger C (1976) Subjective sleep disturbance at the menopause. J Psychosom Res 20: 509–513

Balter MB, Uhlenhut EH (1991) The beneficial and adverse effects of hypnotics. J Clin Psychiatry 52 [Suppl]: 16–23

Bandelow B, Rüther E (1992) Die medikamentöse Therapie von Angstsyndromen. Deutsche Apotheker-Zeitung 132/11: 501–507

Bandelow B, Sievert K, Röthemeyer M, Hajak G, Rüther E (in press) Current treatments for panic disorder and agoraphobia in the view of the patient. Eur Arch Gen Psychiatry Neurol Sci

Basler K, Largo RH, Molinari L (1980) Die Entwicklung des Schlafverhaltens in den ersten fünf Lebensjahren. Helv Paediatr Acta 35: 211–223

Beaumaster EJ, Knowles JB, MacLean AW (1978) The sleep of skydivers: A study of stress. Psychophysiology 15: 209–213

Becker PM, Jamirson AO, Brown WD (1993) Insomnia. Use of a 'decision tree' to assess and treat. Postgrad Med 93: 66–70

Beckmann H (1985) Behandlung von Schlafstörungen in der Praxis. Therapiewoche 35: 5542–5552

Beckmann H, Hippius H (1976) Gebrauch und Mißbrauch von Schlafmitteln aus der Sicht des Psychiaters. Internist 17/5: 245–252

Benca RM, Obermeyer WH, Thisted RA, Gillin JC (1992) Sleep and psychiatric disorders: a meta-analysis. Arch Gen Psychiatry 49: 651–668

Benkert O, Hippius H (1986) Psychiatrische Pharmakotherapie, 4. Aufl. Springer, Berlin Heidelberg New York Tokyo

Bensimon G, Warot D, Foret J, Thiercelin JF, Barthelet G, Simon P (1988) Residual effects of hypnotics: comparative study of Zolpidem and flunitrazepam versus placebo. In: Sauvanet JP, Langer SZ, Morselli PL (eds) Imidazopyridines in sleep disorders. Raven, New York, (L.E.R: S. monograph series, vol 6, p 374)

Bensimon G, Foret J, Warst D, Lacomblez C, Thiercelin JF, Simon P (1990) Daytime wakefulness following a bedtime oral dose of zolpidem 20 mg, flunitrazepam 2mg and placebo. Br J Clin Pharmacol 30: 463–469

Berger M (1987) REM-Schlaf und cholinerges System bei depressiven Erkrankungen. In: Hippius H, Rüther E, Schmauß H (Hrsg) Schlaf-Wach-Funktion. Springer, Berlin Heidelberg New York Tokyo, S 181–190

Berger M, Steiger A (1992) Schlaf bei psychiatrischen Erkrankungen. In: Berger M (Hrsg) Handbuch des normalen und gestörten Schlafs. Springer, Berlin Heidelberg New York Tokyo, S 140–165

Berger M, Fleckenstein P, Riemann D, Müller WE (1990) Experimental approaches for testing the cholinergic-norcholinergic imbalance hypothesis of affective disorders. In: Bunney WE, Hippius H, Laakmann G, Schmauß M (eds) Neuropsychopharmacology. Springer, Berlin Heidelberg New York Tokyo, pp 208–220

Berlin RM (1985) Psychotherapeutic treatment of chronic insomnia. Am J Psychother 39/1: 68–74

Berman TM, Nino-Murcia G, Roehrs T (1990) Sleep disorders. Take them seriously. Patient Case 23: 85–113

Bertelson AD, Masch JK (1986) MMPI characteristics among different types of insomnia. Sleep Res 15: 90

Berti LA, Hoffmann SO (1990) Psychogene und psychoreaktive Störungen des Schlafes. Vorkommen, Typen, Ursachen und Therapie. Nervenarzt 61/1: 16–27

Bes F, Hofman W, Schuur J, Van Boxel C (1992) Effects of delta sleep-inducing peptide on sleep of chronic insomniac patients. Pharmacopsychiatry 26: 193–197

Besset A et al. (1989) Effect of Zolpidem on waking and sleeping in the poor sleeper. Polygraphic and psychometric study. In: Insomnie et imidazopyridines, Symposium international, Paris 27. April 1989. Excerpta Medica, pp 231–232

Betts TA, Birtle J (1982) Effects of two hypnotic drugs on actual driving performance next morning. Br Med J 285: 852

Beutler LE, Thornby JI, Karacan I (1978) Psychological variables in the diagnosis of insomnia. In: Williams RL, Karacan I (eds) Sleep disorders of diagnosis and treatment, 2nd ed. Wiley, New York, pp 61–100

Bianchétti G, Dubruc C, Thiercelin JF, Bercoff E, Bouchet JL, Emirian JP, Galperine I, Lambert D, Vandel B, Thebault JJ (1988) Clinical pharmacokinetics of Zolpidem in various physiological and pathological conditions. In: Sauvanet JP, Langer SZ, Morselli PL (eds) Imidazopyridines in sleep disorders. Raven, New York (L.E. R. S. monograph series, vol 6, pp 155–163)

Billiard M, Besset A, Passouant P (1981) The place of sleep disorder centers in the evaluation and treatment of chronic insomniacs. Int J Neurol 15: 56–61

Billiard M, Besset A, De Lustrac C, Brissaud L (1983) Dose-response effects of zopiclone on night sleep and on night-time and daytime functioning. In: 4th Int Congress Sleep Res (APSS), Bologna, July 18–22

Binnie CD (1994) Sleep and epilepsy. In: Cooper R (ed) Sleep. Chapman & Hall, London, pp 467–487

Binnie GA (1983) Psychotropic drugs and accidents in general practice. Br Med J 287: 1349–1350

Bixler EO, Kales A, Leo LA, Slye EC (1973) A comparison of subjective estimates and objective sleep laboratory findings in insomniac patients. Sleep Res 2: 143

Bixler EO, Kales A, Brubaker BH, Kales JD (1987) Adverse reactions to benzodiazepine hypnotics: Spontaneous reporting system. Pharmacology 35: 286–300

Bixler EO, Kales A, Soldatos CR, Kales J, Healy S (1979) Prevalence of sleep disorders: a survey of the Los Angeles metropolitan area. Am J Psychiatry 136: 1257–1262

Bixler EO, Kales J, Kales A, Jacoby JA, Soldatos CR (1985) Rebound insomnia and elemination half-life: assessment of individual subject response. J Clin Pharmacol 25/2: 115–124

Blankstein KR, Flett GL, Watson MS, Koledin MS (1990) Test anxiety, self-evaluative worry, and sleep disturbance in college students. J Anx Res 3: 193–204

Bliwise DL, Seidel WF, Cohen SA, Bliwise NG, Dement WC (1987) Profile of mood states (POMS) changes during long term use of triazolam. Sleep Res 16: 77

Bond A, Lader M (1981) After-effects of sleeping drugs. In: Wheatley D (ed) Psychopharmacology of sleep. Raven, New York, pp 177–197

Böning J (1982) Zentralmotorische und extrapyramidale Nebenwirkungen unter Therapie mit Antidepressiva. Fortschr Neurol Psychiatr 50: 35–47

Bonnet MH (1984) The restoration of performance following sleep deprivation in geriatric normal and insomniac subjects. Sleep Res 13: 188

Bonnet MH, Arand DL (1990) The use of tirazolam in older patients with periodic leg movements, fragmented sleep, and daytime sleepiness. J Gerontol 45: 139–144

Bonnet MH, Webb WB (1976) Effect of two experimental sets on sleep structure. Percept Mot Skills 42: 343–350

Bonnet MH, Mitler M, Gillin JC et al. (1986) Triazolam, sleep satiation, and nocturnal work shift sleepness and performance. Sleep Res 15: 28

Bootzin RR (1972) A stimulus control treatment for insomnia. Proceedings of the American Psychological Association, Honululu, Hawaii, Sept 1–9, pp 395–396

Bootzin RR, Engle-Friedman M (1981) The assessment of insomnia. Behav Assess 3: 107–126

Bootzin RR, Nicassio PM (1978) Behavioral treatments for insomnia. Prog Behav Med 6: 1–45

Bootzin RR, Engle-Friedman M, Hazelwood L (1983) Insomnia. In: Lewinsohn PM, Teri L (eds) Clinical geropsychology: New directions in assessment and treatment. Pergamon, New York, pp 81–115

Bootzin RR, Epstein D, Wood JM (1991) Stimulus control instructions. In: Hauri P (ed) Case studies in insomnia. Plenum, New York, pp 19–28

Borbély AA (1984 a) Das Geheimnis des Schlafs. dtv, München

Borbély AA (1984 b) Schlafgewohnheiten, Schlafqualität und Schlafmittelkonsum der Schweizer Bevölkerung. Ergebnisse einer Representativumfrage. Schweiz Ärztezeitung 34: 1606–1613

Borbély AA (1984 c) Sleep regulation: outline of a model and its implications for depression. In: Experimental Brain Research, Vol 8. Springer, Berlin Heidelberg New York Tokyo

Borbély AA (1986 a) Schlafmittel und Schlaf. Übersicht und therapeutische Richtlinien. Ther Umsch 43: 509–516

Borbély AA (1986 b) Benzodiazepinhypnotika: Wirkungen und Nachwirkungen von Einzeldosen. In: Hippius H, Engel RR, Laakmann G (Hrsg) Benzodiazepine. Rückblick und Ausblick. Springer, Berlin Heidelberg New York,Tokyo, S 96–100

Borbély AA, Tobler I (1989) Endogenous sleep-promoting substances and sleep regulation. Physiol Rev 69: 605–670

Borbély AA, Youmbi-Balderer G (1988) Effect of diphenhydramine on subjective sleep parameters and on motor activity during bedtime. Int J Clin Pharmacol Ther Toxicol 26/8: 392–396

Borbély AA, Baumann F, Brandeis D, Strauch I, Lehmann D (1981) Sleep-deprivation: effect on sleep stages and EEG power density in man. Electroencephal Clin Neurophysiol 51: 483–493

Borbély AA, Loepfe M, Mattmann P, Tobler I (1983) Midazolam and triazolam: hypnotic action and residual effects after a single bedtime dose. Arzneimittelforschung 33: 1500–1502

Borbély AA, Mattmann P, Loepfe M, Strauch I, Lehmann D (1985) Effekt of benzodiazepine hypnotics on all-night sleep EEG spectra. Hum Neurobiol 4: 189–194

Borkovec TD (1982) Insomnia. J Consult Clin Psychol 50: 880–895

Borkovec TD, Lane TW, VanOot PH (1981) Short Report: Phenomenology of sleep among insomniacs and good sleepers: Wakefulness experience when cortically asleep. J Abnorm Psychol 90/6: 607–609

Borson AJ (1991) Short-term psychotherapy for chronic insomnia. In: Hauri PJ (ed) Case studies in insomnia. Plenum, New York, pp 103–114

Bradley TD, McNicholas WT, Rutherford R, Popkin J, Zamel N, Phillipson EA (1986) Clinical and physiologic heterogenity of the central sleep apnea syndrome. Am Rev Respir Dis 134: 217–221

Brainard GC, Lewy AJ, Menaker M, Fredrikson RG, Miller LS, Wellber RG, Caryone V, Hudson D (1988) Dose-response relationship between light irridance and the suppression of plasma mealtonin in human volunteers. Brain Res 454: 212–218

Brismar K, Hylander B, Eliasson K, Rossner S, Wetterberg L (1988) Melatonin secretion related to side effects of beta-blockers from the central nervous system. Acta Med Scand 223: 525–530

Brodeur C, Montplaisir J, Marinier R, Godbout R (1987) Treatment of RLS and PMS with L-dopa: A double blind controlled study. Sleep Res 16: 314

Brooks JO III, Friedman L, Bliwise DL, Yesavage JA (1993) Use of the wrist actigraph to study insomnia in older adults. Sleep 16/2: 151–155

Broughton RJ (1968) Sleep disorders: Disorders of arousal? Science 159: 1070–1078

Broughton RJ (1989) Ambulant home monitoring of sleep and its disorders. In: Kryger MH, Roth T, Dement WC (eds) Principles and practice of sleep medicine. Saunders, Philadelphia, pp 696–701

Broughton RJ (1991) Phasic and dynamic aspects of sleep: a symposium review and synthesis. In: Terzano MG, Halàsz P, Declerck AC (eds) Phasic events and dynamic organization of sleep, Raven, New York, pp 185–206

Bruun TG (1993) Misbrugspotentiale under brug og abstinespsykose efter behandling med sovemidlet zolpidem (Stilnoct). Ugeskr Laeger 155/35: 2711–2713

Bundesausschuß der Ärzte und Krankenkassen (1993) Verordnung von Arzneimittel in der vertragsärztliche Verordnung (Arzneimittel-Richtlinien/AMR) vom 09.03.93

Burgess RC (1992) Portable sleep screening systems. J Clin Neurophysiol 9/1: 154–159

Buysse DJ, Reynolds CF (1990) Insomnia. In: Thorpy MJ (ed) Handbook of sleep disorders. Dekker, New York Basel, pp 375–433

Buysse DJ, Reynolds CF, Monk TH, Berman SR, Kupfer DJ (1989) Sleep Quality Index: A new instrument for psychiatric practice and research. Psychiatry Res 28: 193–213

Byerley B, Gillin JC (1984) Diagnosis and management of insomnia. Psychiatr Clin North Am 7: 773–789

Calverley PMA, Brezinova V, Douglas NJ, Catterall JR, Flenley DC (1982) The effect of oxygenation on sleep quality in chronic bronchitis and emphysema. Am Rev Respir Dis 126: 206–210

Cameron OG, Thyer BA (1985) Treatment of pavor nocturnus with alprazolam. J Clin Psychol 46: 504

Campbell SS, Dawson D, Anderson MW (1993) Alleviation of sleep maintenance insomnia with timed exposure to bright light. J Am Geriatr Soc 41: 829–836

Carman JS, Post RM, Buswell R, Goodwin FK (1976) Negative effects of melatonin on depression. Am J Psychiatry 133: 1181–1186

Carskadon MA, Dement WC (1989) Normal human sleep: an overview. In: Kryger MH, Roth T, Dement WC (eds) Principles and practice of sleep medicine. Saunders, Philadelphia, pp 3–113

Carskadon MA, Dement WC, Mitler MM, Guilleminault C, Zarcone VP, Spiegel R (1976) Selfreports versus sleep laboratory findings in 122 drug-free subjects with complaints of chronic insomnia. Am J Psychiatry 133: 1382–1388

Carskadon MA, Harvey K, Duke P, Anders TF, Litt IF, Dement WC (1980) Pubertal changes in daytime sleepiness. Sleep 2/4: 456–460

Carskadon MA, Brown E, Dement WC (1982) Sleep fragmentation in the elderly: relationship to daytime sleep tendency. Neurobiol Aging 3: 321–327

Carskadon MA, Dement WC, Mitler MM, Roth T, Westbrook PR, Keenan S (1986) Guidelines for the multiple sleep latency test (MSLT): a standard measure of sleepiness. Sleep 9: 519–524

Cartwright R (1983) Rapid eye movement sleep characteristics during and after mood-disturbing events. Arch Gen Psychiatry 40: 197–201

Cartwright RS, Wood E (1991) Adjustment disorders of sleep: the sleep effects of a major stressful event and its resolution. Psychiatry Res 39: 199–209

Cashman MA, McCann BS (1988) Behavioral approaches to sleep/wake disorders in children and adolescents. In: Hersen M, Eisler R, Miller P (eds) Progress in behavior modification 22. Academic, New York, pp 215–283

Cavallaro R, Reggazzetti MG, Smeraldi E (1992) Tolerance and withdrawal with zolpidem. Lancet 342: 374–375

Cernovsky ZZ (1984) Lifestress measures and reported frequency of sleep disorders. Percept Mot Skills 58: 39–49

Chan AW (1984) Effects of combined alcohol and benzodiazepine: a review. Drug Alcohol Depend 18: 315–341

Chouinard G (1985) A double-blind controlled clinical trial of fluoxetine and amitriptyline in the treatment of outpatients with major depressive disorder. J Clin Psychiatry 46: 32–37

Church MW, Johnson LC (1979) Mood and performance of poor sleepers during repeated use of flurazepam. Psychopharmacology 61: 309–316

Cirignotta F, Mondini S, Zucconi M, Lenzi PL, Lugaresi E (1985) Insomnia: An epidemiological survey. Clin Neuropharmacol 8 [Suppl 1]: 49–54

Clarenbach C, Birmanns B, Krätzschmar S, Jaursch-Haucke (1986) Sleep pattern and nocturnal plasma profiles of HGH, prolactin, cortisol in man after the serotonin-antagonist ritanserin and the GABA-antagonist gabapentin. Sleep Res 15: 29

Clarenbach P (1992) Schlafstörungen im Rahmen neurologischer Erkrankungen. In: Berger M (Hrsg) Handbuch des gesunden und gestörten Schlafs. Springer, Berlin Heidelberg New York Tokyo, S 329–356

Clark TJH (1985) The circadian rhythm of asthma. Br J Dis Chest 79: 115–124

Clayton PJ, Halikas JA, Mauria WL (1972) The depression of widowhood. Br J Psychiatry 120: 71–78

Cleghorn JM, Bellissimo A, Kaplan RD, Szatmari P (1983) Insomnia. II. Assessment and treatment of chronic insomnia. Can J Psychiatry 28/5: 347–353

Coates TJ, Thoresen CE (1981) Sleep disturbance in children and adolescents. In: Mash EG, Terdal LG (eds) Behavioral assessment of childhood disorders. Guilford, New York, pp 639–678

Coates TJ, Killen JD, George J, Marchini E, Silverman S, Hamilton S, Thorenson CE (1982) Discriminating good sleepers from insomniacs using all-night polysomnograms conducted at home. J Nerv Ment Dis 170/4: 224–230

Coates TJ, Killen JD, Silverman S, George J, Marchini E, Hamilton S, Thoresen CE (1983) Cognitive activity, sleep disturbance and stage specific differences between recorded and reported sleep. Psychophysiology 20: 243–250

Cohn MA (1983) Hypnotics and the control of breathing: A review. Br J Clin Pharmacol 16: 245S–250S

Cole RJ, Kripke DF, Gruen W, Mullaney DJ, Gillin JC (1992) Automatic sleep/wake identification from wrist activity. Sleep 15/5: 461–469

Coleman RM (1982) Periodic movements sleep (nocturnal myoclonus) and restless legs syndrome. In: Guilleminault C (ed) Sleeping and waking disorders. Addison-Wesley, Menlo Park/CA, pp 265–295

Coleman RM (1983) Diagnosis, treatment and follow-up of about 8,000 sleep/wake disorders patients. In: Guilleminault C, Lugaresi E (eds) Sleep/wake disorders. Raven, New York, pp 87–98

Coleman RM, Roffwarg HP, Kennedy SJ, Guilleminault C, Cinque J, Cohn MA, Karacan I, Kupfer DJ, Lemmi H, Miles LE, Orr WC, Phillips ER, Roth T, Sassin JF, Schmidt HS, Weitzman ED, Dement WC (1982) Sleep-wake disorders based on a polysomnographic diagnosis. JAMA 247: 997–1003

Committee on Safety of Medicines (1988) Benzodiazepines, dependence and withdrawal symptoms. Current Problems, No. 21

Committee on the Review of Medicines (ed) (1980) Systematic review of the benzodiazepines. Br Med J 280: 910–912

Cooper R (1994 a) Normal sleep. In: Cooper R (ed) Sleep. Chapman & Hall, London, pp 3–46

Cooper R (1994 b) Neurology and sleep disorders. In: Cooper R (ed) Sleep. Chapman & Hall, London, pp 412–466

Cordingly GJ, Dean BC, Harris RI (1984) A double-blind comparison of two benzodiazepine hypnotics, flunitrazepam and triazolam, in general practice. Curr Med Res Opin 8: 714–719

Coren S (1988) Prediction of insomnia from arousability predisposition scores: Scale development and cross-validation. Behav Res Ther 26: 415–420

Coursey RD, Buchsbaum M, Frankel BL (1975) Personality measures and evoked responses in chronic insomniacs. J Abnorm Psychol 84/3: 239–249

Coursey RD, Frankel BL, Gaarder KR, Mott DE (1980) A comparison of relaxation techniques with electrosleep therapy for chronic sleep-onset insomnia. A sleep-EEG-study. Biofeedback Self Regul 5: 57–73

Crisp AH, Stonehill E (1976) Sleep, nutrition and mood. Wiley, London

CRM s. Committee on the Review of Medicines

Czeisler CA, Richardson GS, Coleman RM et al. (1981) Chronotherapy: Resetting the circadian clock of patients with delayed sleep phase insomnia. Sleep 4: 1–21

Czeisler CA, Moore-Ede MC, Coleman RM (1982) Rotating shift work schedules that disrupt sleep are improved by applying circadian principles. Sience 217/4558: 460–463

Czeisler CA, Kronauer RE, Johnson MP, Allan JS, Johnson TS, Dumont M (1989) Action of light on the human circadian pacemaker: Treatment of patients with circadian rhythm sleep disorders. In: Horne J (ed) Sleep '88. Fischer, Stuttgart, pp 42–47

Dagan Y, Lavie P, Bleich A (1991) Elevated awakening thresholds in sleep stage 3–4 in war-related post-traumatic stress disorder. Biol Psychiatry 30: 618–622

Dahlitz M, Alvarez B, Vignau J, English J, Arendt J, Parkes JD (1991) Delayed sleep phase syndrome response to melatonin. Lancet 337: 1121–1124

Dahlof C, Dimenas E (1990) Side effects of beta-blocker treatment as related to the central nervous system. Am J Med Sci 299: 236–244

Danchin N, Genton P, Atlas P, Anconina J, Pernot C, LeClerc J (1988) Effects of atenolol vs clonidine on sleep in hypertensive men: a randomized, double-blind, cross-over study. Eur Heart J 9 [Suppl 1]: 77

Danek A, Pollmächer TH (1990) Restless-legs Syndrome. Klinik , Differentialdiagnose, Therapieansätze. Nervenarzt 61/2: 69–76

Davis M, Eshelman ER, McKay M (1988) The relaxation and stress reduction workbook. New Harbinger, Oakland CA

Degkwitz R, Helmchen H, Kochott G, Mombour W (1979) Diagnoseschlüssel und Glossar psychiatrischer Krankheiten. Korrigiert nach der 9. Revision der ICD (= International Classification of Diseases). Spinger, Berlin Heidelberg New York

Dehlin O, Rundgren Å, Börjesson L, Ekelund P, Gatzinska R, Hedenrud B, Mellström D (1983) Zopiclone to geriatric patients. Pharmacology 27: 173–178

Demel J, Schubert H, Unterthiner D (1980) Initialsymptome bei depressiven Erkrankungen. Neurol Psychiatry 5: 263–266

Dement WC (1983) Rational basis for the use of sleeping pills. Pharmacology 27 [Suppl 2]: 3–38

Dement WC, Carskadon MA (1982) Current perspectives on daytime sleepiness: The issues. Sleep 5: 56–66

Dement WC, Seidel W, Carskadon MA (1982) Daytime alertness, insomnia and benzodiazepines. Sleep 5: 528–545

Dement WC, Seidel W, Carskadon MA (1984) Issues in the diagnosis and treatment of insomnia. Psychopharmacology [Suppl 1]: 11–43

Dement WC, Seidel WF, Cohen SA, Bliwise NG, Carskadon MA (1986) Sleep and wakefulness in aircrew before and after transoceanic flights. Aviat Space Environ Med 57 [Suppl 12]: B14–28

Dettli L (1983) Benzodiazepines in the treatment of insomnia: pharmacokinetic considerations. In: Costa E (ed) The benzodiazepines: From molecular biology to clinical practice. Raven, New York, pp 201–223

Deutsche Gesellschaft für Pneumologie, Arbeitsgruppe nächtliche Atmungs und Kreislaufregulationsstörungen (1991) Empfehlungen zur Diagnostik und Therapie nächtlicher Atmungs- und Kreislaufregulationstörungen. Pneumologie 45: 45–48

Dietrich B, Herrmann WM (1989) Influence of cilazapril on memory functions and sleep behavior in comparison with metaprolol and placebo in healthy subjects. Br J Pharmacol 27 [Suppl 2]: 249S–261S

Dijk DJ, Beersma DGM, Daan S, van den Hoofdakker RH (1989) Effects of Seganserin on 5 HT 2- antagonist and Temazepam on human sleep stages and EEG power-spectra. Eur J Pharmacol 171: 207–218

Dilling H (1985) Schlafstörungen aus psychiatrischer Sicht. Therapiewoche 35: 1713–1722

Dilling H, Weyerer S (1978) Epidemiologie psychischer Störungen und psychiatrische Versorgung. Urban & Schwarzenberg, München

Dilsaver SC, Greden JF (1984) Antidepressant withdrawal phenomena. Biol Psychiatry 19 [2]: 237–256

Dolly FR, Block AJ (1982) Effect of flurazepam on sleep-disorderd breathing and nocturnal oxygen desaturation in asymptomatic subjects. Am J Med 73: 239–243

Dorow R, Berenberg D (1990) Benzodiazepine und Amnesie. In: Rudolph GA, Engfer A (Hrsg) Schlafstörungen in der Praxis. Diagnostische und therapeutische Aspekte. Vieweg, Braunschweig Wiesbaden, S 82–102

Douglas NJ (1989) Asthma. In: Kryger M, Roth T, Dement WC (eds) Principles and practice of sleep medicine. Saunders, Philadelphia, pp 591–600

Douglas NJ (1994) Breathing during sleep in patients with long disease. In: Cooper R (ed) Sleep. Chapman & Hall, London, pp 301–325

Dreßing H, Berger M (1991) Posttraumatische Streßerkrankungen. Zur Entwicklung des gegenwärtigen Krankheitskonzepts. Nervenarzt 62: 16–26

Drucker-Colin RR (1981) Endogenous sleep peptides. In: Wheathley D (ed) Psychopharmacology of sleep. Raven, New York, pp 53–72

Dubé S, Kumar N, Ettedgui E, Pohl R, Jones D, Sitartam N (1985) Cholinergic REM induction response: Separation of anxiety and depression. Biol Psychiatry 20: 408–418

Dubé S, Jones DA, Bell J, Davies A, Ross E, Sitaram N (1986) Interface of panic and depression: clinical and sleep EEG correlates. Psychiatry Res 19/2: 119–133

Durand VM, Mindell JA (1990) Behavioral treatment of multiple childhood sleep disorders. Behav Modif 14: 37–49

Duriez R, Barthelemy C, Rives H et al. (1979) Traitment des troubles du sommeil par la zopiclone. Thérapie 34: 317–325

Ecker W, Riemann D, Hohagen F, Maus E, Berger M (1991) Verhaltenstherapie bei einem erwachsenen Patienten mit Pavor nocturnus und Schlafwandeln in Verbindung mit fremdgefährlichen Handlungen: Eine Therapieverlaufsskizze. Verhaltensmod Verhaltensmed 12: 329–349

Edinger JD, Stout AL, Hoelscher TJ (1988) Cluster analysis of insomniacs' MMPI profiles: Relation of subtypes to sleep history and treatment outcome. Psychsom Med 50: 77–87

Edinger JD, Hoelscher TJ, Webb MD, Marsh GR, Radtke RA, Erwin CW (1989) Polysomnographic assessment of DIMS: Empirical evaluation of its diagnostic value. Sleep 12: 315–322

Editorial to Lancet (1990) Zopiclone: another carriage on the tranquillizer train. Lancet 335: 507–508

Ekbom KA (1960) Restless legs syndrome. Neurology 10: 868–873

Elie R, Gagnon MA (1981) Hypnotic properties of zopiclone. In: Abstr 1299. 8th Int Congress Pharmacol, Tokyo

Elie R, Frenay M, Le Morvan P, Bourgouin J (1990) Efficacy and safety of zopiclone and triazolam in the treatment of geriatric insomniacs. Int Clin Psychopharmacol 5: 39–46

Ellis EM (1991) Watchers in the night: An anthropological look at sleep disorders. Am J Psychotherapy 45/2: 211–220

Engel RR, Engel-Sittenfeld P (1980) Schlafverhalten, Persönlichkeit und Schlafmittelgebrauch von Patienten mit chronischen Schlafstörungen. Nervenarzt 51: 22–29

Engel RR, Knab B (1985) Theoretische Vorstellungen zur Genese von Schlafstörungen. In: Vaitl D, Knapp TW, Birbaumer N (Hrsg) Psychophysiologische Merkmale klinischer Symptome, Bd I: Psychophysiologische Dysfunktionen. Beltz, Weinheim, S 128–142

Engel-Sittenfeld P, Engel RR, Huber PM, Zangl K (1980) Wirkmechanismen psychologischer Therapieverfahren bei der Behandlung chronischer Einschlafstörungen. Z Klin Psychol 9: 1–19

Engle-Friedman M, Bootzin RR, Hazlewood L, Tsao C (1992) An evaluation of behavioral treatments for insomnia in older adults. J Clin Psychol 48: 77–90

Erman MK (1989) An overview of sleep and insomnia. Hosp Pract 23 [Suppl 2]: 11

Erman M, Peichl J, Pohl H, Schneider MM, Winkelmann Y (1993) Spontanerwachen und Träume bei Patienten mit psychovegetativen Schlafstörungen. Psychother Psychosom Med Psychol 43: 333–340

Espie CA (1991) The psychological treatment of insomnia. Wiley, New York

Espie CA (1993) ABC of sleep disorder: Practical management of insomnia: Behavioral and cognitive techniques. Br Med J 306: 509–511

Espie CA, Lindsay WR (1985) Paradoxical intention in the treatment of chronic insomnia: Six case studies illustrating variability in therapeutic response. Behav Res Ther 23/6: 703–709

Espie CA, Lindsay WR, Brooks ON, Hood EM, Turvey T (1989) A controlled comparative investigation of psychological treatments for chronic sleep-onset insomnia. Behav Res Ther 27: 79–88

Evans LK (1987) Sundown syndrome in institutionalized elderly. J Am Geriatr Soc 35: 101–108

Everett DE, Avorn J, Baker MW (1990) Clinical decision-making in the evaluation and treatment of insomnia. Am J Med 89: 357–362

Fairweather DB, Kerr JS, Hindmarch I (1992) The effects of acute repeated doses of zolpidem on subjective sleep psychomotor performance and cognitve function in elderly volunteers. Eur J Clin Pharmacol 43: 579–601

Faust V, Hole G (1980) Der gestörte Schlaf (I): Zur Diagnose der Schlafstörungen. Z Allgemeinmed 35/36: 2423–2436

Faust V, Hole G (1991) Der gestörte Schlaf und seine Behandlung. Universitätsverlag, Ulm

Feighner JP, Cohn JB (1985) Double-blind comparative trials of fluoxetine and doxepine in geriatric patients with major depression. J Clin Psychiatry 46: 20–25

Feinberg J, Carlson VR (1968) Sleep variables as a function of age in man. Arch Gen Psychiatry 18: 239–250

Feinberg J, Hiatt JF (1978) Sleep patterns in schizophrenia: A selective review. In: Williams RL, Karacan I (eds) Sleep disorders: Diagnosis and treatment. Wiley, New York, pp 205–231

Feinberg J, Koresko RL, Heller N (1967) EEG sleep patterns as a function of normal and pathological aging in men. J Psychiatr Res 5: 107–144.

Feinberg J, Fein G, Floyd T, Aminoff M (1983) Delta (0,5–3 Hz) EEG waveforms during sleep in young and elderly normal subjects. In: Chase M, Weitzman E (eds) Sleep disorders: Basic and clinical research. Spectrum, New York, pp 449–462

Findley LJ, Fabrizzio M, Toni G, Suratt P (1988) Automobile crashes in patients with obstructive sleep apnea. Am Rev Respir Dis 147: 56

Finke J (1976) Neuroleptika bei Schlafstörungen. Therapiewoche 26: 3818–3826

Finke J, Schulte W (1979) Schlafstörungen. Thieme, Stuttgart

Fisher CJ, Byrne J, Edwards D, Kahn E (1970) A psychophysiological study of nightmares. J Am Psychoanal Assoc 18: 747–782

Fisher CJ, Kahn E, Edwards D, Davis D (1973 a) A psychophysiological study of nightmares and night terrors: The suppression of stage 4 night terrors with diazepam. Arch Gen Psychiatry 28: 252–259

Fisher CJ, Kahn E, Edwards D, Davis D (1973 b) A psychophysiological study of nigthmares and night terrors: Physiological aspects of the stage 4 night terror. J Nerv Ment Dis 157: 75–98

Fleetham J, West P, Mezon B, Conway W, Roth T, Kryger M (1982) Sleep, arousals and oxygen desaturation in chronic obstructive pulmonary disease. The effect of oxygen therapy. Am Rev Respir Dis 126: 429–433

Fleming JAE, Bourgouin J, Hamilton P (1988) A sleep laboratory evaluation of the long-term efficacy of zopiclone. Can J Psychiatry 33: 103–107

Fleming JAE, McClure DJ, Mayes C, Phillips R, Bourgouin J (1990) A comparison of the efficacy, safety and withdrawal effects of zopiclone and triazolam in the treatment of insomnia. Int Clin Psychopharmacol 5/2: 29–33

Fletcher DJ (1986) Coping with insomnia. Postgrad Med 69: 265–274

Fogle DO, Dyal JA (1978) Paradoxical giving up and the reduction of sleep performance and anxiety in chronic insomniacs. Psychother Theory Res Pract 20: 21–30

Folkard S (1981) Shiftwork and performance in 24-hour workday: Proceedings of a symposium on variations in sleep-work schedules. US Government Printing Office, Washington DC, DMSS Publication Number (NIOSH), pp 81–127

Ford DE, Kamerow DB (1989) Epidemiologic study of sleep disturbances and psychiatric disorders. An opportunity for prevention? JAMA 262: 1479–1484

Forth W (1989) Pharmaka zur Therapie von Schlafstörungen. In: Hippius H, Lauter H, Greil W (Hrsg) Psychiatrie für die Praxis. Bd 10: Der gestörte Schlaf. MMV, München, S 45–49

Franceschi M, Ferini-Strambi L, Minicucci F, Sferrazza-Pap A, Smirne S (1986) Signs of cardiac autonomic dysfunction during sleep in patients with Alzheimer's disease. Gerontology 32: 327–334.

Frankel BL, Coursey RD, Buchbinder R, Snyder F (1976) Recorded and reported sleep in chronic primary insomniacs. Arch Gen Psychiatry 33: 615–623

Fredrickson PA, Krüger BR (1989) Insomnia associated with specific polysomnogrphic findings. In: Kryger MH, Roth T, Dement WC (eds) Principles and practice of sleep medicine. Saunders, Philadelphia, pp 324–331

Freedman DX (1990) Benzodiazepines: therapeutic, biological and psychosocial issues - symposium summary. J Psychiatr Res 24,[Suppl. 2]: 169–174

Freedman RR (1986) EEG power spectra in sleep-onset insomnia. Electroencephalogr Clin Neurophysiol 63/5: 408–413

Freedman RR, Papsdorf JD (1976) Biofeedback and progressive relaxation treatment of sleep onset insomnia: A controlled all-night investigation. Biofeedback Self Regul 1: 253–271

Freedman RR, Sattler HL (1982) Physiological and psychological factors in sleep insomnia. J Abnorm Psychol 91/5: 380–389

Freedman RR, Hauri PJ, Coursey R, Frankel B (1978) Behavioral treatment of insomnia. A colloborative study. Sleep Res 7: 179

Friedman H, Greenblatt DJ (1985) The pharmacokinetics of doxylamine: use of automated gas chromatography with nitrogen-phosphorus detection. J Clin Pharmacol 25: 448–451

Friedman L, Bliwise DL, Yesavage JA, Salom SR (1991) A preliminary study comparing sleep restriction and relaxation treatments for insomnia in older adults. J Gerontol 46: P1–8

Fritze J, Laux G (1993) Unerwünschte Wirkungen, Kontraindikationen, Überdosierung, Intoxikation. In: Riederer P, Laux G, Pöldinger W (Hrsg) Neuropsychopharmaka. Ein Therapiehandbuch. Antidepressiva und Phasenprophylaktika. Springer, Wien, New York, Bd 2: pp 59–71

Gaillard JM, Iorio G, Campajola P, Kemali D (1984) Temporal organization of sleep in schizophrenics and patients with obsessive-compulsive disorder. Adv Biol Psychiatry 15: 76–83

Gaillot J, Heusse D, Houghton GW, Marc-Aurele J, Dreyfus JF (1983) Pharmacokinetics and metabolism of zopiclone. Pharmacology 27 [Suppl 2]: 76–91

Ganguli R, Reynolds CF, Kupfer DJ (1987) EEG sleep in young, never-medicated, schizophrenic patients: a comparison with delusional and nondelusional depressives and with healthy controls. Arch Gen Psychiatry 44: 36–45

Garner EM, Kelly MW, Thompson DF (1993) Tricyclic antidepressant withdrawal syndrome. Ann Pharmacotherap 27: 1068–1072

Garvey MJ, Mungas D, Tollefson GD (1984) Hypersomnia in major depressive disorders. J Affective Disord 6: 283–286

George CF, Nickerson PW, Hanly PJ, Milar TW, Kryger MH (1987) Sleep apnea patients have more automobile accidents (letter). Lancet M II: 447

George CF, Millar TW, Hanley PJ, Kryger MH (1989) The effect of L-Tryptophan on daytime sleep latency in normals: correlation with blood levels. Sleep 12/4: 345–353

Gerard P, Collins K, Dore C, Exton-Smith A (1978) Subjective characteristics of sleep in the elderly. Age Ageing [Suppl] 7: 55–63

Giercksky K-F, Wickström E (1980) A dose-response study in situational insomnia with zopiclone, a new tranquilizer. Clin Ther 3: 21–27

Gierz M, Campbell SS, Gillin JC (1987) Sleep disturbances in various nonaffective psychiatric disorders. Psychiatr Clin North Am 10: 565–581

Gillin JC, Byerley WF (1990) Drug-therapy: the diagnosis and management of insomnia. N Engl J Med 322: 239–248

Gillin JC, Duncan WC, Pettigrw KD, Frankel BL, Synder F (1979) Successful separation of depressed, normal, and insomniac subjects by EEG sleep data. Arch Gen Psychiatry 36: 85–90

Gillin JC, Sitaram N, Wehr T et al. (1984) Sleep and affective illness. In: Post RM, Ballenger JC (eds) Neurobiology of mood disorders. Williams & Wilkins, Baltimore, pp 157–189

Gillin JC, Spinweber CL, Johnson LC (1989) Rebound insomnia: a critical review. J Clin Psychopharmacol 9: 161–172

Glovinsky PB, Spielman AJ (1991) Sleep restriction therapy. In: Hauri P (ed) Case studies in insomnia. Plenum, New York, pp 49–63

Gnirrs F, Schneider-Helmert D, Schenker J, Winkler V (1978) Schlafstörungen bei psychisch Kranken. Nervenarzt 49: 394–401

Goldfried MR, Davison GC (1979) Klinische Verhaltenstherapie. Springer, Berlin Heidelberg New York

Görtelmeyer R (1986) Schlaffragebogen A und B. Selbstbeurteilungsskala. In: Collegium Internationale Psychiatriae Scalarum. Beltz, Weinheim

Gottlieb P, Christensen O, Kramp P (1986) On serious violence during sleepwalking. Br J Psychiatry 149: 120–121

Graeber RC (ed) (1986) Sleep and wakefulness in international aircrews. A cooperative study. Aviat Space Environ Med 57 [Suppl 12]: B1–B64

Greenblatt D, Allen M (1978) Toxicity of nitrazepam in the elderly: a report from the Boston Collaborative Drug Surveillance Program. Br J Clin Pharmacol 5: 407–413

Greenblatt D, Divoll M, Harmatz J, MacLaughlin DS, Shader RI (1981 a) Kinetic and clinical effects of flurazepam in young and old noninsomniacs. Clin Pharmacol Ther 30: 475–486

Greenblatt DJ, Shader RI, Divoll M, Harmatz JS (1981 b) Benzodiazepines: A summary of pharmacokinetic properties. Br J Clin Pharmacol 11: 11S–16S

Greenblatt D, Divoll M, Abernethy D, Shader R (1982) Benzodizepine hypnotics: kinetic and therapeutic option. Sleep 5: 18–21

Greenblatt DJ, Divoll M, Abernethy DR, Ochs HR, Shader RI (1983) Clinical pharmacokinetics of newer benzodiazepines. Clin Pharmacokinet 8: 233–252

Greenblatt D, Harmatz J, Zinney M, Shader R (1987) The effect of gradual withdrawal on the rebound sleep disorder after disconinuation of triazolam. N Engl J Med 12: 722–728

Grossmann W (1979) Schlaf und Phamakon. Pharmakotherapie 2: 214–222

Guilleminault C (ed) (1982) Sleeping and waking disorders: Indications and techniques. Addison-Wesley, Menlo Park/CA

Guilleminault C (1989) Clinical features and evaluation of obstructive sleep apnea. In: Kryger MH, Roth T, Dement WC (eds) Principles and practice of sleep medicine. Saunders, Philadelphia, pp 552–558

Guilleminault C, Partinen M (1990) Obstructive sleep apnea syndrome. Clinical research and treatment. Raven, New York

Guilleminault C, Hoed J van den, Mitler MM (1978) Clinical overview of the sleep apnea syndromes. In: Guilleminault C, Dement WC (eds) Sleep apnea syndromes. Liss, New York, pp 1– 12

Guilleminault C, Cummiskey J, Motta J (1980) Chronic obstructive airflow disease and sleep studies. Am Rev Respir Dis 122: 397–406

Guilleminault C, Connolly SJ, Winkle RA (1983) Cardiac arrhythmia and conduction disturbances during sleep in 400 patients with sleep apnea syndrome. Am J Cardiol 52: 490–494

Guilleminault C, Pool P, Motta J, Gillis AM (1984) Sinus arrest during REM sleep in young adults. N Engl J Med 311: 1006–1010

Guilleminault C, Quera-Salva MA, Nino-Murcia G, Partinen M (1987) Central sleep apnea and partial obstruction of the airway. Ann Neurol 21: 465–469

Guilleminault C, Partinen M, Penzel T et al. (1990) Technical issues related to sleep apnea syndrome. In: Guilleminault C, Partinen M (eds) Obstructive sleep apnea syndrome. Raven, New York, pp 183–207

Haider I (1968) Patterns of insomnia in depressive illness: A subjective evaluation. Br J Psychiatry 114: 1127–1132

Haimov I, Zisapel N, Tzischinsky O, Lauden M, Lavie P (1993) Melatonin treatment of sleep onset insomnia in the elderly. 6th Congress of the International Psychogeriatric Association, Berlin, Abstract

Hajak G (1995 a) Entscheidungs- und Therapiebaum für Patienten mit Insomnien. Synthelabo, München

Hajak G (1995 b) Schlafprotokoll für Patienten mit Insomnien. Synthelabo, München

Hajak G, Bandelow B (1993) Angst und Schlafstörungen. In: Rüther E, Engfer A, Hajak G (Hrsg) Prinzipien und Praxis der Schlafmedizin. MMV, München, S 33–63

Hajak G, Rüther E (1991 a) Chronic insomnia in the elderly. In: Racagni G, Brunello N, Fukendo T (eds) Biological psychiatry, vol 1. Elsevier, Amsterdam, pp 845–848

Hajak G, Rüther E (1991 b) Chronische Insomnien. In: Steinberg R (Hrsg) Schlaf. Tilia, Klingenmünster, S 60–64

Hajak G, Rüther E (1992) Schlafstörungen – ein dringliches Gesundheitsproblem. In: Schulz H, Engfer E (Hrsg) Schlafmedizin heute. Diagnostische und therapeutische Empfehlungen. MMV, München, S 14–34

Hajak G, Rüther E (1993) Therapie von Ein- und Durchschlafstörungen. In: Möller HJ (Hrsg) Handbuch der Therapie psychiatrischer Erkrankungen. Enke, Stuttgart Jena, S 663–704

Hajak G, Rüther E (1995) Zolpidem. In: Riederer P, Laux G, Pöldinger W (Hrsg) Neuropsychopharmaka, Bd 2: Hypnotika and Tranquilizer. Springer, Wien New York (im Druck)

Hajak G, Huether G, Blanke et al. (1991) The influence of intravenous L-tryptophan on plasma melatonin and sleep in men. Pharmacopsychiatry 24: 17–20

Hajak G, Rüther E, Hauri PJ (1992 a) Insomnie. In: Berger M (Hrsg) Handbuch des normalen und gestörten Schlafs. Springer, Berlin Heidelberg New York Tokyo, S 67–119

Hajak G, Rodenbeck A, Rüther E (1992 b) Insomnien im Alter. In: Schütz RM (Hrsg) Praktische Geriatrie 12 Sedelky, Heiligenhafen, S 97–123

Hajak G, Herrendorf G, Rüther E (1993 a) Therapie der Insomnie. In: Hecht K, Engfer A, Peter JM, Poppei M (Hrsg) Schlaf, Gesundheit, Leistungsfähigkeit. Springer, Berlin Heidelberg New York Tokyo, S 123–175

Hajak G, Hajak P, Rüther E (1993 b) Therapie von Ein- und Durchschlafstörungen – Moderne Konzepte für die Anwendung von Schlafmitteln. TW Neurologie Psychiatrie 7: 561–574

Hajak G, Hüther G, Rodenbeck A, Rüther E (1993 c) Endocrine and sleep inducing properties of tryptphan in men. In: Lehnert H, Murison B, Weiner H, Hellhammer D, Beyer J (eds) Endocrine and nutritional control of basic biological functions. Hofgreve & Huber, Seattle Toronto Bern Göttingen, pp 315–332

Hajak G, Klingelhöfer J, Schulz-Varszegi M, Conrad B, Rüther E (1994 a) Relationship between cerebral blood flow velocities and cerebral electrical activity in sleep. Sleep 17/1: 11–19

Hajak G, Clarenbach P, Fischer W, Haase W, Rüther E (1994 c) Zopiclone improves sleep quality and daytime well-beeing in insomniac patients: comparison with triazolam, flunitrazepam and placebo. Int Clin Psychopharmacol 9: 251–261

Hajak G, Rodenbeck A, Herrendorf G, Staedt J, Bandelow B, Huether G, Rüther E (eingereicht) Reduced nocturnal melatonin plasma concentration in patients with chronic primary insomnia. J Pineal Res

Hajak G, Hajak P, Staedt J, Rüther E (1994 b) Grundprinzipien und Anwendungskonzepte zur Pharmakotherapie von Insomnien. Wien Med Wochenschr (Sonderheft): 32–45

Halàsz P, Kundra O, Rajna P, Pal I, Vargha M (1979) Microarousals during nocturnal sleep. Acta Physiol Acad Sci Hung 54: 1–12

Hartmann E (1973) The functions of sleep. Yale University Press, New Haven

Hartman E (1984) The nightmare. Basic Books, New York

Hartmann E, Cravens J (1973) The effects of long-term administration of psychotropic drugs on human sleep: III. The effects of amitriptyline. Psychopharmacology 33: 185–202

Hartmann E, Greenwald D (1984) Tryptophan and human sleep: an analysis of 43 studies. In: Schlossberger HG, Kochen W, Linzen B, Steinhart H (eds) Progress in tryptophan and serotonin research. De Gruyter, Berlin New York, pp 297–304

Hartmann E, Lindsley JG, Spinweber C (1983) Chronic insomnia: effects of tryptophan, flurazepam, secobarbital and placebo. Psychopharmacology 80: 138–142

Harvengt C, Hulhoven R, Desager JP, Coupez JM, Guillet PH, Fusean E, Lambert D, Warrington SJ (1988) Drug interactions investigated with zolpidem. In: Sauvanet JP, Langer SZ, Morselli PL (eds) Imidazopyridines in sleep disorders. Raven, New York (L.E.R.S. monograph series, vol 6, pp 165–173)

Harvey SC (1985) Hypnotics and sedatives. In: Gilman AG, Goodman LS, Rall TW, Murid F Macmillan MF (eds) Goodman and Gilman's pharmacological basis of therapeutics, 7th edn. New York, Macmillan, pp 339–371

Haskell EH, Palca JW, Walker JM, Berger RJ, Heller HC (1981) The effects of high and low ambient temperatures on human sleep stages. Electroencephalogr Clin Neurophysiol 51: 494–501

Hauri PJ (1968) Effects of evening activity on early night sleep. Psychophysiology 4/3: 267–277

Hauri PJ (1979) What can insomniacs tell us about the functions of sleep? In: Drucker-Colin RR, Shkurovich M, Sterman MB (eds) The functions of sleep. Academic, New York, pp 251–271

Hauri PJ (1981) Treating psychophysiologic insomnia with biofeedback. Arch Gen Psychiatry 38: 752–758

Hauri PJ (1982 a) Evaluating disorders of initiating and maintaining sleep (DIMS). In: Guilleminault C (ed) Sleeping and waking disorders: Indications and techniques. Addison-Wesley, Menlo Park/CA, pp 225–244

Hauri PJ (1982 b) The sleep disorders. Upjohn, Kalamazoo/MI

Hauri PJ (1983) A cluster analysis of insomnia. Sleep 6/4: 326–338

Hauri PJ (1989 a) Primary insomnia. In: Kryger MH, Roth T, Dement WC (eds) Principles and practice of sleep medicine. Saunders, Philadelphia, pp 442–447

Hauri PJ (1989 b) Verhaltenstherapie bei Schlafstörungen. In: Meier-Ewert K, Schulz H (Hrsg) Schlaf und Schlafstörungen. Springer, Berlin Heidelberg New York Tokyo, S 147–155

Hauri PJ (1989 c) The cognitive-behavioral treatment of insomnia. In: Stunkard A, Baum A (eds) Perspectives in behavioral medicine: Eating, sleeping, and sex. Erlbaum, Hillsdale, pp 181–194

Hauri PJ (ed) (1991 a) Case studies in insomnia. Plenum, New York

Hauri PJ (1991 b) Sleep hygiene, relaxation therapy and cognitive interventions. In: Hauri PJ (ed) Case studies in insomnia. Plenum, New York, pp 65–84

Hauri PJ, Fisher J (1986) Persistent psychophysiologic (learned) insomnia. Sleep 9/1: 38–53

Hauri PJ, Hawkins DR (1973) Alpha-delta-sleep. Electroencephalogr Clin Neurophysiol 34: 233–237

Hauri PJ, Olmstead E (1980) Childhood-onset insomnia. Sleep 3: 59–66

Hauri PJ, Olmstead E (1983) What is the moment of sleep onset for insomniacs. Sleep 6 (1): 10–15

Hauri PJ, Orr WC (1982) Current concepts: The sleep disorders. Upjohn, Kalamazoo/ M I

Hauri PJ, Wisbey J (1992) Wrist actigraphy in insomnia. Sleep 15/4: 293–301

Hauri PJ, Chernick D, Hawkins D, Mendels J (1974) Sleep of depressed patients in remission. Arch Gen Psychiatry 31: 386–391

Hauri PJ, Percy L, Hellekson C, Hartman E, Russ D (1982) The treatment of psychophysiologic insomnia with biofeedback: a replication study. Biofeedback Self Regul 7: 223–235

Hauri PJ, Friedman M, Ravaris R, Fisher J (1985) Sleep in agoraphobia with panic attack. In: Chase MH, McGinty DJ, Wilder-Jones R (eds) Sleep research, vol 14. BIS/BRS, Los Angeles

Hauri PJ, Friedman M, Ravaris CL (1989) Sleep in patients with spontaneous panic attacks. Sleep 12/4: 323–337

Hawkins DR, Taub JM, Castle RL van de (1985) Extended sleep (hypersomnia) in young depressed patients. Am J Psychiatry 142: 905–910

Hayaishi D (1988) Sleep wake regulation by prostaglandins. D2 and E2. J Biol Chem 263: 14593–14596

Hayashi Y, Otano E, Endo S, Watanabe H (1979) The all-night polygraphics for healthy aged persons. Sleep Res 8: 122

Haynes SM, Follingstad DR, McGowan WT (1974) Insomnia: Sleep patterns and anxiety level. J Psychosom Res 18: 69–74

Haynes SN, Adams AE, West S, Kamens L, Safranek R (1982) The stimulus control paradigm in sleep – onset insomnia: A multimethod assessment. J Psychosom Res 26/3: 333–339

Haynes SN, Fitzgerald SG, Shute G, O'Meary M (1985) Responses of psychophysiologic and subjective insomniacs to auditory stimuli during sleep: A replication and extension. J Abnorm Psychol 94/3: 338–345

He J, Kryger MH, Zorick FJ, Conway W, Roth T (1988) Mortality and apnea index in obstructiv sleep apnea. Experience in 385 male patients. Chest 94: 9–14

Healey ES, Kales A, Monroe L, Bixler EO, Chamberline K, Soldatos CR (1981) Onset of insomnia: role of life-stress events. Psychosom Med 43: 439–451

Hefez A, Metz L, Lavie P (1987) Long-term effects of extreme situational stress on sleep and dreaming. Am J Psychiatry 144: 34–347

Helmchen H, Müller-Oerlinghausen B (1981) Die Kombination von Antidepressiva mit anderen Medikamenten. Fortschr Neurol Psychiatr 49: 371–379

Hening WA, Walters A, Kavey N, Gidro-Frank S, Cote L, Fahn S (1986) Dyskinesias while awake and periodic movement in sleep in restless legs syndrome: Treatment with opioids. Neurology 36: 1363–1366

Hermann-Maurer EK, Drews U, Imhof-Eichenberger E, Knab H, Schneider-Helmert D, Hentschel U, Schoenenberger GA (1992) Schlafstörungen: Konfliktbewältigungsstrategien von Insomniepatienten. Z Klin Psychol Psychopathol Psychother 40: 34–46

Hermann-Maurer EK, Schneider-Helmert D, Schoenenberger GA (1988) One personality pattern for all insomniacs is a myth. Sleep Res 17: 125

Hermann-Maurer EK, Schneider-Helmert D, Zimmermann A, Schönberger GA (1990) Diagnostisches Inventar nach DSM-III bei Patienten mit schweren Schlafstörungen. Nervenarzt 61/1: 28–33

Herrmann WM, Kubicki St, Wober W (1988) Zolpidem: a four-week pilot polysomnographic study in patients with chronic sleep disturbances. In: Sauvanet JP, Langer SZ, Morselli PL (eds) Imidazopyridines in sleep disorders. Raven, New York, (L.E.R.S. monograph series, vol 6, pp 261–278)

Hiatt JF, Floyd TC, Katz PH, Feinberg I (1985) Further evidence of abnormal non-rapid-eye-movement sleep in schizophrenia. Arch Gen Psychiatry 42: 797–802

Hindmarch I (1990 a) Immediate and overnight effects of zopiclone 7,5 mg and nitrazepam 5mg with ethanol, on psychomotor perfomance and memory in healthy volunteers. Int Clin Psychopharmacol 5/2: 105–143

Hindmarch I (1990 b) Human psychopharmacological differences between benzodiazepines. In: Hindmarch I, Beaumont G, Brandon S, Leonard BE (eds) Benzodiazepines: Current concepts. Wiley, Chichester, pp 73–92

Hindmarch J, Ott H, Roth T (1984) Sleep benzodiazepines and performance. Springer, Berlin Heidelberg New York Tokyo

Hinterhuber H, Haring Ch (1992) Unerwünschte Wirkungen, Kontraindikationen, Überdosierungen, Intoxikation. In: Riederer P, Laux G, Pöldinger W (Hrsg) Neuropsychopharmaka, Ein Therapie-Handbuch, Bd 4 Neuroleptika. Springer, Wien New York, S 102–121

Hippius H, Rüther E (1977) Klinik und Therapie von Störungen der Schlaf-Wach-Funktion. Verh Dtsch Ges Inn Med 83: 914

Hobson JA, Lydic R, Baghdoyan HA (1986) Evolving concepts of sleep cycle generation: From brain centers to neuronal population. Behav Brain Sci 9: 371–448

Hoch CC, Reynolds CF, Kupfer DJ, Berman SR, Houck RR, Stack JA (1987) Empirical note: Self-report versus recorded sleep in healthy seniors. Psychophysiology 24: 293–299

Hoehns JD, Perry PJ (1983) Zolpidem: a nonbenzodiazepine hypnotic for treatment of insomnia. Clin Pharmacy 12: 814–824

Hoff P, Lund R, Nedopil N, Rüther E, Steinberg R, Voigtländer C (1983) Differential diagnosis of chronic hyposomnia. APSS Meeting, Bologna

Hoffmann SO (1975) Zum psychoanalytischen Verständnis von Schlafstörungen. Z Psychother Med Psychol 25: 21–28

Hoffmann SO (1980) Psychodynamik und Therapie von Schlafstörungen. Internist Prax 20: 495–500

Hohagen F, Berger M (1989) Differentialdiagnose der Schlafstörungen. In: Hippius H, Lauter H, Greil W (Hrsg) Psychiatrie für die Praxis, Bd 10: Der gestörte Schlaf. MMV, München, 19–32

Hohagen F, Graßhoff U, Schramm E, Riemann D, Weyerer S, Berger M (1991) Häufigkeit von Schlafstörungen in der allgemeinen Praxis. Praxis Klin Verhaltensmed Rehabil 15: 177–182

Hohagen F, Lis S, Krieger S et al. (1994) Sleep EEG of patients with obsessive-compulsive disorder. Eur Arch Psychiatry Clin Neurosci 243: 273–278

Hohagen F, Rink K, Schramm E, Riemann D, Weyerer S, Berger M (1993 a) Schlafstörungen in der Allgemeinpraxis. In: Rüther E, Engfer A, Hajak G (Hrsg) Prinzipien und Praxis der Schlafmedizin. MMV, München, S 15–32

Hohagen F, Rinke K, Schramm E, Riemann D, Weyerer S, Berger M (1993 b) Prevalence and treatment of insomnia in general practice. A longitudinal study. Eur Arch Psychiatry Clin Neurosci 242: 329–336

Hohagen F, Fritsch Montero R, Weiss E, Lis S, Schönbrunn E, Dressing H, Riemann D, Berger M (1994) Treatment of primary insomnia with trimipramine: an alternation to benzodiazepine hypnotics? Eur Arch Psychiatry Clin Neurosci 244: 65–72

Hohagen F, Käppler C, Schramm E, Riemann D, Weyerer S, Berger M (im Druck) Sleep onset insomnia, sleep maintaining insomnia and insomnia with early morning awakening – temporal stability of subtypes in a longitudinal study on general practice attenders. Sleep

Holler R, Reimer H (1986) Comparison of visual analysis and automatic sleep stage scoring (Oxford Medilog 9000 system). Eur Neurol 25 [Suppl 2]: 36–45

Holzrichter S, Hajak G, Rudolph G, Schlaf G, Westenhöfer J, Rodenbeck A, Pudel V, Rüther E (1994) Wie schlafen die Deutschen – eine Representativumfrage in Westdeutschland. Wien Med Wochenschr (Sonderheft): 62–73

Holzrichter S, Hajak G, Schlaf G, Westenhöfer J, Rodenbeck A, Bandelow B, Pudel V, Rüther E (1995, im Druck) Chronifizierung von Schlafbeschwerden. – Ergebnisse einer Repräsentativumfrage in Westdeutschland –. Nervenarzt

Honma K, Honma S, Wada T (1987) Phase-dependent shift of free-running human circadian rhythms in response to a single bright light pulse. Experientia 43: 1205–1207

Honma K, Kohsaka M, Fukuda N, Morita N, Honma S (1992) Effects of vitamin B12 on plasma melatonin rhythm in humans: increased light sensitivity phase-advances the circadian clock? Experientia 48: 716–720

Horne J (1992) Human slow wave sleep: A review of recent findings, with implications for sleep functions and psychiatric illness. Experientia 48/10: 941–954

Horne JA, Östberg O (1976) A self-assessment questionaire to determine morningness-eveningness in human circadian rhythms. Int J Chronobiol 4: 97–110

Horne JA, Reid AJ (1985) Night-time sleep EEG changes following body heating in a warm bath. Electroencephalogr Clin Neurophysiol 60/2: 154–157

Houghton G, Dennis M, Templeton R, Martin B (1985) A repeated dose pharmacokinetic study of a new hypnotic agent, zopiclone. Int J Clin Pharmacol Ther Toxicol 23: 97–100

Hudson JI, Pope HG jr, Jonas JM, Stakes JW, Grochinski V, Lipinski F (1987) Sleep-EEG in bulimia. Biol Psychiatry 22: 820–828

Hudson JJ, Lipinski JF, Frankenburg FR, Grochocinski VJ, Kupfer DJ (1988) Electroencephalographic sleep in mania. Arch Gen Psychiatry 45/3: 267–273

Idzikowski C, Mills FJ, Glenhard R (1986) 5-Hydroxytryptamine-2 antagonist increases human slow wave sleep. Brain Res 378: 164–168

Idzikowski C, Cowen PJ, Nutt D, Mills FJ (1987) The effect of chronic ritanserin treatment on sleep and the neuroendocrine response to L-Tryptophan. Psychopharmacology 93: 416–420

Idzikowski C, Mills FJ, James RJ (1991) A dose-response study examining the effects of ritanserin on human slow wave sleep. Br J Clin Pharmacol 31/2: 193–196

Inman W, Kubota K, Pearce G, Wilton L (1993) PEM report number 10. Zopiclone. Pharmacoepid Drug Safety 2: 499–521

Insel TR, Gillin JC, Moore A, Wallace BM, Loewenstein RJ, Murphy DL (1982) The sleep of patients with obsessive-compulsive disorder. Arch Gen Psychiatry 39: 1372–1377

Institute of Medicine (1979) Sleeping pills, insomnia and medical practice: report of a study. Nat Acad Sci, Washington, Inst Med Publ, pp 79–104

Jacobs D, Ancoli-Israel S, Parker L, Kripke DF (1989) Twenty-four-hour sleep-wake patterns in nursing home population. Psychol Aging 4: 352–356.

Jacobs EA, Reynolds II CF, Kupfer DJ, Lovni BA, Ehrenpreis AB (1988) The role of polysomnography in the differential diagnosis of chronic insomnia. Annu J Psychiatry 154: 346–349

Jacobson E (1938) Progressive relaxation. University of Chicago Press, Chicago

James SP, Mendelson WB, Sack DA, Rosenthal NE, Wehr TA (1987) The effect of melatonin on normal sleep. Neuropsychopharmacology 1: 41–44

James SP, Sack DA, Rosenthal NE, Mendelson WB (1990) Melatonin administration in insomnia. Neuropsychopharmacology 3/1: 19–23

Jamieson AO, Becker PM (1992) Management of the 10 most common sleep disorders. Am Fam Physician 45: 1262–1268

Janowsky DS, El-Yousef MK, Davis JM, Sekerke HJ (1972) A cholinergic-adrenergic hypothesis of mania and depression. Lancet II: 632–635

Janson C, Gislason T, Almqvist M, Bomann G (1989) Theophylline disturbs sleep mainly in coffeine-sensitive persons. Pulm Pharmacol 2: 125–129

Johnson LC, Burdick A, Smith J (1970) Sleep during a local intake and withdrawal in the chronic alcoholic. Arch Gen Psychiatry 22: 406–418

Johnson LC, Chernik DA (1982) Sedative hypnotics and human performance. Psychopharmacology 76: 101–113

Johnson LC, Spinweber CL (1983) Quality of sleep and performance in the Navy: a longitudinal study of good and poor sleepers. In: Guilleminault C, Lugaresi E (eds) Sleep/wake disorders. Natural History, epidemiology and long-term evolution. Raven, New York, pp 13–28

Joseph-Vanderpool RJ, Kelly KG, Schulz PM, Allen R, Souetre E, Rosenthal NE (1988) Delayed sleep phase syndrome revisited: Preliminary effects of light and triazolam. Sleep Res 17: 381

Jouvet M (1984) Indolamines and sleep-inducing factors. Exp Brain Res [Suppl] 8: 84–94

Jovanovic UJ, Dreyfus JF (1983) Polygraphic sleep recordings in insomniac patients under zopiclone or nitrazepam. Pharmacology 27: 136–145

Judd LL, McAdams LA, Ellinwood E (1987) Cognitive performance and mood in patients with chronic insomnia during short- and long-term administration of two benzodiazepines, flurazepam and midazolam. Sleep Res 16: 97

Julou L, Blanchard JC, Dreyfus JF (1985) Pharmacological and Clinical studies of cyclopyrrolones: zopiclone and suriclone. Pharmacol Biochem Behav 23: 653–659

Kales A, Kales JD (1984) Evaluation and treatment of insomnia. Oxford University Press, Oxford New York

Kales A, Scharf MB (1978) Rebound insomnia: A new clinical syndrome. Science 201: 1039–1041

Kales A, Bixler EO, Scharf MB (1973) A comparison of home telemetry and sleep laboratory recordings with insomniac patients. Sleep Res 2: 178

Kales A, Kales JD, Bixler EO (1974) Insomnia: an approach to management and treatment. Psychiatr Ann 4: 28–43

Kales A, Bixler EO, Caldwell AB, Healy S, Preston TA, Kales JD (1978) Further evaluation of MMPI findings in insomnia: comparison of insomniac patients and normal controls. Sleep Res 7: 189

Kales A, Soldatos CR, Kales JD (1980) Taking a sleep history. Am Fam Physician 22: 101–108

Kales A, Kales JD, Soldatos CR (1982) Insomnia and other sleep disorders. Med Clin North Am 66/5: 971–991

Kales A, Caldwell AB, Soldatos CR, Bixler EO, Kales JO (1983) Biopsychobehavioral correlates of insomnia, part II: Pattern specificity and consistancy with the Minnesota multiphasic personality inventory. Psychosom Med 45/4: 341–356

Kales A, Soldatos CR, Bixler EO, Kales JD (1983 a) Rebound insomnia and rebound anxiety: a review. Pharmacology 26: 121–137

Kales A, Soldatos CR, Bixler EO, Kales JD (1983 b) Early morning insomnia with rapidly eliminated benzodiazepines. Science 220: 95–97

Kales A, Bixler EO, Vela-Bueno A, Cadieux RJ, Soldatos CF, Kales JD (1984 a) Biopsychobehavioral correlates of insomnia, part III: Polygraphic findings of sleep difficulty and their relationship to psychopathology. Int J Neurosci 23: 43–56

Kales JD, Kales A, Bixler EO, Soldatos CR, Cadieux RJ, Kashurba GJ, Vela-Bueno A (1984 b) Biospychobehavioural correlates of insomnia, part V: Clinical characteristics and behavioural correlates. Am J Psychiatry 141: 1371–1376

Kamgar-Parsi B, Wehr TA, Gillin JC (1983) Successful treatment of human non-24-hour sleep-wake syndrome. Sleep 6: 257–264

Kampenaers CH, Kerkhofs M, Linkowski P, Mendlewicz J (1988) EEG sleep in young schizophrenic patients. In: Smirne S, Franceschi M, Ferini-Strambi L (eds) Sleep in medical and neuropsychiatric disorders. Masson, Milano, pp 185–192

Kanfer FM, Goldstein AP (1977) Möglichkeiten der Verhaltensänderung. Urban & Schwarzenberg, München

Karacan I (1882) Nocturnal penile tumescence is a biologic marker in assessing erectal dysfunction. Psychosomatics 4: 349–360

Karacan I, Thornby JI, Anch M, Holzer CH, Warheit G, Schwabe J, Williams R (1976) Prevalence of sleep disturbance in a primarily urban. Florida county. Soc Sci Med 10: 239–244

Karasu TB (1978) Psychotherapy with the somatically ill patient. In: Karasu TB, Steinmüller RI (eds) Psychotherapeutics in medicine. Grune & Stratton, New York

Katz JL, Kupferberg A, Pollack CP, Walsh BT, Zumoff B, Weiner H (1984) Is there a relationship between eating disorder and affective disorder? New evidence from sleep recordings. Am J Psychiatry 141: 753

Kay DC, Samiuddin Z (1988) Sleep disorders associated with drug abuse and drugs of abuse. In: Williams RL, Karacan I, Moore CA (eds) Sleep disorders: Diagnosis and treatment, 2nd ed. Wiley, New York, pp 315–372

Kay D, Eisenstein R, Jasinski D (1969) Morphine effects on human REM state, waking state and NREM sleep. Psychopharmacologia 14/5: 404–416

Kazarian SS, Howe MD, Merskey H, Dienum EJL (1978) Insomnia: Anxiety, sleep incompatible behaviors, and depression. J Clin Psychol 34: 865–869

Keshavan M, Reynolds CF, Brar J, Houck P, Campbell K, Gamguli R, McEvoy J (1989) Pretreatment sleep EEG parameters and prediction of response to haloperidol in schizophrenia. Biol Psychiatry 35: 182a

Keshavan MS, Reynolds CF, Ganguli R, Brar JS, Houck PR, Kupfer DJ (1990) EEG sleep in familial subgroups of schizophrenia. Sleep Res 19: 330

Keup W (1993) Mißbrauchsmuster bei Abhängigkeit von Alkohol, Medikamenten und Drogen. Frühwarnsystem für die Bundesrepublik Deutschland. Lambertus, Freiburg, S 457–482

Kielholz P (1971) Diagnose und Therapie der Depression für den Praktiker. Lehmann, München

Killen J, Coates TJ (1984) The complaint of insomnia: what is it and how do we treat? In: Franks CM (ed) New developments in behavior therapy: From research to clinical application. Haworth, New York, pp 377–408

King C (1981) Effects of beta-endorphin and morphine on the sleep-wakefulness behavior of cats. Sleep 4: 259–262

Klimm HD, Dreyfus JF, Delmotte M (1987) Zopiclone versus nitrazepam: a double-blind comparative study of efficacy and tolerance in elderly patients with chronic insomnia. Sleep 10: 73–78

Klingelhöfer J, Hajak G, Matzander G, Schulz-Varszegi M, Sander D, Rüther E, Conrad B (1992) Assessment of intracranial hemodynamics in sleep apnea syndrome: Stroke 23: 1427–1433

Klotz U (1987) Klinische Pharmakologie der Schlafmittel. In: Hippius H, Rüther E, Schmauß M (Hrsg) Schlaf-Wach-Funktionen. Springer, Berlin Heidelberg New York Tokyo, S 145–150

Knab B (1989) Schlafstörungen. Kohlhammer, München

Knab B, Engel RR (1988) Perception of waking and sleeping: implications for the evaluation of insomnia. Sleep 11: 265–272

Knauth P, Rutenfranz J (1992) Schlafstörungen bei Verschiebung des Schlaf-Wach-Zyklus. In: Berger M (Hrsg): Handbuch des normalen und gestörten Schlafs. Springer, Berlin Heidelberg New York Tokyo, S 219–242

Knauth P, Schönfelder E (1990) Effects of a new shift system on the social life of shiftworkers. In: Costa G, Cesana G, Kogi K, Wedderburn A (eds) Shiftwork: Health, sleep and performance. Peter Lang, Frankfurt am Main, pp 537–545

Koller M (1983) Health risks related to shift work. Int Arch Occup Environ Health 53: 59–75

König W (1993 a) Kontrolluntersuchungen. In: Riederer P, Laux G., Pöldinger W (Hrsg) Neuropsychopharmaka, Ein Therapie-Handbuch, Bd 3: Antidepressiva und Phasenprophylaktika. Springer, Wien New York, S 83–86

König W (1993 b) Kontrolluntersuchungen bei neuroleptischer Therapie. In: Riederer P, Laux G., Pöldinger W (Hrsg) Neuropsychopharmaka, Ein Therapie-Handbuch, Bd 4: Neuroleptika. Springer, Wien New York, S 127–130

Körner E, Flooh BE, Reinhart B, Wolf R, Lechner H (1986) Sleep-inducing effect of L-Tryptophan. Eur Neurol 25 [Suppl 2]: 75–81

Kostis JB, Rosen RC (1986) Central nervous system effects of beta–blockers. A study with objective measures. Clin Pharmacol Ther 39: 203

Kramer C (1967) Methaqualone and chloral hydrate: preliminary comparison in geriatric patients. J Am Geriatr Soc 15: 455–461

Kramer M, Kinney L (1988) Sleep pattern in trauma victims with disturbed dreaming. Psychiatr J Univ Ott 13: 12–16

Kripke DF, Simons RN, Garfinkel L, Mammond EC (1979) Short and long sleep and sleeping pills. Is increased mortality associated? Arch Gen Psychiatry 36: 103–116

Kripke DF, Ancoli-Israel S, Mason W (1983) Sleep related mortality and morbidity in the aged. In: Chase MH, Weitzman EG (eds) Sleep disorders basic and clinical research, vol. 8. MTP Press, Lancaster, pp 415–429

Kripke DF, Ancoli-Israel S, Fell RL, Mason WJ, Lauber MR, Kaplan O (1991) Health risk of insomnia. In: Peter JH, Penzel T, Podszus T, Wichert P von (eds) Sleep and health risk. Springer, Berlin Heidelberg New York Tokyo, S 547–554

Krueger JM, Bacsik J, Garcia-Arraras J (1980) Sleep-promoting material from human urine and its relation to factor S from brain. Am J Physiol 238: E 116–126

Krueger JM, Walter J, Dinarello CA, Wolff SM, Chedid L (1984) Sleep promoting effects of endogenous pyrogen (interleukin-1). Am J Physiol 246: 994–999

Kryger MH, Acres JC, Brownell L (1981) A syndrome of sleep, stridor and panic. Chest 80: 768

Kryger MH, Roth T, Dement WC (eds) (1989) Principles and practice of sleep medicine. Saunders, Philadelphia

Kubicki ST, Engfer A (1988) Schlaf- und Schlafmittelforschung. Vieweg, Braunschweig

Kuitunen T, Mattila MJ, Seppala T (1990) Actions and interactions of hypnotics on human performance: single doses of zopiclone, triazolam and alcohol. Int Clin Psychopharmacol 5/2: 115–130

Kupfer D (1982) Interaction of EEG sleep, antidepressants and affective disease. J Clin Psychiatry 43: 30–35

Kupfer DJ, Reynolds CF III (1992) Commentary on "Sleep and psychiatric disorders: a meta-analysis". Arch Gen Psychiatry 49: 669–670

Kupfer DJ, Wyatt RJ, Scott J, Synder F (1970) Sleep disturbance in acute schizophrenic patients. Am J Psychiatry 126: 1213–1223

Kupfer DJ, Reynolds CF III, Ulrich RF, Grochocinski VJ (1986) Comparison of automated REM and slow-wave sleep analysis in young and middle-aged depressed subjects. Biol Psychiatry 21: 189–200

Lack L, Miller W, Turner D (1988) A survey of sleeping difficulties in an Australian population. Community Health Stud 12: 200–207

Lacks P (1987) Behavioral treatment for persistent insomnia. Pergamon, New York

Lacks P, Morin CM (1992) Recent advances in the assessment and treatment of insomnia. J Consult Clin Psychol 60 (4): 586–596

Lacks P, Powlishta K (1989) Improvement following behavioral treatment for insomnia: Clinical significance, long-term maintenance, and predictors of outcome. Behav Ther 20: 117–134

Lacks P, Rotert M (1986) Knowledge and practice of sleep hygiene techniques in insomniacs and good sleepers. Beh Res Ther 24/3: 365–368

Lacks P, Bertelson AD, Gans L, Kunkel J (1983 a) The effectiveness of three behavioral treatments for different degrees of sleep-onset insomnia. Behav Ther 14: 593–605

Lacks P, Bertelson AD, Sugerman J, Kunkel J (1983 b) The treatment of sleep-maintenance insomnia with stimulus-control techniques. Behav Res Ther 21/3: 291–295

Lader M (1987) Long-term benzodiazepine use and psychological functioning. In: Freeman H, Ruy Y (eds) The benzodiazepines in current clinical practice. Royal Society of Medicine Services, London, pp 55–70

Lader M, Denney SC (1983) A double-blind study to establish the residual effects of zopiclone on performance in healthy volunteers. Pharmacology 27: 98–108

Lader M, Petursson (1983) Rational use of anxiolytic/sedative drugs. Drugs 25: 514–528

Ladouceur R, Gros-Louis Y (1986) Paradoxical intention vs stimulus control in the treatment of severe insomnia. J Behav Ther Exp Psychiatry 17/4: 267–269

Lammers S, Hajak G, Rodenbeck A, Sammeck R, Staedt J, Herrendorf G, Rüther E (1993) Schlaf-korrelierte Bewegungsanalyse mittels Motilitätsbett. In: Meier-Ewert K, Rüther E (Hrsg) Schlafmedizin Fischer, Stuttgart Jena, S 187–188

Langer SZ, Arbilla S, Scatton B, Niddam R, Dubois A (1988) Receptors involved in the mechanism of action of zolpidem. In: Sauvanet JP, Langer SZ, Morselli PL (eds) Imidazopyridines in sleep disorders. Raven, New York (L.E.R.S. monograph series, vol 6, pp 55–70)

Lauer CJ, Riemann D, Wiegand M, Berger M (1989) Altersabhängige Veränderungen in der Schlafstruktur depressiver Patienten. In: Saletu B (Hrsg) Biologische Psychiatrie, 2. Drei-Länder-Symposium, Innsbruck, Sept. 1988. Thieme, Stuttgart, S 380–385

Laux G, König W (1986) Langzeiteinnahme und Abhängigkeit von Benzodiazepinen. Ergebnisse einer epidemiologischen Studie. In: Hippius H, Engel RR, Laakmann G (Hrsg) Benzodiazepine. Rückblick und Ausblick. Springer, Berlin Heidelberg New York Tokyo, S 226–233

Lavie P (1983) Incidence of sleep apnea in a presumably healthy working population: a significant relationship with excessive daytime sleepiness. Sleep 6: 312–318

Lavie P, Kaminer H (1989) Holocaust survivors' coping with bereavement as reflected in sleep and dreaming: forty years later. WFSBP, Jerusalem, Sci Proceed, Abstract 147

Lavie P, Hefez A, Halperin G, Enoch D (1979) Long-term effects of traumatic war-related events on sleep. Am J Psychiatry 136: 175–178

Leathwood PD, Chauffard F, Heck E, Munoz-Box R (1982) Aqueous extract of valerian root (Valeriana officinalis L.) improves sleep quality in man. Pharmacol Biochem Behav 17: 65–71

Lee JH, Bliwise DL, Lebret-Bories E, Guilleminault C, Dement WC (1993) Dream-disturbed sleep in insomnia and narcolepsy. J Nerv Ment Dis 181: 320–324

Lemmer B (ed) (1989) Chronopharmacology – cellular and biochemical interactions. Dekker, New York Basel

Lemmer B (1990) Chronopharmakologie – von der Phänomenologie zur Pharmakotherapie. PZ 9: 9–22

Lesch DR, Spire Jean-Paul (1990) Clinical electroencephalography. In: Thorpy MJ (ed) Handbook of sleep disorders, Dekker, New York Basel, pp 13–31

Lester BK, Burch MR, Dossett RC (1967) Nocturnal EEG-GSR profiles: The influence of presleep states. Psychophysiology 3: 238–248

Leutner V (1990) Schlaf, Schlafstörung, Schlafmittel. Editiones Roche, Basel

Levander S, Sachs C (1985) Vigilance performance and automatic function in narcolepsy: effects of central stimulants. Psychophysiology 22: 24–30

Levin B, Bertelson AD, Lacks P (1984) MMPI differences among mild and severe insomniacs and good sleepers. J Pers Assess 48/2: 126–129

Levine B, Roehrs T, Stepanski E, Zorick F, Roth T (1987) Fragmenting sleep diminishes its recuperative value. Sleep 10: 590–599

Levy AB, Dixon KN, Schmidt HS (1987) REM and delta sleep in anorexia nervosa and bulimia. Psychiatry Res 20: 189

Levy AB, Dixon KN, Schmidt HS (1988) Sleep architecture in anorexia nervosa and bulimia. Biol Psychiatry 23/1: 99–101

Lewy AJ, Wehr TA, Goodwin FK, Newsome DA, Markey SP (1980) Light suppresses melatonin secretion in humans. Science 210: 1267–1269

Lewy AJ, Saeeduddin A, Latham Jackson JM, Sack RL (1992) Melatonin shifts human circadian rhythms according to a phase-response curve. Chronobiol Int 9/5: 380–392

Lichstein KL, Fischer SM (1985) Insomnia. In: Hersen M, Bellack AS (eds) Handbook of clinical behavior therapy with adults. Plenum, New York, pp 319–352

Lichstein KL, Rosenthal TL (1980) Insomniacs' perceptions of cognitive versus somatic determinants of sleep disturbance. J Abnorm Psychol 89: 105–107

Liebermann HR (1986) Behavior, sleep and melatonin. J Neural Transm [Suppl] 21: 233–241

Liebermann HR, Waldhauser F, Garfield G, Lynch H, Wurtman RJ (1984) Effects of melatonin on human mood and performance. Brain Res 323: 201–207

Lindemann H (1975) Überleben im Stress. Autogenes Training. Mosaik Verlag, München

Linkowski P, Kerkhofs M, Rielaert C, Mendlewicz J (1986) Sleep during mania in manic-depression males. Eur Arch Psychiatry Neurol Sci 235/6: 339–341

Livingston RL, Zucker DK, Isenberg K, Wetzel RD (1983) Tricyclic antidepressants and delirium. J Clin Psychiatry 44: 173–176

Louvel E, Cramer P, Ferreri M, Pagot R, Regnier F, L'Heritier Ch, Orofiamma B (1988) Zolpidem and triazolam: long-term multicenter studies (1–3 month) in psychiatric and general practice patients. In: Sauvanet JP, Langer SZ, Morselli PL (eds) Imidazopyridines in sleep disorders. Raven, New York, (L.E.R.S. monograph series, vol 6, pp 327–337)

Lugaresi E, Cirignotta F, Coccagna G, Montagna P (1986) Nocturnal myoclonus and restless legs syndrome. Adv Neurol 43: 295–306

Lugaresi E, Zucconi M, Bixler EO (1987) Epidemiology of sleep disorders. Psychiatric Ann 17: 446–453

Lumley M, Roehrs T, Asher D, Zorick F, Roth T (1987) Ethanol and coffein effects on daytime sleepiness/alertness. Sleep 10: 306–312

Lund R, Clarenbach P (1992) Schlafstörungen: Klassifikation und Behandlung. Arcis, Neubiberg

Lund R, Hoff P (1985) Umgang mit dem schlafgestörten Patienten. In: Helmchen H, Hippius H (Hrsg) Psychiatrie für die Praxis. MMV, München, S 45–49

Lund R, Rüther E (1984) Medikamentöse Behandlung von Schlafstörungen. Internist 25: 543–546

Lund R, Rüther E (1985) Chronische Hyposomnie. In: Faust V (Hrsg) Schlafstörungen. Hippokrates, Stuttgart, S 76–83

Lund R, Rüther E, Wober W, Hippius H (1988) Effects of zolpidem (10 and 20 mg), lormetazepam, triazolam and placebo on night sleep and residual effects during the day. In: Sauvanet JP, Langer SZ, Morselli PL (eds) Imidazopyridines in sleep disorders. Raven, New York, (L.E.R.S. monograph series, vol 6, pp 193–203)

MacFarlane JG, Cleghorn JM, Brown GM, Streiner DL (1991) The effects of exogenous melatonin on the total sleep time and daytime alertness of chronic insomniacs: a preliminary study. Biol Psychiatry 30: 371–376

Maczaj M (1993) Pharmacological treatment of insomnia. Drugs 45/1: 44–55

Maeda K, Okamoto N, Nishimoto M, Hoshino R, Ohara K, Ohashi Y, Kawaguchi K (1992) A multicenter study of the effects of vitamin B12 on sleep-waking rhythm disorders: In shizuoka prefecture. Jap J Psychiatry Neurol 46/1: 229–230

Maillard F, Autret E, Autret A (1984) Effects of zopiclone as compared to triazolam on adult insomniacs. 7th Eur Sleep Congress, München, 05.09.1984

Malsch U (1987) Behandlung von Schlafstörungen bei älteren Patienten. Therapiewoche 37: 2484–2487

Mamelak M, Scima A, Price V (1983) Effects of zopiclone on the sleep of chronic insomniacs. Pharmacology 27: 136–145

Mamelak M, Scima A, Price B (1984) A comparative 25-night sleep laboratory study on the effects of quazepam and triazolam on chronic insomniacs. J Clin Pharmacol 24: 65–75

Mann K, Röschke J (1993) Evozierte Potentiale im Schlaf. In: Meier-Ewert K, Rüther E (Hrsg) Schlafmedizin, Fischer, Stuttgart Jena, S 9–14

Mansbach RS, Lorenz DN (1983) Cholecystokinin (CCK-8) elicits prandial sleep in rats. Physiol Behav 30: 179–183

Marchini EJ, Coates TJ, Magistad JG, Waldum SJ (1983) What do insomniacs do, think and feel during the day? A preliminary study. Sleep 6/2: 147–155

Marks J, Nicholson AN (1984) Drugs and insomnia. Br Med J 288: 261

Martikainen K, Hasan J, Urponen H, Vuori I, Partinen M (1992) Daytime sleepiness: a risk factor in community life. Acta Neurol Scand 86: 337–341

Marttila J, Hammel R, Alexander B, Zustiak R (1977) Potential untoward effects of long-term use flurazepam in geriatric patients. J Am Pharmacol Assoc 17: 692–695

Mason WJ, Kripke DF, Messin S, Ancoli-Israel S (1986) The application and utilization of an ambulatory recording system for screening of sleep disorders. Am J EEG Technol 26: 145–156

Mayer J, Fuchs E, Hügens M, Penzel T, Peter JH, Podszus T, Wichert P von (1984) Long-term theophylline therapy of sleep apnea syndrome. Am Rev Respir Dis 129 [Suppl II]: A 252

McCall WV, Erwin CW, Edinger JD, Krystal AD, Marsh GR (1992) Ambulatory polysomnography: Technical aspects and normative values. J Clin Neurophysiol 9/1: 68–77

McCann SJ, Stewin LL (1987) Worry, anxiety, and preferred length of sleep. J Gen Psychol 149/3: 413–418

McCarley RW (1982) REM sleep and depression: common neurobiological control mechanisms. Am J Psychiatry 139: 565–570

McGhie A, Russell SM (1962) The subjective assessment of normal sleep patterns. J Ment Sci 108: 642–654

McKay M, Davis M, Fanning P (1981) Thoughts and feelings. New Harbinger, Richmond/CA

Meichenbaum D (1979) Cognitive-behavior modification: An integrative approach. Plenum, New York

Meichenbaum D (1987) Cognitive-behavior modification, an integrative approach. Plenum, New York

Meier-Ewert K (1989) Tagesschläfrigkeit. VCH edition medizin, Weinheim Basel

Mellinger GD, Balter MB, Uhlenhut EH (1985) Insomnia and its treatment. Prevalence and correlates. Arch Gen Psychiatry 42: 225–232

Mellman TA, Uhde TW (1989 a) Sleep panic attacks: new clinical findings and theoretical implications. Am J Psychiatry 146/9: 1204–1207

Mellman TA, Uhde TW (1989 b) Electroencephalographic sleep in panic disorder: a focus on sleep-related panic attacks. Arch Gen Psychiatry 46/2: 178–184

Mellman TA, Uhde TW (1990) Patients with frequent sleep panic: clinical findings and response to medication treatment. J Clin Psychiatry 51/12: 513–516

Mendelson WB (1980) The use and misuse of sleeping pills. A clinical guide. Plenum, New York

Mendelson WB (1987 a) Human Sleep: Research and clinical care. Plenum, New York

Mendelson WB (1987 b) Pharmacotherapy of insomnia. Psychatr Clin North Am 10/4: 555–563

Mendelson WB (1990) Hypnotics in the treatment of chronic insomnia. In: Thorpy MJ (ed) Handbook of sleep disorders. Dekker, New York, Basel, pp 737–753

Mendelson WB, Gillin JC, Pisner G, Wyatt RJ (1980) Arginine vasotocin and sleep in the rat. Brain Res 182: 246–249

Mendelson WB, Wyatt RJ, Gillin JC (1983) Whither the sleep factors? In: Chase MH, Weitzman ED (eds) Sleep disorders: Basic and clinical research. MTP, Lancaster, pp 281–305

Mendelson WB, Garnett D, Gillin JC, Weingartner H (1984 a) The experience of insomnia and daytime and nighttime functioning. Psychiatry Res 12/3: 235–250

Mendelson WB, Garnett D, Linnoila M (1984 b) Do insomniacs have impaired daytime functioning? Biol Psychiatry 19/8: 1261–1264

Mendelson WB, James SP, Garnett D, Sack DA, Rosenthal NE (1986) A psychophysiological study of insomnia. Psychiatry Res 19/4: 267–284

Merlotti L, Roehrs T, Zorick E, Stepanski E, Russo L, Roth T (1988) Rebound insomnia, duration of administration, and individual differences. Sleep Res 17: 52

Mikkelsen EJ, Rapoport JL, Nee L, Gruneman C, Mendelson W, Gillin JC (1980) Childhood Enuresis I. Sleep patterns and psychopathology. Arch Gen Psychiatry 37: 1139–1144

Milby JB, Williams V, Hall JN, Khuder S, McGill T, Wooten V (1993) Effectiveness of combined triazolam-behavioural therapy for primary insomnia. Am J Psychiatry 150: 1259–1260

Miles L (1982) Sleep questionaire. In: Guilleminault C (ed) Sleeping and waking disorders. Indication and techniques. Addison-Wesley, Menlo Park/CA, pp 383–413

Miles LE, Dement WC (1980 a) Sleep and aging. Sleep 3: 119–220

Miles LE, Dement WC (1980 b) Objective sleep parameters in elderly men and women. Sleep 3/2: 131–151

Minthon L, Edvinsson L, Ekman R, Gustatson L (1990) Neuropeptide levels in Alzheimer's disease and dementia with frontotemporal degeneration. J Neural Transm 30: 57–67.

Mirmian M, Pevet P (1986) Effect of melatonin and methoxtryptamine on sleep-wake-patterns in the male rat. J Pineal Res 3: 135–141

Mitler MM, Gujavarty S, Browman CP (1982) Maintenance of wakefulness test: a polysomnographic technique for evaluating treatment efficacy in patients with excessive somnolence. Electroencephalogr Clin Neurophysiol 53: 658–661

Mitler MM, Browman CP, Menn SJ, Gujavarty K, Timms RM (1986) Nocturnal myoclonus: Treatment efficacy of clonazepam and temazepam. Sleep 9: 385–392

Mitler MM, Carskadon MA, Czeisler CA, Dement WC, Dinges DF, Graeber RC (1988) Catastrophes, sleep and public policy: consensus report. Sleep 11: 100–109

MMWR (ed) (1989) Update: Eosinophilia – myalgia syndrome associated with the ingestion of L-Tryptophan. US Morbid Mortal Week Rep 38/48: 842–843

Modolfsky H, Musisi S, Phillipson EA (1986) Treatment of a case of advanced sleep phase syndrome by phase advance chronotherapy. Sleep 9: 61–65

Moldofsky H, Tullis C, Quance G, Lue FA (1986) Nitrazepam for periodic movements in sleep (sleep-related myoclonus). Can J Neurol Sci 13: 52–54

Momose T (1983) Effectiveness of zopiclone as a preoperative hypnotic. Pharmacology 27: 196–204

Monroe LJ (1967) Psychological and physiological differences between good and poor sleepers. J Abnorm Psychol 72/3: 255–264

Monroe SM (1983) Major and minor life events as predictors of psychological distress: further issues and findings. J Behav Med 5: 189–205

Montagna P, Sassoli de Bianchi L, Zucconi M, Cirignotta F, Lugaresi E (1984) Clonazepam and vibration in restless legs syndrome. Acta Neurol Scand 69: 428–430

Monti JM, Debellis J, Alterwain P, Pellejero T, Monti D (1987) Study of delta sleep-inducing peptide efficacy in improving sleep on short-term administration to chronic insomniacs. Int J Pharmacol Res 7: 105–110

Montplaisir J (1990) Epilepsy and sleep: reciprocal interactions and diagnostic procederes involving sleep. In: Thorpy MJ (ed) Handbook of sleep disorders. Dekker, New York, pp 643–661

Montplaisir J, Godbout R (1989) Restless legs syndrome and periodic movements during sleep. In: Kryger MH, Roth T, Dement WC (eds) Principles and practice of sleep medicine. Saunders, Philadelphia, pp 402–409

Montplaisir J, Walsh J, Malo JL (1982) Nocturnal asthma features of attacks, sleep and breathing patterns. Am Rev Respir Dis 125: 18–22

Montplaisir J, Godbout R, Poirier G, Bedard MA (1986) Restless legs syndrome and periodic movements in sleep: physiopathology and treatment with L-dopa. Clin Neuropharmacol 9: 456–463

Montplaisir J, Lapierre O, Warnes H, Peletier G (1992) The treatment of the restless leg syndrome with or without periodic leg movements in sleep. Sleep 15/5: 391–393

Moon CAL, Ankier SI, Hayes G (1985) Early morning insomnia and daytime anxiety – a multicentre general practice study comparing loprazolam and triazolam. Br J Clin Pract 9: 352–358

Moran MG, Thompson TL, Nies AS (1988) Sleep disorders in the elderly. Am J Psychiatry 145: 1369–1378

Morawetz D (1989) Behavioral self-help treatment for insomnia: A controlled evaluation. Behav Ther 20: 365–379

Morgan K (1984) Effects of two benzodiazepines on the speed and accuracy of perceptual-motor performance in the elderly. Psychopharmacology [Suppl I]: 79–83

Morgan K, Oswald I (1982) Anxiety caused by a short life hypnotic. Br Med J 284: 942

Morin CM (1993) Psychological management of insomnia. Guilford, New York

Morin CM, Azrin NH (1987) Stimulus control and imagery training in treating sleep maintenance insomnia. J Consult Clin Psychol 55: 260–262

Morin CM, Azrin VM (1988) Behavioral and cognitive treatment of geriatric insomnia. J Consult Clin Psychol 56: 748–753

Morin CM, Gramling SE (1989) Sleep patterns and aging: Comparison of older adults with and without insomnia complaints. Psychol Aging 4: 290–294

Morin CM, Kwentus JA (1988) Behavioral and pharmacological treatments for insomnia. Ann Behav Med 10: 91–100

Morin CM, Culbert JP, Kowatch RA, Walton E (1989) Efficacy of cognitive-behavioral treatments for insomnia: A meta-analytic review. Sleep Res 18: 272

Morin CM, Kowatch RA, Barry T, Walton E (1993) Cognitive-behavior therapy for late-life insomnia. J Consult Clin Psychology 61/1: 137–146

Morris III HH, Estes ML (1987) Traveler's amnesia: transient global amnesia secondary to triazolam. J Am Med Assoc 258: 945–946

Morselli PL, Larribaud J, Guillet Ph, Thiercelin JF, Barthelet G, Grilliat JP, Thebault JJ (1988) Daytime residual effects of zolpidem: a review of available data. In: Sauvanet JP, Langer SZ, Morselli PL (eds) Imidazopyridines in sleep disorders. Raven, New York (L.E.R.S. monograph series, vol 6, pp 183–203)

Mossberg D, Liljeberg P, Borg S (1985) Clinical conditions in alcoholics during long-term abstinence: A descriptive longitudinal treatment study. Alcohol 2: 551–553

Motta J, Guilleminault C (1985) Cardiac dysfunction during sleep. Ann Clin Res 17: 190–198

Muller J, Ludmer PL, Willich SN, Tofler GH, Aylmer G, Klangos I, Stone PH (1987) Circadian variation in the frequency of sudden cardiac death. Circulation 75: 131–138

Müller-Limmroth W, Ehrenstein M (1977) Untersuchungen über die Wirkung von Seda Kneipp auf den Schlaf schlafgestörter Menschen. Med Clin 25: 1119–1125

Munby M, Derek WJ, Johnston DW (1980) Agoraphobia: the long-term follow-up of behavioral treatment. Br J Psychiatry 137: 418–427

Muraoka H, Ischii N, Yamada K, Higuchi S et al. (1987) Sleep disorders of alcoholics. Sleep Res 16: 493

Murphy JE, Ankier SI (1984) A comparison of hypnotic activity of loprazolam, flurazepam and placebo. Br J Clin Pract 38: 141–149

Mutschler E (1986) Arzneimittelwirkungen. Wissenschaftliche Verlagsgesellschaft, Stuttgart

National Institute of Mental Health (NIMH) Consensus Development Conference (1984) Drugs and insomnia: The use of medications to promote sleep. JAMA 251: 2410–2414

Nedopil N, Rüther E (1984) Medikamentöse Therapie von Schlafstörungen. MMW 126: 290–191

Nedopil N, Rüther, E (1985) Medikamentöse Behandlung von Schlafstörungen. In: Helmchen H, Hippius H (Hrsg) Psychiatrie für die Praxis, Bd 1. MMV, München, S 41–44

Neil JF, Merikangas JR, Foster FG, Merikangas KR, Spiker DG, Kupfer DJ (1980) Waking and - all-night sleep EEGs in anorexia nervosa. Clin Electroencephalogr 11: 9–15

NIMH s. National Institute of Mental Health

Nicassio PM, Bootzin R (1974) A comparison of progressive relaxation and autogenic training as treatments for insomnia. J Abnorm Psychol 83: 253–260

Nicassio PM, Buchanan DC (1981) Clinical application of behavior therapy for insomnia. Compr Psychiatry 22: 512–521

Nicassio PM, Boylan MB, McCabe TG (1982) Progressive relaxation, EMG biofeedback and biofeedback placebo in the treatment of sleep-onset insomnia. Br J Med Psychol 55: 159–166

Nicassio PM, Pate JK, Mendlowitz DR, Woodward N (1985) Insomnia: nonpharmacologic management by private practice physicians. South Med J 78/5: 556–560

Nicholson AN (1983) Antihistamines and sedation. Lancet II: 211–212

Nicholson AN, Pascoe PA (1986) Hypnotic activity of an imidazopyridine (Zolpidem). Br J Clin Pharmacol 21: 205–211

Nicholson AN, Pascoe PA (1988) Hypnotic activity of zolpidem: night-time and daytime studies in young and middle-aged adults. In: Sauvanet JP, Langer SZ, Morselli PL (eds) Imidazopyridines in sleep disorders. Raven, New York, (L.E.R.S. monograph series, vol 6, pp 231–240)

Nicholson AN, Stone BM (1980) Effects of heterocyclic amphetamine derivates and caffeine on sleep in man. Br J Clin Pharmacol 9: 195–203

Nicholson AN, Stone BM, Pascoe P (1982) Hypnotic efficacy in middleage. J Clin Psychopharmacol 2: 118–121

Nicholson AN, Pascoe PA, Stone BM (1985) Histaminergic systems and sleep: studies in man H1 and H2 antagonists. Neuropharmacology 24: 245–250

Nofzinger EA, Buysse DJ, Reynolds CF, Kupfer DJ (1993) Sleep disorders related to another mental disorder (non-substance/primary): a DSM-IV literature review. J Clin Psychiatry 54(7): 244–255

Normanton JR, Gent JP (1983) Comparison of the effects of two "sleep" peptides, delta-sleep-inducing peptide and arginine-vasotonin, on single neurons in the rat and rabbit brain stem. Neuroscience 8: 107–114

Nowlin JB, Troyer Jr WG, Collins WS, Silverman G, Nichols CR, McIntosh HD, Esler EH, Bogdonoff MD (1965) The association of nocturnal angina pectoris with dreaming. Ann Intern Med 63: 1040–1046

O'Hanlon JF, Volkerts ER (1986) Hypnotics and actual driving performance. Act Psychiat Scand Suppl 332/74: 95–104

Ohanna N, Peled R, Rubin AHE, Zomer J, Lavie P (1985) Periodic leg movements in sleep: effect of clonazepam treatment. Neurology 35: 408–411

Ohta T, Ando K, Iwata T, Ozaki N, Kayukawa Y, Terashima M, Okada T, Kasahara Y (1991) Treatment of persistent sleep-wake schedule disorders in adolescents with methylcobalamin (vitamin B12). Sleep 14/5: 414–418

Okawa M, Takahashi K, Sasaki H (1986) Disturbance of circadian rhythms in severely brain-damaged patients correlated with CT findings. J Neurol 233: 274–282

Okawa M, Nanami T, Wada S, Shimizu T, Hishikawa Y, Sasaki H, Nagamine H, Takahashi K (1987) Four congenitally blind children with circadian sleep-wake rhythm disorder. Sleep 10: 101–110

Oswald I, Adam K (1988) A new look at short-acting hypnotics. In: Sauvanet JP, Langer SZ, Morselli PL (eds) Imidazopyridines in sleep disorders. Raven, New York, (L.E.R.S. monograph series, vol 6, pp 253–259)

Oswald I, Evans J (1985) On serious violence during sleepwalking and night terrors. Psychosomatics 27: 62–64

Oswald I, Adam K, Borrow S, Idzikowski C (1979) The effects of two hypnotics on sleep, subjective feelings and skilled performance. In: Passouant P, Oswald I (eds) Pharmacology of states of alertness. Pergamon, Oxford, pp 51–63

Oswald I, French C, Adam K, Gilham I (1982) Benzodizepine hypnotics remain effective for 24 weeks. Br Med J 2: 860–863

Othmer E, Danghady WH, Goodwin DW, Levine WR, Malarey WB, Treemon F, Halikas JA (1982) Sleep and the growth hormone secretion in alcoholics. J Clin Psychiatry 43: 411–414

O'Toole DP, Carlisle RJT, Howard PJ, Dundee JW (1986) Effects of altered gastric motility on the pharmacokinetics of orally administered zopiclone. Ir J Med Sci 155: 136

Ott BD, Levine BA, Ascher LM (1983) Manipulating the explicit demand of paradoxical intention instructions. Behav Psychotherapy 11: 25–35

Ott H, Oswald I, Fichte K, Sastre-Y-Hernandes M (1981) Visuelle Analogskalen zur Erfassung von Schlafqualität (VIS-A und VIS-M). Selbstbeurteilungsskala (S). In: Collegium Internationale Psychiatriae Scalarum (CIPS) (Hrsg) Internationale Skalen für Psychiatrie. Beltz, Weinheim

Owen RT, Tyrer P (1983) Benzodiazepine dependence. A review of the evidence. Drugs 25: 385–398

Palminteri R, Narbonne G (1988) Safety profile of zolpidem. In: Sauvanet JP, Langer SZ, Morselli PL (eds) Imidazopyridines in sleep disorders. Raven, New York, (L.E.R.S. monograph series, vol 6, pp 351–361)

Pappenheimer JR (1982) Sleep factor in CSF, brain and urine. Front Hormone Res 9: 173–178

Parkes JD (1985) Sleep and its disorders. Saunders, Philadelphia

Parson M (1986) Fits and other couses of loss of consciousness while driving. Q J Med 227: 295–303

Partinen M, Eskelinen L, Tuomi K (1984) Complaints of insomnia in different occupations. Scand J Work Environ Health 10: 467–469

Passalacqua G, Scordamaglia A, Ruffoni S, Parodi MN, Canonica GW (1993) Sedation from H1 antagonists: Evaluation methods and experimental results. Allergol Immunopathol (Madr) 21/2: 79–83

Pastelak-Price C (1983) Das internationale 10-20-System zur Elektroden Plazierung: Begründung, praktische Anleitung zu den Meßschritten und Hinweise zum Setzen der Elektroden. EEG-Labor 5: 49–72

Paton DM, Webster DR (1985) Clinical pharmacokinetics of H1-receptor antagonists (the antihistamines). Clin Pharmacokinet 10: 477–497

Patterson J (1987) Triazolam syndrom in the elderly. South Med J 80: 1425–1426

Pecknold JC, Luthe L (1990) Sleep studies and neurochemical correlates in panic disorder and agoraphobia. Prog Neuropsychopharmacol Biol Psychiatry 14: 753–758

Pecknold J, Wilson R, Le Morvan P (1990) Long term efficacy and withdrawal of zopiclone. A sleep laboratory study. Int Clin Psychopharmacol 5/2: 57–67

Pedley T, Guilleminault C (1977) Episodic nocturnal wanderings responsive to anticonvulsant drug therapy. Ann Neurol 2: 30–35

Pelayo RP, Thorpy MJ, Glovinsky P (1988) Prevalence of delayed sleep phase syndrome among adolescents. Sleep Res 17: 392

Pelzer E, Lund R, Rüther E (1987) Twenty-four-hour investigations on neuroendocrine rhythms in chronic insomnia. 5th Int Congress of Sleep Research, Copenhagen (Abstract Book 559)

Pena de la A (1978) Toward a psychophysiologic conceptualization of insomnia. In: Williams RL, Karacan I (eds) Sleep disorders, diagnosis and treatment. Wiley & Sons, New York Chichester, pp 101–144

Penzel T, Amend G, Meinzer K, Peter JH, Wichert P von (1990) MESAM: a heart rate and snoring recorder for detection of obstructive sleep apnea. Sleep 13: 175–182

Penzel T, Hajak G, Hoffmann et al. (1993) Empfehlungen zur Durchführung und Auswertung polygraphischer Ableitungen im diagnostischen Schlaflabor. Z EEG-EMG 24: 65–70

Peter JH, Fuchs E, Köhler U et al. (1986) Studies in the prevalence of sleep apnea activity: evaluation of ambulatory screening results. Eur J Respir Dis 69 [Suppl 146]: 451–458

Peter JH, Amend G, Stephan S, Jung W, Ockenga A, Himmelmann H, Wichert P von (1987) Therapie der Schlafapnoe mit abendlich eingenommenem retardierten Theophyllin (Euphylong). Prax Klin Pneumol 41: 433–437

Peter JH, Becker J, Blanke J, Clarenbach P, Mayer G, Raschke F (1991) Empfehlungen zur Diagnostik, Therapie und Langzeitbetreuung von Patienten mit Schlafapnoe. Med Klinik 86: 46–50

Peter JH, Faust M, Penzel T, Podszus T, Schneider H, Weber K, von Wichert P (1992) Atmung und Schlaf: Schlafbezogene Atmungsstörungen. In: Berger M (Hrsg) Handbuch des normalen und gestörten Schlafs. Springer, Berlin Heidelberg, S 268–300

Petrie K, Conaglen JV, Thompson L, Chamberlain C (1989) Effects of melatonin on jet lag after long haul flights. Br Med J 298: 705–707

Petrie K, Dawson AG, Thompson L, Brook R (1993) A double-blind trial of melatonin as a treatment for jet lag in international cabin crew. Biol Psychiatry 33: 526–530

Pharmaceutical Journal (1990) Psychological ADRs with Zopiclone. Pharmaceut J (August): 210

Pharmaceutical Journal (1991) CSM comments on zopiclone dependence. Pharmaceut J (Januar): 78

Philipp M, Buller R (1986) Klassifikatorische Probleme von Mißbrauch und körperlicher Abhängigkeit bei Benzodiazepinen. In: Hippius H, Engel RR, Laakmann G (Hrsg) Benzodiazepine. Rückblick und Ausblick. Springer, Berlin Heidelberg New York Tokyo, S 234–241

Piel E (1985) Schlafschwierigkeiten und soziale Persönlichkeit. Einige sozialempirische Daten. In: Faust V (Hrsg) Schlafstörungen. Hippokrates, Stuttgart, S 14–26

Pokorny AD (1978) Sleep disturbances, alcohol, and alcolholism: a review. In: Williams RL, Karacan I (eds) Sleep disorders: Diagnosis and treatment. Wiley, New York, pp 233–260

Pöldinger W, Wider F (1985) Tranquilizer und Hypnotika. Fischer, Stuttgart

Pollak CP, Perlick D, Linsner JP, Wenston J, Hsiek F (1990) Sleep problems in the community elderly as predictors of death and nursing home placement. J Commun Health 15: 123–135

Pollmächer T, Lauer C (1992) Physiologie von Schlaf und Schlafregulation. In: Berger M (Hrsg) Handbuch des normalen und gestörten Schlafs. Springer, Berlin Heidelberg New York Tokyo, S 1–44

Ponciano E, Freitas F, Camara J, Faria M, Barreto M, Hindmarch I (1990) A comparison of the efficacy, tolerance and residual effects of zopiclone, flurazepam and placebo in insomniac out-patients. Int Clin Psychopharmacol 5/2: 69–77

Poser W (1991) Entstehung und Verlauf von Benzodiazepin-Abhängigkeiten. Z Allgemeinmed 15: 935–939

Praplan-Prahund J, Forster a, Gamlin Z, Tassonyi E, Sauvanet JP (1990) Preoparative sedation before regional anaesthesia: comparison between zolpidem, midazolam and placebo. Br J Anaesth 64: 670–674

Pressman MR, Spielman AJ, Pollak CP, Weitzman ED (1982) Long latency auditory evoked responses during sleep deprivation and in narcolepsy. Sleep 5: 147–156

Prinz PN (1977) Sleep patterns in the healthy aged: relationship with intellectual function. J Gerontol 32: 179–186

Prinz PN, Raskind M (1978) Aging and sleep disorders. In: Williams R, Karacan I (eds) Sleep disorders: Diagnosis and treatment. Wiley, New York Chichester, pp 303–321

Prinz PN, Roehrs TA, Vitaliano PP, Linnoila M, Weitzman ED (1980) Effect of alcohol on sleep and nighttime plasma growth hormone and cortisol concentrations. J Clin Endocrinol Metab 51: 759–764

Prinz PN, Raskind ER, Vitaliano PP, Raskind MA, Eisdorfer C, Zemcouznikov N, Gerber CJ (1982) Changes in the sleep and waking EEG's of nondemented and demented elderly subjects. J Am Geriatr Soc 30: 86–93

Prinz PN, Vitaliano PP, Vitiello MV et al. (1982) Sleep EEG and mental function changes in senile dementia of the Alzheimer's type. Neurobiol Aging 3: 361–370

Proudfoot A (1982) Diagnosis and management of acute poisoning. Blackwell Scientific Publications, Oxford

Prowse K (1994) Sleep in other systemic disorders. In: Cooper R (ed) Sleep. Chapman & Hall, London, pp 488–521

Puder R, Lacks P, Bertelson AD, Storandt M (1983) Short term stimulus control treatment of insomnia in older adults. Behav Ther 14: 424–429

Pull CB, Dreyfus JF, Brun JP (1983) Comparison of nitrazepam and zopiclone in psychiatric patients. Pharmacology 27/2: 205–209

Quadens OP, Hoffman G, Buytaert G (1983) Effects of zopiclone as compared to flurazepam in women over 40 years of age. Pharmacology 27: 146–155

Rabins PV, Mace NL, Lucas MJ (1982) The impact of dementia on the family. JAMA 248: 333–335.

Rahm V, Schacht P (1989) Safety of Ciprofloxacin. A Review. Scand J Infect Dis [Suppl] 60: 120–128

Rapoport J, Elkins R, Langer D, Sceery W, Buchsbaum MS, Gillin J, Murphy DL, Zahn TP, Lake R, Ludlow C, Mendelson W (1981) Childhood obsessive compulsive disorder. Am J Psychiatry 138: 1545–1554

Rapoport J, Mikkelsen EJ, Zavadil A, Nee L, Gruneman C, Mendelson W, Gillin JC (1980) Childhood enuresis. II. Psychopathology, tricyclic concentration in plasma and antienuretic effect. Arch Gen Psychiatry 37: 1146–1152

Rechtschaffen A, Kales A (1968) A manual for standard terminology, techniques and scoring system for sleep stages of human subjects. Public Health Service, US Government, Printing Office, Washington/DC

Rechtschaffen A, Maron L (1964) The effect of amphethamine on the sleep cycle. Electroencephalogr Clin Neurophysiol 16: 438–445

Reeves R (1977) Comparison of triazolam, flurazepam and placebo as hypnotics in geriatric patients with insomnia. J Clin Pharmacol 17: 319–323

Regestein QR (1987) Specific effects of sedative hypnotic drugs in the treatment of incapacitating chronic insomniacs. Am J Med 83/5: 909–916

Regestein QR, Reich P (1983) Incapacitating childhood-onset insomnia. Compr Psychiatry 24/3: 244–248

Regestein QR, Dambrosia J, Hallett M, Murawski B, Paine M (1993) Daytime alertness in patients with primary insomnia. Am J Psychiatry 150: 1529–1534

Reich L, Weiss Bl, Coble P, Mcpartland P, Kupfer DJ (1975) Sleep disturbance in schizophrenia. Arch Gen Psychiatry 32:51–55

Reid WH, Gutnik BD (1980) Treatment of intractable sleep walking. Psychiatr J Univ Ott 5: 86–88

Reid WH, Ahmed I, Levie CA (1981) Treatment of sleep walking. A controlled study. Am J Psychother 35: 27–37

Reiter RJ (1986) Normal patterns of melatonin levels in the pineal gland and body fluids of humans and experimental animals. J Neural Transm [Suppl] 21: 35–54

Reiter RJ (1991) Pineal gland. Interface between the photoperiodic environment and the endocrine system. Trends Endocrin Metab 2: 13–19

Relinger H, Bornstein PH (1979) Treatment of sleep-onset insomnia by paradoxical intention: A multiple baseline design. Behav Mod 3: 203–222

Reynolds CF (1989) Sleep in affective disorders. In: Kryger MH, Roth T, Dement WC (eds) Principles and practice of sleep medicine. Saunders, Philadelphia, pp 413–416

Reynolds CF, Kupfer DJ (1987) Sleep research in affective illness: State of the art circa 1987. Sleep 10/3: 199–215

Reynolds CF III, Shaw DH, Newton TF, Coble PA, Kupfer DJ (1983 a) EEG sleep in outpatients with generalizd anxiety: a preliminary comparison with depressed outpatients. Psychiatry Res 8: 81–89

Reynolds CF III, Spiker DG, Hanin I et al. (1983 b) EEG sleep, aging, and psychopathology: new data and state-of-the-art. Biol Psychiatry 18: 139–155

Reynolds CF III, Kupfer DJ, Taska LS et al. (1985 a) EEG sleep in elderly depressed, demented, and healthy subjects. Biol Psychiatry 20: 431–442

Reynolds CF, Kupfer DJ, Taska LS, Hoch CL, Sewitch DE, Spiker DG (1985 b) Sleep of healthy seniors: a revisit. Sleep 8/1: 20–29

Reynolds CF III, Kupfer DJ, Buysse DJ, Coble PA, Yeager A (1991) Subtyping DSM-III-R primary insomnia: A literature review by the DSM-IV work group on sleep disorders. Am J Psychiatry 148: 432–438

Richtlinien für Benzodiazepinverordnungen (1985) Pharmazeutische Zeitung 19: 1205

Rickels K, Ginsberg J, Morris RJ (1984) Doxylamine succinate in insomniac family practice patients: a double-blind study. Curr Ther Res 35: 532–540

Rickels K, Morris RJ, Newman H, Rosenfeld H, Schiller H, Weinstock R (1983) Diphenhydramine in insomniac family practice patients: a double-blind study. J Clin Pharmacol 23: 235–242

Riederer P, Laux G, Pöldinger W (Hrsg) (1992) Neuropsychopharmaka, Ein Therapie-Handbuch, Bd 4: Neuroleptika. Springer, Wien New York

Riederer P, Laux G, Pöldinger W (Hrsg) (1993) Neuropsychopharmaka, Ein Therapie-Handbuch, Bd 3: Antidepressiva und Phasenprophylaktika. Springer, Wien New York

Riemann D (1992) Die Parasomnien. In: Berger M (Hrsg) Handbuch des normalen und gestörten Schlafs. Springer, Berlin Heidelberg New York Tokyo, S 200–218

Rodenbeck A, Hajak G, Staedt J, Herrendorf G, Lammers S, Böhm M, Rüther E (1993) Subjektive versus objektive Schlafqualität bei Patienten mit einer chronisch psychophysiologischen Insomnie. In: Meier-Ewert K, Rüther E (Hrsg) Schlafmedizin '92. Fischer, Stuttgart Jena, S 46–49

Rodenbeck A, Hajak G, Herrendorf G et al. (1994) Schlafpolygraphische und neuroendokrine Aspekte zur Wirkung trizyklischer Antidepressiva in der Behandlung von Insomniepatienten. Wien Med Wochenschr (Sonderheft): 125–128

Roehrs T, Roth T (1992) Multiple sleep latency test: Technical aspects and normal values. J Clin Neurophysiol 9/1: 63–67

Roehrs T, Zorick F, Kaffemann M, Sicklesteel J, Roth T (1982) Flurazepam for short-term treatment of complaints of insomnia. J Clin Pharmacol: 22: 290–296

Roehrs TA, Zorick FJ, Sicklesteel R, Wittig RM, Roth T (1983) Excessive daytime sleepiness associated with insufficient sleep. Sleep 6/4: 319–325

Roehrs T, Tietz E, Zorick F, Roth T (1984) Daytime sleepiness and antihistamines. Sleep 7: 137

Roehrs TA, Zorick FJ, Wittig RM, Roth T (1986) Dose determinants of rebound insomnia. Br J Clin Pharmacol 22/2: 143–147

Roehrs T, Zorick F, Roth T (1989) Transient insomnias and insomnias associated with circadian rhythm disorders. In: Kryger MH, Roth T, Dement WC (eds) Principles and practice of sleep medicine. Saunders, Philadelphia, pp 433–441

Roehrs T, Koshorek G, Merlotti L, Zorick F, Wittig R, Roth T (1990 a) Dose related effects on rebound insomnia. Sleep Res 19: 84

Roehrs T, Vogel G, Roth T (1990 b) Rebound insomnia: Its determinants and significance. Am J Med 88: 39S–42S

Roehrs T, Merlotti L, Zorick F, Roth T (1992) Rebound insomnia in normals and patients with insomnia after abrupt and tapered discontinuation. Psychopharmacol 107/4: 480–484

Roger M et al. (1991) Efficacy of Zolpidem 5 and 10 mg in elderly. A double blind study versus triazolam 0.25 mg. Biol Psychiatry [Suppl]: 689

Roger M, Attali P, Coquelin J-P (1993) Multicenter, double-blind, controlled comparison of zolpidem and triazolam in elderly patients within insomnia. Clin Therap 15/1: 127–136

Rojas-Ramirez JA, Crawley JN, Mendelson WB (1982) Electroencephalographic analysis of the sleep-inducing action of cholecystokinin. Neuropeptides 3: 129–138

Rosa RR, Bonnet MH, Kramer M (1983) The relationship of sleep and anxiety in anxious subjects. J Biol Psychol 16: 119–126

Rosadini G, De Carli F, Ferrillo F (1992) An EEG computerized system for the evaluation of hypnotic drugs. Int J Psychophysiol 13: 291–297

Rosenthal L, Roehrs T, Zwyghnizen-Doorenbos A, Plath D, Roth T (1991 a) Alerting effects of caffeine after normal and restricted sleep. Neuropsychopharmacology 4: 103–108

Rosenthal L, Merlotti L, Rosen A, Plath D, Roth T (1991 b) Total sleep time and level of sleepines following partial and total sleep deprivation. Sleep Res 20: 418

Rosenthal NE, Joseph-Vanderpool JR, Levendosky AA, Johnston SH, Allen R, Kelly KA, Souetre E, Schultz PM, Starz KE (1990) Phase-shifting effects of bright morning light as treatment for delayed sleep phase syndrome. Sleep 13/4: 354–361

Rote Liste 1994. Editio Cantor, Aulendorf

Roth B, Nevsimalova S, Sagova V, Paroubkova D, Horakova A (1981) Neurological, psychological and polygraphic findings in sleep drunkeness. Arch Suisse Neurol Neurochirurg Psychiatr 129: 209–222

Roth M, Mountjoy Q (1982) The distinction between anxiety states and depressive disorders. In: Paykel ES (ed) Handbook of affective disorders. Guildford, New York, pp 70–92

Roth T, Roehrs T, Zorick F, Conway W (1985) Pharmacological effects of sedativa-hypnotics, narcotics, analgesies and alcohol during sleep. Med Clin North Am 69: 1281–1288

Roth T, Roehrs T, Koshorek G, Sicklesteel BA, Zorick F (1987) Sedative effects of antihistamines. Clin Imunol 80: 94–98

Roth T, Roehrs T, Zorick F (1988) Pharmacological treatment of sleep disorders. In: Williams RL, Karacan I, Moore CA (eds) Sleep disorders: Diagnosis and treatment, 2nd ed. Wiley, New York, pp 373–396

Roth T, Roehrs T, Carskadon M, Dement W (1989) Daytime sleep and alertness. In: Kryger MH, Roth R, Dement WC (eds) Principles and practice of sleep medicine. Saunders, Philadelphia, pp 14–23

Rothschild AJ (1992) Disinhibition, amnestic reactions, and other adverse reactions secondary to triazolam: A review of the literature. J Clin Psychiatry 53/12 [suppl]: 69–79

Rüddel H, Curio E (1991) Non-invasive continuous blood pressure measurement. Methods, evaluations and applications of the vascular unloading technique (Penaz-Method). Lang, Frankfurt am Main Bern New York

Rudestam KE (1980) Methods of self-change. Brooks/Cole Publ., Monterey/ CA

Rudolf GA (1985) Der Schlaf bei endogenen Psychosen. In: Faust V (Hrsg) Schlafstörungen. Hippokrates, Stuttgart, S 94–100

Rudolf GA (1990) Der Stellenwert der in Behandlung von Schlafstörungen verwendeten Hypnotika. In: Rudolf GA, Engfer A (Hrsg) Schlafstörungen in der Praxis. Diagnostische und therapeutische Aspekte. Vieweg, Braunschweig, S 48–61

Rühle KH (1992) Internistische Erkrankungen und Schlafstörungen. In: Berger M (Hrsg) Handbuch des gesunden und gestörten Schlafs. Springer, Berlin Heidelberg New York Tokyo, S 243–267

Rüther E (1984) Wann Schlafmittel? Arzneiverordnung in der Praxis 5/84

Rüther E (1986) Benzodiazepine zur Behandlung von Schlafstörungen. In: Hippius H, Engel RR, Laakmann G (Hrsg) Benzodiazepine. Springer, Berlin Heidelberg New York Tokyo, S 101–107

Rüther E, Engfer A (1988) Schlafstörungen: Häufigkeit – Ursachen – medikamentöse Behandlung. In: Kubicki ST, Engfer A (Hrsg) Schlaf- und Schlafmittelforschung. Neue Ergebnisse und therapeutische Konsequenzen. Vieweg, Braunschweig, S 9–20

Rüther E, Hajak G (1991) Depression with sleep disturbances. In: Freeman HL (ed) The uses of fluoxetine in clinical practice. Royal Society of Medicines Services, London, pp 27–34

Rüther E et al. (1992 a) Epidemiologie, Pathophysiologie, Diagnostik und Therapie von Schlafstörungen. Ergebnisse einer Consensus-Konferenz der Arbeitsgemeinschaft Klinischer Schlafzentren (AKS) und der Arbeitsgemeinschaft für Neuropsychopharmakologie und Pharmakopsychiatrie (AGNP). MMW 134: 460–466

Rüther E, Clarenbach P, Hajak G, Fischer W, Haase W (1992 b) Zopiclon bei Patienten mit Schlafstörungen. MMW 134: 753–757

Sack RL, Lewy AJ, Hoban TM (1987) Free-running melatonin rhythms in blind people: Phase shifts with melatonin and triazolam administration. In: Rening L, Heiden U van der, Mackey MC (eds) Temporal disorder in human oscillatory systems, Springer, New York, pp 219–224

Sacket DL (1978) Clinical diagnosis and the clinical laboratory. Clin Med 1: 37–43

Sadeh A, Alster J, Urbach D, Lavie P (1989) Actigraphically based automatic bedtime sleep-wake scoring. J Ambul Monit 2: 209–216

Sanavio E (1988) Pre-sleep cognitive intrusions and treatment of onset-insomnia. Behav Res Ther 26/6: 451–459

Sanavio E, Vidotto G, Bettinardi O, Rolletto T, Zorzi M (1990) Behavior therapy for DIMS: Comparison of the three treatment procedures with follow-up. Behav Psychother 18: 151–167

Sandyk R (1990) Possible role of pineal melatonin in the mechanisms of aging. Int J Neurosci 52: 85–92

Sasaki M, Kurosaki Y, Mori A, Endo S (1986) Patterns of sleep-wakefulness before and after transmeridian flight in commercial airline pilots. Aviat Space Environ Med 57 [Suppl 12]: B29–B42

Schafler KD (1984) Der okulodynamische Test (ODT) als Untersuchungsinstrument für pharmakologisch indizierte Vigilanzänderungen. In: Kugler J, Leutner V (Hrsg) Vigilanz. Ihre Bestimmung und Beeinflussung. Hoffmann La Roche, Basel

Scharf MB, Hirschowitz J, Zemlon FP, Lichstein M, Wood M (1986) Comparative effects of limbitrol and amitriptylin on sleep efficiency and architecture. J Clin Psychiatry 47: 587–591

Scheele C von, Kempi V (1990) Long-term effect of dopaminergic drugs in restless legs. A 2-years follow-up. Arch Neurol 47: 1223–1224

Scharf MB, Fletcher K, Graham JP (1988) Comparative amnestic effects of benzodiazepine hypnotic agents. J Clin Psychiatry 49: 134–137

Schimmel KCH (1985) Pflanzliche Sedativa. In: Faust V (Hrgs) Schlafstörungen, Hippokrates, Stuttgart, S 188–194

Schindler L, Hohenberger E (1985) Verhaltenstherapie als Alternative zur Behandlung von Schlafstörungen. In: Faust V (Hrsg) Schlafstörungen. Hippokrates, Stuttgart, S 137–143

Schlich D, L'Heritier C, Coquelin JP, Attali P (1991) Long-term treatment of insomnia with Zolpidem: a multicenter general practitioner study of 107 patients. J Int Med Res 19: 271–279

Schlossberg A, Benjamin M (1978) Sleep patterns in three acute combat fatigue cases. J Clin Psychiatry 39: 546–549

Schmidt LG (1990) Mißbrauch und Abhängigkeit von Schlafmitteln. In: Rudolf GA, Engfer A (Hrsg) Schlafstörungen in der Praxis. Diagnostische und therapeutische Aspekte. Vieweg, Braunschweig, S 65–78

Schneider-Helmert D (1985) Klassifikation und Differentialdiagnose der verschiedenen Schlafstörungen. In: Faust V (Hrsg) Schlafstörungen. Hippokrates, Stuttgart, S 9–13

Schneider-Helmert D (1987) Twenty-four hour sleep-wake function and personality pattern in chronic insomniacs and healthy controls. Sleep 10: 452–462

Schneider-Helmert D (1988) DSIP: clinical application of the programming effect. In: Inoue S, Schneider-Helmert D (eds) Sleep peptides: Basic and clinical approaches. Jpn Sci Soc Press, Tokyo, pp 175–198

Schneider-Helmert D, Schoenenberger GA (1983) Effect of DSIP in man. Neuropsychobiology 9: 197–206

Schneider-Helmert D, Spinweber CL (1986) Evaluation of L-Tryptophan for treatment of insomnia. Psychopharmacology 89: 1–7

Schoen L, Kramer M, Kinney L (1984) Auditory thresholds in the dream disturbed. Sleep Res 13: 102

Schoiket SL, Bertelson AD, Lacks P (1988) Is sleep hygiene a sufficient treatment for sleep maintenance insomnia? Behav Ther 19: 183–190

Schramm E (1992) Psychodiagnostische Erfassung von Schlafstörungen. In: Berger M (Hrsg) Handbuch des normalen und gestörten Schlafs. Springer, Berlin Heidelberg New York Tokyo, S 45–66

Schramm E, Hohagen F, Graßhoff U, Berger M (1991) Strukturiertes Interview für Schlafstörungen nach DSM-III-R (SIS-D). Beltz, Weinheim

Schramm E, Hohagen F, Graßhoff U, Riemann D, Hajak G, Weeß H-G, Berger M (1993) Testretest reliability and validity of a structured interview for sleep disorders according to DSM-III-R. Am J Psychiatry 150: 867–872

Schubert FC (1986) Kognitive Therapie psychogener Schlafstörungen: Ein Erklärungs- und Handlungsansatz. Psychiatr Prax 13/1: 1–9

Schulz H, Jobert M, Jähnig P (1991) Macro- and microstructure of sleep in insomniac patients under the influence of a benzodiazepine and a non-benzodiazepine hypnotic. In: Racagni G, Brunello N, Fukuda T (eds) Biological psychiatry, vol 1. Elsevier, Amsterdam, pp 823–826

Settle EC, Ayd FJ (1980) Trimipramine: twenty years worldwide clinical experience. J Clin Psychiatry 41: 266–274

Sewitch DE (1987) Slow wave sleep deficiency insomnia: A problem in thermo-down regulation at sleep onset. Psychophysiology 24/2: 200–215

Seyffart G (1983) Chloral hydrate and related drugs. In: Haddad LM, Winchester JF (eds) Clinical management poisoning and drug overdose. Saunders, Philadelphia, pp 527–531

Shader RI, Greenblatt DJ (1983) Triazolam and anterograde amnesia: all is not well in the Z-zone. J Clin Psychopharmacol 3: 272

Shapiro CM, Warren PM, Trinder J, Paxton SJ, Oswald I, Flenley DC, Catterall JR (1984) Fitness facilitates sleep. Eur J Appl Physiology 53/1: 1–4

Shogt B, Cohn D (1985) Paranoid symptoms associated with triazolam. Can J Psychiatry 30: 402–406

Sieb JP, Clarenbach P (1990) Anterograde Amnesie unter Benzodiazepin-Hypnotika. In: Meier-Ewert K, Schulz H (Hrsg) Schlaf und Schlafstörungen. Springer, Berlin Heidelberg New York Tokyo, S 156–164

Sleep Disorders Atlas Task Force (1992) EEG arousals: Scoring rules and examples. A preliminary report from the Sleep Disorders Atlas Task Force of the American Sleep Disorders Association. Sleep 15/2: 174–184

Smith RC (1985) Relationship between periodic movements in sleep and the babinski sign. Sleep 8: 319–324

Soldatos CR, Kales A, Kales JD (1979) Management of insomnia. Annu Rev Med 30: 301–312

Soldatos CR, Kales JD,Tjiavw-Ling T, Kales A (1987 a) Classification of sleep disorders. Psychiatric Ann 17: 454–458

Soldatos CR, Vela-Bueneo A, Kales A (1987 b) Sleep in psychiatric disorders. Psychiatr Med 4: 119–132

Spiegel R (1981) Sleep and sleeplessness in advanced age. Spectrum, New York

Spiegel R (1987) Schlaf-Wach-Funktionen im höheren Lebensalter. In: Hippius H, Rüther E, Schmauß M (Hrsg) Schlaf-Wach-Funktionen. Springer, Berlin Heidelberg New York Tokyo, S 77–89

Spiegel R, Allen SR (1984) Die Wirkung eines nicht rezeptpflichtigen Schlafmittels auf das Schlafpolygramm gesunder Probanden. Schweiz Rundsch Med Prax 73: 163–173

Spiegel R, Köberle S, Allen SR (1986) Significance of slow wave sleep: considerations from a clinical viewpoint. Sleep 9/1: 66–79

Spielman AJ (1986) Assessment of insomnia. Clin Psychol Rev 6: 11–25

Spielman AJ, Glovinsky PB (1991) The varied nature of insomnia. In: Hauri P (ed) Case studies in insomnia. Plenum, New York, pp 1–18

Spielman AJ, Saskin P, Thorpy MJ (1983) Sleep restriction treatment of insomnia. Sleep Res 12: 286

Spielman AJ, Saskin P, Thorpy MJ (1984) Sleep restriction therapy for chronic insomnia. Outcome as a function of pre-treatment total sleep time. Sleep Res 13: 167

Spielman AJ, Caruso LS, Glovinsky PB (1987 a) A behavioral perspective on insomnia treatment. Psychiatr Clin North Am 10/4: 541–553

Spielman AJ, Saskin P, Thorpy MJ (1987 b) Treatment of chronic insomnia by restriction of time in bed. Sleep 10/1: 45–56

Spinweber CL, Johnson LC (1982) Effects of triazolam (0,5 mg) on sleep, performance memory and arousal threshold. Psychopharmacology 76: 5–12

Staedt J, Windt H, Hajak G et al. (1993 a) Cluster arousal analysis in chronic pain-disturbed sleep. J Sleep Res 2: 134–137

Staedt J, Stoppe G, Kögler A, Munz D, Riemann H, Emrich D, Rüther E (1993 b) Dopamine D2 receptor alteration in patients with periodic movements in sleep nocturnal myoclonus. J Neural Transm (Gen-Sect) 93: 71–74

Staedt J, Stoppe G, Kögler A et al. (1994) Nächtliches Myoclonie-Syndrom (NMS) und Restless-Legs-Syndrom (RLS)-Übersicht und Fehlbeschreibung. Fortschr Neurol Psychiatr 62: 88–93

Staedt J, Stoppe G, Hajak G, Müller-Struck A, Rüther E (im Druck) Was tun wenn Schlafmittel nicht mehr helfen? Fortschr Neurol Psychiat

Steinberg R (1989) Behandlung chronischer Schlafstörungen in der Praxis. In: Hippius H, Lauter H, Greil W (Hrsg) Psychiatrie für die Praxis, Bd 10: Der gestörte Schlaf. MMW, München, S 57–70

Steinberg R, Oefele K von (1985) Differentialdiagnose von Schlafstörungen. In: Helmchen H, Hippius H (Hrsg) Psychiatrie für die Praxis. MMV, München, S 33–40

Steinberg R, Einhäupl K, Hippius H, Hoff P, Nedopil N, Oefele K von, Rüther E (1984 a) Chronische Hyposomnien in einer Schlafambulanz. Nervenarzt 55/9: 471–476

Steinberg R, Hippius H, Nedopil N, Rüther E (1984 b) Aspekte der modernen Schlafforschung. Nervenarzt 55/9: 461–470

Steinberg R, Brenner PM, Lund R, Rüther E (1987) Behandlung chronischer Insomnien. In: Hippius H, Rüther E, Schmauß M (Hrsg) Schlaf-Wach-Funktionen. Springer, Berlin Heidelberg New York Tokyo, S 131–143

Steinmark SW, Borkovec TD (1954) Active and placebo treatments effects on moderate insomnia and positive demand instructions. J Abnorm Psychol 83: 157–163

Stepanski E, Zorick F, Roehrs T Young D, Roth T (1988) Daytime alertness in patients with chronic insomnia compared with asymptomatic control subjects. Sleep 11: 54–60

Stepanski E, Koskorek G, Zorick F, Glinn M, Roehrs T, Roth T (1989) Characteristics of individuals who do or do not seek treatment for chronic insomnia. Psychosomatics 30: 421–427

Stevenson MM, Weinstein MK (1991) Selecting a treatment strategy. In: Hauri P (ed) Case studies in insomnia. Plenum, New York, pp 133–153

Strauch I, Meier B (1988) Sleep need in adolescents: A longitudinal approach. Sleep 11: 378–386

Sugerman JL, Stern JA, Walsh JK (1985) Daytime alertness in subjective and objective insomnia: Some preliminary findings. Biol Psychiatry 20: 741–750

Sugita Y, Ishikawa H, Mikami A et al (1987) Successful treatment for a patient with hypernychthemeral syndrome. Sleep Res 16: 642

Sugita Y, Mikami A, Teshima Y et al. (1988) Successful treatment with vitamin B12 and taking sunlight for a case of hypernychthemeral syndrome. Jpn J Psychiatry Neurol 42/1: 177–178

Sullivan CE, Issa FG (1985) Obstructive sleep apnea. Clin Chest Med 6: 633–650

Sussmann N (1988) Anxiety disorders. Psychiatr Ann 18: 134–189

Suvanto S, Ilmarinen J (1987) Flight attendants'individual characteristics related to desynchronosis after transmeridian flights. Sleep Res 16: 644

Suvanto S, Partinen M, Härmä M, Ilmarinen J (1990) Flight attendants' desynchronosis after rapid time zone changes. Aviat Space Environ Med 61: 543–547

Swaab DF, Fliers E, Partiman TS (1985) The suprachiasmatic nucleus of the human brain in relation to sex and senile dementia. Brain Res 342: 37–44.

Szymasiak R, Satinoff E (1985) Thermal influences on basal forebrain hypnogenic mechanism. In: McGinty DJ, Drucker-Colin R, Morrison A, Parmeggani PL (eds) Brain mechanisms of sleep. Raven, New York, pp 301–320

Takahashi K (1992) A multicenter study on sleep-wake rhythm disorders in Japan: A preliminary results. Jpn J Psychiatry Neurol 46/1: 231–232

Tamminen T, Ahokallio A, Aropuu R, Syrja R, Taskinen E et al. (1983) Zopiclone and nitrazepam in the treatment of chronic insomnia. In: 7th World Congress Psychiatry, Wien, 11.–16. Juli

Tan TL, Kales JD, Soldatos CR, Bixler EO (1984) Biopsychobehavioral correlates of insomnia IV. Diagnosis based on DSM-III. Am J Psychiatry 141: 357–363

Tandon R, Greden JF (1989) Cholinergic hyperactivity and negative schizophrenic symptoms. A model of cholinergic/dopaminergic interactions in schizophrenia. Arch Gen Psychiatry 46: 745–753

Tandon R, Shipley J, Eiser AS, Greden JF (1988) Association between abnormal REM sleep and negative symptoms in schizophrenia. Psychiatry Res 27: 359–361

Tandon RT, Shipley JE, Taylor S, Creden JF, Eiser A, DeQuardo J, Goodson J (1992) Electroencephalographic sleep abnormalities in schizophrenia. Arch Gen Psychiatry 49: 185–194

Task Force of the Collegium Internationale Neuro-Psychopharmacologicum (CINP) (1990) Inpact of neuropharmacology in the 1990s – treatment strategies for anxiety disorders and insomnia. Eur Neuropsychopharmacol 2: 167–169

Task Force on Sedative Hypnotics (1992) Report of the World Psychiatric Association, May

Telstad W, Sorensen O, Larsen S, Lillvold PE, Stensrud P, Nyberg-Hansen R (1984) Treatment of restless legs syndrome with carbamazepine: A double blind study. Br Med J 89: 1–7

Terzano MG, Mancia D, Salati MR, Costani G, Decembrino A, Parrino L (1985) The cyclic alternating pattern as a physiologic component of normal NREM sleep. Sleep 8: 137–145

Terzano MG, Parrino L, Fioriti G, Spaggiari MC, Piroli A (1986) Morphologcal and functional features of cyclic alternating pattern (CAP) sequences in normal NREM sleep. Function Neurol 1: 29–41

Terzano MG, Parrino L, Piroli A, Spaggiari MC, Annelli S, Arcelloni T (1988) Comparison of cyclic alternating pattern (CAP) parameters in normal sleep of young and aged adults. In: Koella WP, Obal F, Schulz H, Vissier P (eds) Sleep `86. Fischer, Stuuttgart, pp 290–292

Thenot JP, Hermann P, Durand et al. (1988) Pharmacokinetics and metabolism of zolpidem in various animal species and in humans. In: Sauvanet JP, Langer SZ, Morselli PL (eds) Imidazopyridines in sleep disorders. Raven, New York (L.E.R.S. monograph series, vol 6, pp 139–153)

Thiessen GJ, Lapointe AC (1983) Effect of continous traffic noise on percentage of deep sleep, waking and sleep latency. J Acoust Soc Am 73: 225–229

Thoresen CE, Coates TJ, Kirmil-Gray K, Rosekind MR (1981 a) Behavioral self-management in treating sleep-maintenance insomnia. J Behav Med 4: 41–53

Thoresen CE, Rosekind MR, Burnett KF, Stavosky J, Jacobsen S, Dexter G, Miles L (1981 b) Ambulatory, physiological monitoring in the natural environment of normal and sleep disturbed subjects with latency, maintenance and combined complaints. Sleep Res 10: 237

Thorpy MJ (1988) Diagnosis, evaluation, and classification of sleep disorders. In: Williams RL, Karacan I, Moore CA (eds) Sleep disorders. Wiley, New York

Thorpy MJ (1990 a) Disorders of arousal. In: Thorpy MJ (ed): Handbook of sleep disorders. Dekker, New York, pp. 531–549

Thorpy MJ (1990 b) Handbook of sleep disorders. Dekker, New York Basel

Thorpy MJ, Aloe FS (1989) Choking during sleep. Sleep Res 18: 314

Thorpy MJ, Korman E, Spielman Aj, Glovinsky PB (1988) Delayed sleep phase syndrome in adolescents. J Adolesc Health Care 9: 22–27

Tobler I, Borbély AA, Schwyzer M, Fontana A (1984) Interleukin-1 derived from astrocytes inhances slow wave activity in sleep EEG of the rat. Eur J Pharmacol 104: 191–192

Trachsel L, Dijk DD, Brunner DP, Klene C, Borbély AA (1990) Effect of Zopiclone and Midazolam on sleep and EEG spectra in a phase-advanced sleep schedule. Neuropsychopharmacology 3: 11–18

Trifiletti RR, Snyder SH (1984) Anxiolytic cyclopyrroles zopiclone and suriclone bind to a novel site linked allosterically to benzodiazepines. Mol Pharmacol 26: 458–469

Trinder J (1988) Subjective insomnia without objective findings: a pseudo diagnostic classification? Psychol Bull 103/1: 87–94

Tune GS (1968) Sleep and wakefulness in normal human adults. Br J Med Psychol 2: 269

Tune GS (1969) The influence of age and temperament on the adult human sleep-wakefulness pattern. Br J Psychol 60: 431–441

Turek FW (1988) Manipulation of a central circadian clock regulating behavioral and endocrine rhythms with short-acting benzodiazepine used in the treatment of insomnia. Psychoneuroendocrinology 13/3: 217–232

Turek FW, Losee-Olson S (1986) A benzodiazepin used in the treatment of insomnia phaseshifts the mammalian circadian clock. Nature 321: 167–168

Turner RM, Ascher LM (1979) Controlled comparison of progressive relaxation, stimulus control and paradoxical intention therapies for insomnia. Clin Psychol 47: 500–508

Uchiumi M, Murasaki M, Matsumoto J, Fukuyama Y, Miura S (1988) The effects of beta-blockers on the psychomotor function with special reference to multiple sleep latency test. Psychopharmacology 96 [Suppl]: 320

Ueno R, Ishikawa Y, Nakayama T, Hayaishi O (1982) Prostaglandin D2 induces sleep when microinjected into the preoptic area of conscious rats. Biochem Biophys Res Commun 109: 576–582

Uhde TW, Roy-Byrne PP, Gillin JC, Mendelsohn W, Boulenger J-P, Vittone BJ, Post RM (1984) The sleep of patients with panic disorders: a preliminary report. Psychiatry Res 12: 251–259

Uhde TW, Tancer ME, Black B, Brown TM (1991) Phenomenology and neurobiology of social phobia: comparison with panic disorder. J Clin Psychiatry 52/11: 31–40

Uhlenhut EH, DeWit H, Balter MB, Johanson CE, Mellinger GD (1988) Risks and benefits of long-term benzodiazepine use. J Clin Psychopharmacol 8: 161–167

Valley V, Broughton R (1983) The physiological (EEG) nature of drowsiness and its relation to performance deficits in narcoleptics. Electroencephalogr Clin Neurophysiol 55: 243–251

Van der Kroef C (1979) Reactions to triazolam. Lancet II: 526

Van Egeren L, Haynes SN, Franzen M, Hamilton J (1983) Presleep cognitions and attributions in sleep-onset insomnia. J Behav Med 6: 217–232

Van Oot PH, Lane TW, Borkovev TD (1984) Sleep disturbances. In: Sutker P, Adams H (eds.) Handbook of psychopathology. Plenum, New York, pp 683–723

Vela-Boueno A, Oliveros J, Dobladez-Blanco B, Arrigain-Ijurra S, Soldatos C, Kales A (1983) Brotizolam: A sleep laoratory evaluation. Eur J Clin Pharmacol 25: 53–56

Vitiello MV, Prinz PN (1989) Alzheimer's disease. Sleep and sleep/wake patterns. Clin Geriatr Med 5: 289–299.

Vitiello MV, Prinz NP, Halter JB (1983) Sodium-restricted diet increases nighttime plasma norepinephrine and impairs sleep patterns in man. J Clin Endocrinol Metab 56/3: 553–556

Vogel GW, Reynolds CF, Akiskal HS, et al (1989) Psychiatric disorders. In: Kryger MG, Roth T, Dement WC (eds) Principles and practice of sleep medicine. Philadelphia, Saunders, pp 413–430

Vollrath L, Semm P, Gammel G (1981) Sleep induction by intranasal application of melatonin. In: Birau N, Schloot W (eds) Advances in Bioscience 29, Proceedings of the International Symposium on Melatonin, Bremen, pp 327–329

Wadworth AN, McTavish D (1993) Zopiclone a review of its pharmacological properties and therapeutic efficacy as an hypnotic. Drugs Aging 3/5: 441–459

Wagner DR (1984) Sleep (in Alzheimer's disease). Generations-J West Gerontol Soc 9/2: 31–37

Wagner DR (1990) Circadian rhythm sleep disorders. In: Thorpy MJ (ed) Handbook of sleep disorders. Dekker, New York, Basel, pp 493–527

Waldhauser F, Saletu B, Trinchard-Lugan I (1990) Sleep laboratory investigation of hypnotic properties of melatonin. Psychopharmacology 100: 222–226

Walsh BT, Goetz R, Roose SP, Fingeroth S, Glassman AM (1985) EEG monitored sleep in anorexia nervosa and bulimia. Biol Psychiatry 20/9: 947–956

Walsh JK, Engelhart CL (1991) The cost of insomnia in the United States. Paper presented at the meeting of the World Federation of Sleep Research Societies. September 1991, Cannes, France

Walsh JK, Muehlbach MJ, Schweitzer PK (1984) Acute administration of triazolam for the daytime sleep of rotating shift workers. Sleep 7: 223–229

Walsleben J, Robinson D, Lemmis C, Hackshaw R, Norman R, Alviv J (1990) Polysomnographic aspects of obsessive compulsive disorder. Sleep Res 19: 177

Walters AS, Hening WA, Chokroverty S, Gidro-Frank S (1988) A double blind randomized crossover trial of bromocriptine and placebo in restless leg syndrome. Ann Neurol 24: 455–458

Ware JC (1983) Tricyclic antidepressants in the treatment of insomnia. J Clin Psychiatry 44: 25–28

Watson R (1989) Drug abuse other than alcoholism. In: Kryger MH, Roth T, Dement WC (eds) Principles and practice of sleep medicine. Saunders, Philadelphia, pp 426–427

Webb WB, Bonnet MH (1978) The sleep of "morning" and "evening" types. Biol Psychology 7: 29–35

Webb WB, Campbell S (1980) Awakenings and the return to sleep in an older population. Sleep 3: 41–46

Weber AL, Cary MS, Connor N et al (1980) Human non-24-hour sleep-walk cycles in an everyday environment. Sleep 2: 347–354

Weddington WW, Brown BS, Haertzen CA, Cone EJ, Dax EM, Herning RI, Michaelson BS (1990) Changes in mood, craving, and sleep during short-term abstinence reported by male cocaine addicts. Arch Gen Psychiatry 47: 861–868

Wehr TA, Wirz-Justice A (1981) Internal coincidence model for sleep deprivation and depression. In: Sleep 1980, 5th Eur Congr Sleep Res Amsterdam 1980. Karger, Basel, pp 26–33

Wehr TA, Wirz-Justice A, Goodwin FK (1979) Phase advance of the circadian sleep-wake cycle as an antidepressant. Science 296: 710–713

Weitzel WO, Morgan DW, Guyden TE, Robinson JA (1973) Toward a more sufficient mental status examination. Arch Gen Psychiatry 28: 215–218

Weitzman ED, Czeisler CA, Coleman RM, Spielman AJ, Zimmerman JC, Dement W (1981) Delayed sleep phase syndrome. Arch Gen Psychiatry 38: 737–746

Weitzman ED, Moline M, Czeisler C, Zimmermann J (1982) Chronobiology of aging: Temperature, sleep-wake rhythms and entrainment. Neurobiol Aging 3: 299–309.

Weltgesundheitsorganisation (WHO) (1991) Dilling H, Mombour W, Schmidt MH Deutschland (Hrsg) Internationale Klassifikation psychischer Störungen ICD-10 Kapitel V (F) Klinisch diagnostische Leitlinien. Huber, Berlin Göttingen Toronto

Weyerer S, Dilling H (1991) Prevalence and treatment of insomnia in the community: Result from the upper bavarian field study. Sleep 14/5: 392–398

Wheatley D (1981) Effects of drugs on sleep. In: Wheatley D (ed) Psychopharmacology of Sleep. Raven, New York, pp 153–176

Wheathley D (1985) Zopiclone: a non-benzodiazepine hypnotic controlled comparison to temazepam in insomnia. Br J Psychiatry 146: 312–314

White JL, Nicassio PM (1990) The relationship between daily stress, pre-sleep arousal, and sleep disturbance in good and poor sleepers. Paper presented at the annual meeting of the Association for the Advancement of Behavior Therapy, San Francisco

WHO s. World Health Organisation

Wickstrøm E, Giercksky K-E (1980) Comparative study of zopiclone, a novel hypnotic, and three benzodiazepines. Eur J Clin Pharmacol 17: 93–99

Wickstrøm E, Barbo SE, Dreyfus JF, Jerkø D, Kleiven R, Slattbrekk R, Stray Tonnesen JN (1983) A comparative study of zopiclone and flunitrazepam in insomniacs seen by general practioners. Pharmacology 27: 165–172

Wiegand M, Berger M, Zulley J, Zerssen D von (1986) The effect of trimipramine on sleep in patients with major depressive disorder. Pharmacopsychiatry 19: 198–199

Williams DL, MacLean AW, Cairns J (1983) Dose-response effects of ethanol on the sleep of young woman. J Stud Alcohol 44: 515–523

Williams RL (1978) Sleep disturbances in various medical and surgical conditions. In: Williams RL, Karacan I (eds) Sleep disorders: Diagnosis and treatment. Wiley, New York, Chisester, pp 285–301

Williams RL, Karacan I (eds) (1978) Sleep disorders: Diagnosis and treatment. Wiley, New York Chichester

Williams RL, Karacan I, Hursch C (1974) Electroencephalography (EEG) of human sleep: Clinical applications. Wiley, New York Chichester

Williamson AM, Sanderson JW (1986) Changing the speed of shift rotation: a field study. Ergonomics 29: 1085–1096

Willumeit HP, Ott H, Neubert W (1984) Stimulated car driving as a useful technique for the determination of residual effects and alcohol interaction after short and long-acting benzodiazepines. In: Hindmarch J, Ott H, Roth T (eds) Sleep, benzodiazepines, and performance. Springer, Berlin Heidelberg New York Tokyo, pp 182–192

Wilson CM, Robinson FP, Thompson EM, Dundee JW, Elliot P (1986) Effect of pretreatment with ranitidine on the hypnotic action of single dose of midazolam, temazepam and zopiclone. Br J Anaesth 58: 483–486

Winget CM, DeRoshio CW, Markley CL, Holley DC (1984) A review of human physiological and performance changes associated with desynchronosis of biological rhythms. Aviat Space Environ Med 55: 1085–1095

Wolf B, Rüther E (1984) Benzodiazepinabhängigkeit. MMW 126: 294–296

Woolfolk RL, McNulty TF (1983) Relaxation treatment for insomnia: A component analysis. J Consult Clin Psychol 51: 495–503

Wooten V (1989) Medical causes of insomnia. In: Kryger MH, Roth T, Dement WC (eds) Principles and practice of sleep medicine. Saunders, Philadelphia, pp 456–475

World Health Organization (1991) Tenth Revision of the International Classification of Diseases, Chapter V (F): Mental and behavioural disorders (including disorders of the psychological development). Clinical descriptions and diagnostic guidelines. World Health Organization, Geneva

World Health Organisation Center for Classification of Diseases for North Amerika (1978) International Classification of Diseases, 9th Revision, Clinical Modification (ICD-9-CM). National Center for Health Statistics. Edward Brothers, Ann Harbour

World Psychiatric Association Presidentical Educational Programm (1992) The management of insomnia. Guidelines for clinical practice. Upjohn, Pragmaton/Chicago

World Psychiatric Association (1993) Task Force on sedative hypnotics: report. Eur Psychiatry 8: 45–49

WPA s. World Psychiatric Association

Yoss, RE, Mayer NJ, Ogle KN (1969) The pupillogram in narcolepsy. Neurology 9: 171–173

Zahorka M, Hess U, Himmelmann H, Köhler U, Mayer J, Peter JH, Podszus T, Siegrist J, Sohn E (1987) Snoring, sleep apnea and hypertension in a field study. In: Peter JH, Podszus T, Wichert P von (eds) Sleep related and internal diseases. Springer, Berlin Heidelberg New York Tokyo, pp 219–224

Zarcone V (1989) Sleep abnormaltities in schizophrenia. In: Kryger MH, Roth T, Dement WC (eds) Principles and practice of sleep medicine. Saunders, Philadelphia, pp 422–423

Zarcone VP jr (1991) Insomnia – Psychotherapy or not? In: Hauri PJ (ed) Case studies in insomnia. Plenum, New York, pp 87–101

Zarcone VP, Benson KL, Berger PA (1987) Abnormal rapid eye movement latencies in schizophrenia. Arch Gen Psychiatry 44: 45–48

Zepelin H (1973) A survey of age differences in sleep patterns and dream recall among well-educated men and women. Sleep Res 2: 81

Zepelin H, McDonald CS (1987) Age differences in autonomic variables during sleep. J Gerontol 42: 142–146

Zucconi M, Coccagna G, Petronelli R, Gerardi R, Mondini S, Cirignotta F (1989) Nocturnal myoclonus in restless legs syndrome effect of carbamazepine treatment. Funct Neurol 4: 263–271

Zwart CA, Lisman SA (1979) Analysis of stimulus control treatment of sleep-onset insomnia. J Consult Clin Psychol 47: 113–118